エピソードで学ぶ

転倒予防 78

医療・介護・在宅での
コモンプロブレムへの介入

筑波大学人間系
編 山田 実

文光堂

● 執筆者一覧 ●

編集協力

石山大介	聖マリアンナ医科大学東横病院リハビリテーション室
大路駿介	東京医科歯科大学スポーツ医歯学診療センター
木村鷹介	JCHO東京新宿メディカルセンターリハビリテーション室
西尾尚倫	埼玉県総合リハビリテーションセンター理学療法科

執筆者一覧（執筆順）

國枝洋太	東京都済生会中央病院認知症疾患医療センター
木村鷹介	JCHO東京新宿メディカルセンターリハビリテーション室
市川雄大	虎の門病院分院リハビリテーション部
小川秀幸	埼玉県総合リハビリテーションセンター理学療法科
佐藤惇史	森山クアセンター介護老人保健施設
伊藤大将	東京湾岸リハビリテーション病院リハビリテーション科
鈴木瑞恵	指定訪問看護アットリハ宿河原
藤田裕子	文京学院大学保健医療技術学部理学療法学科
小山真吾	聖マリアンナ医科大学病院リハビリテーション部
阿部祐樹	季美の森リハビリテーション病院リハビリテーション科
筧　智裕	牛久愛和総合病院リハビリテーションセンター
田口涼太	さいたま記念病院リハビリテーション科
田中友也	苑田会人工関節センター病院リハビリテーション科
西尾尚倫	埼玉県総合リハビリテーションセンター理学療法科
石山大介	聖マリアンナ医科大学東横病院リハビリテーション室
板垣篤典	心臓血管研究所・付属病院心臓リハビリテーション室
谷　直樹	自治医科大学附属さいたま医療センターリハビリテーション部
音部雄平	川崎市立多摩病院リハビリテーション科
山田　実	筑波大学人間系

序

転倒予防：まさに古くて新しい用語であり，医療や介護，それに地域の現場の従事者にとって避けることの出来ない課題です．

転倒予防については，以前より医療現場，介護施設，在宅など，様々なセッティングで検討が重ねられ，種々のエビデンスが構築されています．近年では，病院や施設において転倒対策が一般化されるようになり，スタッフ一丸となり転倒防止に努めるようになりました．しかし，「転倒」と一言で言ってもその実態は，様々な疾病(脳卒中，大腿骨近位部骨折，心不全，糖尿病…)，様々な時期(急性期，回復期，生活期…)，様々な環境(病院，施設，在宅…)などの組合せを考慮する必要があり，それら個々への対応策は決して容易ではありません．

本書では，医療現場や介護施設で遭遇することの多い疾病を対象に，それぞれのセッティングにおける転倒予防78テーマを体系的にまとめました．78のテーマは，医療・介護現場の第一線で活躍する従事者によるノミナルグループディスカッション(アイディアの抽出と整理)によって決定しました．そして，それぞれのテーマについて十分な経験を有する従事者が確かな根拠に基づいて本文を作成しています．つまり，現場の声を形にし，実際の課題感や困難感を見える化したものが本書です．また，それぞれのテーマには科学的な裏打ちが十分になされた情報をまとめたことで，転倒予防に関わる様々な職種の従事者から学生まで幅広い層に寄り添う内容となっています．

本書のもう一つの特徴は，78それぞれのテーマが見開きで簡潔しているところにあります．そして，それぞれ右側ページ上段には，考えられる転倒の要因とそれらへの対応の考え方をイメージ図にまとめました．このイメージ図により，経験と知識を有する専門家の転倒予防に対する思考過程の共有を可能にしました．

各著者の転倒予防に対する思いが詰まったそれぞれのテーマから，78通りの思考を共有し，ご自身の持つ経験・知識と照らし合わせながら転倒予防に役立ててください．転倒予防の学習はまさに七転八起です．転んだ分だけ学ぶことがあります．是非，本書とともに転倒予防の歩みを進めていきましょう．

2018年5月

筑波大学人間系
山田　実

目 次

脳血管疾患

1	急性期	心原性脳塞栓症例における転倒予防 —Pusher現象を呈した症例— [國枝洋太]	2
2	急性期	BAD型脳梗塞症例における転倒予防 —神経症候増悪に伴う転倒発生の予防— [國枝洋太]	4
3	急性期	脳主幹動脈狭窄を有する脳梗塞症例における転倒予防 —離床時の血圧変動に注意が必要な症例— [國枝洋太]	6
4	急性期	脳出血急性期における転倒予防 [木村鷹介]	8
5	急性期	水頭症を合併したくも膜下出血患者における転倒予防 [木村鷹介]	10
6	急性期	慢性硬膜下血腫術後症例における転倒予防 [市川雄大]	12
7	急性期	脳腫瘍術後症例における転倒予防 [市川雄大]	14
8	回復期	てんかんを有する脳出血症例における転倒予防 [市川雄大]	16
9	回復期	左片麻痺，半側空間無視を有する脳梗塞症例における転倒予防 [木村鷹介]	18
10	回復期	右片麻痺，失語を有する脳梗塞症例における転倒予防 [木村鷹介]	20
11	回復期	感覚障害を有する脳梗塞症例における転倒予防 [木村鷹介]	22
12	回復期	失行を有する脳梗塞症例における転倒予防 [木村鷹介]	24
13	回復期	注意障害を有する脳梗塞症例における転倒予防 [小川秀幸]	26
14	回復期	運動失調を有する小脳梗塞症例における転倒予防 [小川秀幸]	28
15	回復期	同名半盲を有する脳梗塞症例における転倒予防 [市川雄大]	30
16	回復期	内反尖足を呈する脳梗塞症例における転倒予防 —夜間頻尿への対応を中心に— [小川秀幸]	32
17	病院→在宅	段差でつまずきやすい脳卒中患者における転倒予防 —在宅復帰に向けて— [佐藤惇史]	34
18	病院→在宅	トイレでの立ち上がりが困難な脳卒中患者における転倒予防 [佐藤惇史]	36
19	病院→在宅	基本動作能力が低下した脳卒中患者における転倒予防 [佐藤惇史]	38
20	病院→在宅	自宅退院に際して浴槽の出入りを検討した脳梗塞片麻痺症例 [佐藤惇史]	40
21	在宅	装具が不適合になった脳卒中患者における転倒予防 [伊藤大将]	42
22	在宅	活動量が低下した脳卒中患者における転倒予防 [伊藤大将]	44
23	在宅	自宅内が整理整頓されていない脳卒中患者における転倒予防 [伊藤大将]	46
24	在宅	要介護度の区分変更によりサービス利用が制限された脳卒中患者における転倒予防 [伊藤大将]	48
25	在宅	筋緊張の亢進により関節可動域制限が進行した脳卒中患者における転倒予防 [伊藤大将]	50
26	在宅	誤嚥性肺炎後に身体機能が低下した脳卒中患者における転倒予防 [鈴木瑞恵]	52

神経筋疾患

27 病院→在宅 パーキンソン病患者(Yahr Ⅰ～Ⅱ)における転倒予防 [藤田裕子] ・・・・・・・・ 54

28 病院→在宅 パーキンソン病患者(Yahr Ⅲ)における転倒予防 [藤田裕子] ・・・・・・・・・・・・ 56

29 病院→在宅 パーキンソン病患者(Yahr Ⅳ)における転倒予防 [藤田裕子] ・・・・・・・・・・・・ 58

30 病院→在宅 すくみ足が顕著なパーキンソン病患者における転倒予防
―退院時指導を中心に― [小山真吾] ・・・・・・・・・・・・・・・・・・ 60

31 病院→在宅 転倒により受傷した圧迫骨折を合併するパーキンソン病患者における転倒予防
―退院時指導を中心に― [小山真吾] ・・・・・・・・・・・・・・・・・・ 62

32 病院→在宅 認知機能低下のあるパーキンソン病患者における転倒予防
―退院時指導を中心に― [小山真吾] ・・・・・・・・・・・・・・・・・・ 64

33 急性期 ギランバレー症候群を有する高齢者における転倒予防 [阿部祐樹] ・・・・・・・・・・ 66

34 急性期 多発性硬化症を有する高齢者における転倒予防 [阿部祐樹] ・・・・・・・・・・・・・・・・ 68

35 急性期 脊髄小脳変性症を有する高齢者における転倒予防 [阿部祐樹] ・・・・・・・・・・・・・・ 70

運動器疾患

36 急性期 大腿骨頸部骨折(人工骨頭置換術後)患者における転倒予防
―術後早期からの介入― [筧 智裕] ・・・・・・・・・・・・・・・・・・ 72

37 急性期 長期の免荷期間を要した大腿骨近位部骨折患者における転倒予防 [筧 智裕] ・・・・・ 74

38 急性期 認知症を有する大腿骨近位部骨折患者における転倒予防 [筧 智裕] ・・・・・・・・・・ 76

39 急性期 重度の円背を有する大腿骨近位部骨折患者における転倒予防 [田口涼太] ・・・・・・・・ 78

40 急性期 人工股関節全置換術後症例における転倒予防 ―早期退院に向けての対応― [田中友也] ・・ 80

41 急性期 人工膝関節全置換術後症例における転倒予防 ―術後早期離床から院内歩行移動獲得まで―
[田中友也] ・・・・・・・・・・・・・・・・・・・・・・・・・・・・・・・・・・・・・・ 82

42 回復期 大腿切断患者における転倒予防 ―回復期の対応を中心に― [小川秀幸] ・・・・・・・・・・・・ 84

43 回復期 不全四肢麻痺患者における転倒予防 [西尾尚倫] ・・・・・・・・・・・・・・・・・・・・・・・・・・ 86

44 病院→在宅 高度関節リウマチ患者における転倒予防 [筧 智裕] ・・・・・・・・・・・・・・・・・・・・・・ 88

45 病院→在宅 自宅退院に際して移乗方法を検討した不全四肢麻痺症例 [西尾尚倫] ・・・・・・・・・・・ 90

46 病院→在宅 自宅退院に際して移動方法を検討した大腿切断症例 [西尾尚倫] ・・・・・・・・・・・・・・ 92

47 在宅 痙性麻痺による下肢のつっぱりが強い不全四肢麻痺患者における転倒予防
[西尾尚倫] ・・・・・・・・・・・・・・・・・・・・・・・・・・・・・・・・・・・・・・ 94

48 在宅 異常感覚を有する不全四肢麻痺患者における転倒予防 [西尾尚倫] ・・・・・・・・・・・・ 96

49 在宅 中心性頸髄損傷患者における転倒予防 [筧 智裕] ・・・・・・・・・・・・・・・・・・・・・・・・・・ 98

内部障害

50	急性期	徐脈性不整脈を有する心疾患患者における転倒予防　[石山大介]	100
51	急性期	頻脈性不整脈を有する心疾患患者における転倒予防　[石山大介]	102
52	急性期	急性心不全患者における転倒予防　[石山大介]	104
53	急性期	虚血性心疾患患者における転倒予防　[板垣篤典]	106
54	急性期	心臓外科手術患者における転倒予防　[板垣篤典]	108
55	急性期	閉塞性動脈硬化症における転倒予防　[板垣篤典]	110
56	急性期	失神歴がある患者における転倒予防　[石山大介]	112

57 急性期 慢性閉塞性肺疾患急性増悪患者における転倒予防
―入院後，初回離床を中心に―　[小山真吾]・・・・・・・114

58 急性期 糖尿病性神経障害患者における転倒予防　[谷　直樹]・・・・・・116

59 急性期 糖尿病性足病変を有する患者における転倒予防
―免荷装具着用下の転倒について―　[谷　直樹]・・・・・・・118

60	急性期	慢性腎臓病，尿毒症患者における転倒予防　[音部雄平]	120
61	急性期	血液透析患者における転倒予防　[音部雄平]	122
62	急性期	血液内科疾患患者における転倒予防　[市川雄大]	124
63	急性期	消化器外科術後患者における転倒予防　―初期離床を中心に―　[小山真吾]	126
64	急性期	悪性腫瘍，化学療法治療中の患者における転倒予防　[市川雄大]	128
65	急性期	貧血を呈している患者における転倒予防　[音部雄平]	130
66	病院→在宅	在宅酸素療法を導入した患者における転倒予防―退院時指導を中心に―　[小山真吾]	132
67	在宅	慢性心不全を有する高齢者の転倒予防　[石山大介]	134
68	在宅	慢性閉塞性肺疾患を有する高齢者の転倒予防　[石山大介]	136
69	在宅	糖尿病性網膜症を有する患者における転倒予防　[谷　直樹]	138
70	在宅	低血糖を呈しやすい糖尿病患者における転倒予防　[谷　直樹]	140
71	在宅	糖尿病を有する高齢者の転倒予防　[石山大介]	142
72	在宅	慢性腎臓病を有する高齢者の転倒予防　[音部雄平]	144

高齢者

73	地域	ロバスト高齢者における転倒予防　[山田　実]	146
74	地域	プレフレイル高齢者における転倒予防　[山田　実]	148
75	地域	フレイル高齢者における転倒予防　[山田　実]	150

| 76 | 地域 | MCI患者における転倒予防 [國枝洋太] | 152 |
| 77 | 地域 | 認知症患者における転倒予防 [國枝洋太] | 154 |

精神疾患

| 78 | 維持期 | 統合失調症患者における転倒予防 [石山大介] | 156 |

文　献 · 158

索　引 · 167

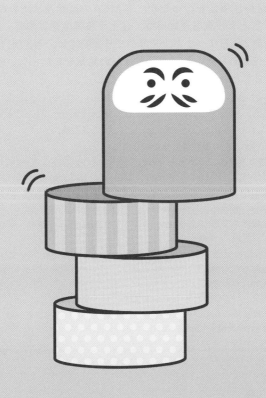

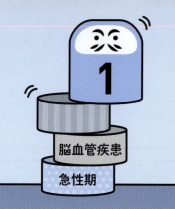

心原性脳塞栓症例における転倒予防
―Pusher現象を呈した症例―

要点整理
- 急性期での心原性脳塞栓症例では，運動麻痺や高次脳機能障害，意識障害などの機能障害が生じる．これらの機能障害の改善を目的として評価・介入を行う．
- リハビリ実施中だけではなく，病棟生活場面における転倒のリスクを予測し，多職種で連携して安全管理を行うことで，転倒を予防する．

episode 68歳女性．来院後，右中大脳動脈 middle cerebral artery（MCA）の心原性脳塞栓症と診断され，recombinant tissue plasminogen activator（rt-PA；アルテプラーゼ）静注療法を行ったが，右MCAの再開通は認められなかった．症状は，意識障害，左上下肢重度運動麻痺，左上下肢軽度感覚障害，右上下肢のPusher現象を認めた．第2病日にベッド上でリハビリを開始し，第3病日より端座位や車椅子乗車，起立・立位動作など，バイタルサインの異常をきたさない範囲でのリハ介入が主治医から許可された．

アセスメント（第4病日）
- 意識レベルは，Japan Coma Scale（JCS）20で傾眠傾向．
- 入院後に行われた心臓超音波検査で心内血栓なし．
- 安静時背臥位でのバイタルサインは，血圧141/75mmHg，脈拍80～90bpm（心房細動あり）．リハビリ後は，血圧150/84mmHg，脈拍90～100bpm（心房細動あり）．
- 高次脳機能障害として，全般的注意障害，軽度の左半側空間無視，Pusher現象を認めた．
- 身体機能は，脳卒中重症度を表すNational Institute of Health Stroke Scale（NIHSS）が24点，運動麻痺の程度を表すBrunnstrom recovery stage（左）は上肢Ⅱ・手指Ⅰ・下肢Ⅱ．感覚は表在・深部とも軽度鈍麻．
- Pusher現象の評価では，Scale for Contraversive Pushing（SCP）合計得点4.75点，Burke Lateropulsion Scale（BLS）合計得点6点で，Pusher現象ありと判定．
- 端座位保持は近位監視レベルであるがすぐ左側（麻痺側）へ倒れてしまい介助を要する．車椅子へのトランスファーでは右上肢のPusher現象が強く重度介助．
- 第4病日に初めてトイレ移乗を看護師付き添いのもと行ったところ，車椅子から便座に移ろうとした際に左側（麻痺側）へ転倒したエピソードあり．

用語解説：Scale for Contraversive Pushing（SCP），Burke Lateropulsion Scale（BLS）

SCPはPusher現象の判定に使用され，BLSはPusher現象の抵抗の程度を定量化する評価ツールである．SCPは臨床では，各下位項目の点数が＞4でPusher現象ありと判別される[1]．BLSは，経時的なPusher現象の詳細な変化を客観的に識別できる点に優れ，介入効果の判定における使用が推奨されている[2]．

 介入

Pusher現象の改善を加味した動作練習

　Pusher現象を含めて動作の阻害因子となっている症状を考慮し，リハビリを進める必要がある．座位練習や立位練習，歩行練習を行う場所や補助具の選定などの環境面の工夫により動作中のPusher現象の軽減を図る．例えば立位練習では，長下肢装具の使用や非麻痺側の前腕支持環境の設定，非麻痺側上下肢・体幹部への接地面増加による過剰努力の軽減を図り，左右対称的な姿勢や動作を取り入れて非麻痺側上下肢で押す症状を緩和させていく．

早期離床時の環境調整による転倒予防

　意識障害があり重度運動麻痺を有する患者の離床では，転倒に対する注意が必

1. 脳血管疾患　急性期

思考過程

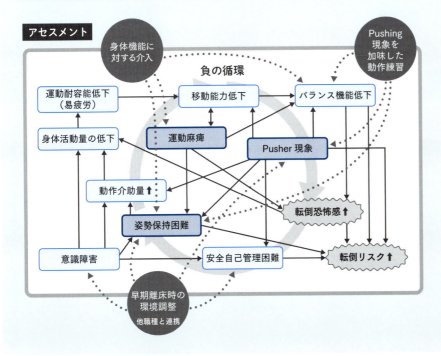

- 運動麻痺，Pusher現象は直接的，またはバランス機能低下を介して二次的に転倒恐怖感を高め，転倒リスクを高める．
- 意識障害やPusher現象により姿勢保持が困難となり，動作介助量の増大を招くが，結果として活動時間が減少し身体活動量の低下をきたし，運動耐容能低下，バランス機能低下から転倒リスクを高める．
- 身体機能に対する介入に加えて，Pusher現象を考慮した動作練習や他職種と連携した早期離床時の環境調整により，転倒リスクを軽減させる可能性がある．

要である．バイタルサインの変動や神経症候の変化，姿勢保持能力の評価から得られた特徴を，看護師や介護福祉士などと情報共有することで，病棟内での転倒予防に結びつける．必要に応じて看護師と環境調整を検討し，車椅子乗車時やトランスファー中の転倒を予防する．しかしPusher現象が強い患者の場合，介助バーを非麻痺側上肢で把持することにより，Pusher現象が増大しさらに介助量が増大する場合がある．非麻痺側上肢で支持物を把持させず，患者の両膝外側部を介助者の膝で挟み込んだ状態でロックし，患者の両足底に重心を移動した状態で回転するように介助することで，スムーズなトランスファーができる（図1）．

エビデンス

Pusher現象は，脳卒中患者の約10％に認められる．右半球損傷患者のPusher現象は，左半球損傷患者のPusher現象の回復よりも長期化するため，リハビリの目標設定や予後には考慮すべきである[3]．Pusher現象のある急性期脳卒中において，腹臥位でのリラクゼーション療法がPusher現象を改善し，体幹機能の向上に寄与する可能性が報告されている[4]．

ワンポイントアドバイス

- 重症な心原性脳塞栓症例では，運動麻痺やPusher現象の影響により姿勢保持が困難となり，活動性が低下する．そのため，リハビリによる運動だけでなく，病棟内での多職種での介入によって廃用性筋力低下および運動耐容能低下を予防し，転倒予防に結びつける．
- 急性期における広範囲な心原性脳塞栓症例では，意識障害や身体機能障害など重度の後遺症を呈するため，長期的な機能予後を見据えた全身管理が重要である．

[國枝洋太]

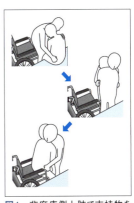

図1　非麻痺側上肢で支持物を把持しないトランスファーの介助

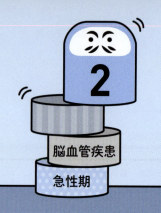

BAD型脳梗塞症例における転倒予防
―神経症候増悪に伴う転倒発生の予防―

要点整理
- 発症後早期から積極的な運動療法を実施することで，脳梗塞発症後の活動性低下や合併症の出現を予防する．
- 患者本人に対する病態特性の理解を促したり，ADL上の注意点を指導することにより，転倒予防に結びつける．

episode 65歳男性．○月×日朝，右手の動かしづらさを自覚したが，様子を見て出勤した．午後になり右手の動かしづらさが悪化したため，脳梗塞が疑われ，救急車で当院に来院した．診断は，左外側線条体動脈領域のBAD型脳梗塞として治療が開始された．リハビリは第2病日よりベッド上で開始し，第3病日より起立や歩行練習が許可された．症状として，左上下肢に軽度の片麻痺と失調を認めた．現在，病棟内では点滴棒を把持して自立歩行を行っている．

アセスメント（第4病日）
- 入院前は症状進行を認めたが，治療開始後の神経症候増悪は認めていない．
- 意識レベルは清明．従命は問題なし．構音障害あり．
- 安静背臥位でのバイタルサインは，血圧152/81 mmHg，脈拍71 bpm．病棟内廊下200 mの歩行練習後の血圧160/90 mmHg，脈拍90 bpm．
- 脳卒中の重症度を表すNational Institute of Health Stroke Scaleの合計点は8点．
- 身体機能として，運動麻痺の程度を表すBrunnstrom recovery stage（左）は上肢Ⅳ・手指Ⅴ・下肢Ⅳ．感覚は表在・深部ともに異常所見なし．
- 失調検査で，左上下肢の軽度の企図振戦あり．
- 基本動作は，起居動作自立，起立・立位動作は，麻痺側下肢の支持性低下を認めるものの，動作自体は自力で可能．
- 立位バランスは，Berg Balance Scale 46点．歩行は，病棟内廊下を自力で移動可能だが，左足のつまずきあり．

介入

運動麻痺や失調に対するアプローチと転倒予防

　運動麻痺や失調など，機能障害の回復を促進するために，早期から積極的なリハビリを行うことが推奨されている．下肢麻痺筋や協調性の改善を目指し，神経筋促通手技の実施やペダリング動作，応用歩行練習による課題指向型アプローチ，麻痺筋への機能的電気刺激などを組み合わせて，機能回復を図りながら身体活動量を増やしていく．動作練習に加えて，マット上での自重を利用した四つ這い練習や膝立て立位などのトレーニングは，四肢と体幹の協調運動であり，運動麻痺や失調の改善に寄与する可能性があるため，積極的に取り入れる．実際の動作を積極的に繰り返す課題反復練習は，下肢機能や日常生活動作の改善に有効である．麻痺側下肢末梢部に運動麻痺が強く，歩行中のクリアランスに支障をきたす場合には，プラスチック型やオルトップ型（図1）の短下肢装具，足首サポーターなどの使用を検討する．

用語解説：分枝粥腫型梗塞 branch atheromatous disease (BAD) [1, 2]

BADは，主幹動脈から分岐した穿通分枝の全域が，アテローム血栓性機序により閉塞することで発症する本邦で多く報告されている臨床病型である．BADには外側線条体動脈 lenticulostriate artery (LSA) および橋傍正中動脈 paramedian pontine artery (PPA) 領域が代表的な病巣である．BADではしばしば早期の神経症候増悪を認めるが，そのメカニズムは明らかにされていないと報告されている．

2. 脳血管疾患　急性期

思考過程

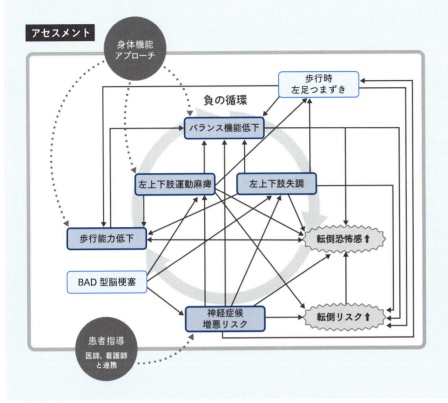

- 運動麻痺，失調は直接的，あるいは歩行能力低下やバランス機能低下を介して二次的に転倒恐怖感を高めるとともに転倒リスクを高める．
- 運動麻痺や失調に伴う歩行中の左足のつまずきは，転倒リスクを高める．
- 神経症候増悪は直接的に転倒恐怖感や転倒リスクを高めるとともに，二次的に運動麻痺や失調の悪化，歩行中のつまずきの悪化をきたし，転倒リスクを高める．
- 介入としては，身体機能の向上（運動麻痺および失調の改善）と同時に，バランス機能および歩行能力の向上を積極的に図り，歩行の安定を目指す．また，医師や看護師などの専門職による他覚所見の確認だけでなく，患者本人に病態理解を促し自覚症状の訴えを速やかに聴取することで，神経症候増悪の早期発見・早期治療を図っていくことが，転倒予防に結びつく可能性がある．

患者指導による神経症候増悪の早期発見

医師から病態の経過や予後などのインフォームドコンセントは行われているが，リハを進めていく中で患者本人の病態理解を高め，入院経過中に身体所見や構音障害などの悪化を自覚した際には，速やかに医療者へ申し出るよう指導する．神経症候増悪を早期に発見し，薬剤治療の変更や安静度の見直し，介助方法の検討など，症状に適した対応を行うことで，結果的に転倒予防に結びつける．

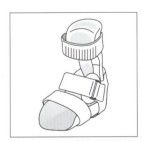

図1　オルトップ型短下肢装具

ワンポイントアドバイス

- 神経症候増悪を高頻度で認めるBAD型脳梗塞症例では，発症早期からの積極的な身体機能やADL能力向上を目的とした運動療法，動作練習を行うが，神経症候や動作レベルの変化には注意深く経過を追う必要がある．
- BAD型脳梗塞患者は，意識レベルが清明な場合が多く，患者本人に対する病態特性の理解を促し，本人の自覚症状の訴えによる神経症候増悪の早期発見も，結果的に転倒予防に寄与する．

［國枝洋太］

エビデンス

BAD型脳梗塞患者は，長期的な外来リハを必要とし，ADL機能の改善を目的とした歩行補助具を使用した歩行練習の必要性が報告されている[3]．脳卒中後の麻痺側下肢筋に対する機能的電気刺激と，短下肢装具 ankle foot orthoses（AFO）を比較した結果，歩行速度において同程度の効果的な影響があると報告されている[4]．

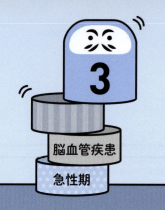

3 脳主幹動脈狭窄を有する脳梗塞症例における転倒予防
― 離床時の血圧変動に注意が必要な症例 ―

> **要点整理**
> ⚠ 脳主幹動脈狭窄を有するアテローム血栓性脳梗塞症例において，運動麻痺や高次脳機能障害が病棟内生活に及ぼす影響を，病態経過を踏まえて評価する．
> ⚠ 身体症状だけでなく，ベッド周囲の環境や点滴ルート，内服状況なども考慮して多職種で患者の現状を把握しながら介入する．

episode 71歳男性．入院の前日から呂律障害を認めていたが様子をみていた．入院当日の午後になり左上下肢の運動麻痺が出現したため，妻が救急車を要請し救急搬送となった．来院後に実施した画像評価で右内頸動脈の高度狭窄を認め，右頭頂葉皮質下を中心に脳梗塞を認めた．既往歴は高血圧，脂質異常症，糖尿病（腎症合併あり）．2週間前に一過性脳虚血発作により救急搬送された経緯があった．入院後の頸動脈超音波検査で右内頸動脈の高度狭窄を認め，近日中に血管内治療を予定している．現在の身体症状は，左上下肢に軽度の運動麻痺，左半側空間無視，全般的注意障害を認めている．

📝 アセスメント

- ✓ 10病日目に頸動脈ステント留置術 carotid artery stenting（CAS）を予定．
- ✓ 現在，アルガトロバンによる抗凝固療法実施中，心臓超音波検査で心内血栓なし．
- ✓ バイタルサインは，安静時背臥位での血圧162/91mmHg，脈拍78bpm，端座位直後の血圧141/86mmHg，脈拍74bpm，歩行後の血圧146/93mmHg，脈拍88bpm．
- ✓ 意識障害を評価する Japan Coma Scale は2で見当識障害を認める．
- ✓ National Institute of Health Stroke Scale（NIHSS）は7点，Brunnstrom recovery stage は上肢Ⅴ・手指Ⅳ・下肢Ⅴ．
- ✓ 寝返り，起き上がり動作は自力で可能だが，点滴類の管理は不十分で口頭指示を要する場面あり．
- ✓ 歩行は，左下肢の跛行を認めるも，点滴台使用での病棟内廊下30mが可能．歩行中の安全管理は不十分で，障害物に点滴台をぶつけたり，前方から来る人を避けずに進む場面が多々あり．
- ✓ 高次脳機能障害では，左半側空間無視と全般的注意障害を認めた．

介入

神経症候の増悪に伴う転倒リスク

脳主幹動脈狭窄の治療を実施するまでの間は，脳主幹動脈狭窄が残存した状態でリハビリを実施するため，神経症候増悪の危険性を考慮する必要がある．安定したバイタルサインを確認したのち，起立や歩行などの積極的な抗重力運動を取り入れて動作評価を行う．リハ介入時には，必ずバイタルサインや神経症候の変化などを確認し，多職種で症状の経過を追うことが重要である．

高次脳機能障害を考慮したADL動作能力向上運動，環境調整

急性期脳梗塞患者では，運動麻痺が軽度でも動作時に高次脳機能障害が顕在化することで，動作の安定性が低下し，転倒の危険性が増加する場合がある．廊下歩行などの単調な歩行練習だけでなく，障害物や不整地などの応用歩行でも高

用語解説：National Institute of Health Stroke Scale（NIHSS）

脳卒中急性期における重症度評価ツールとして，世界的に使用されている評価であり，"ゴールドスタンダード"の評価ツールとされている[1]．意識障害や上下肢の運動，感覚，半側空間無視など，全11項目の神経所見を評価し，合計42点満点で評価する．得点が高いほど重症であることを表す．

3. 脳血管疾患　急性期

思考過程

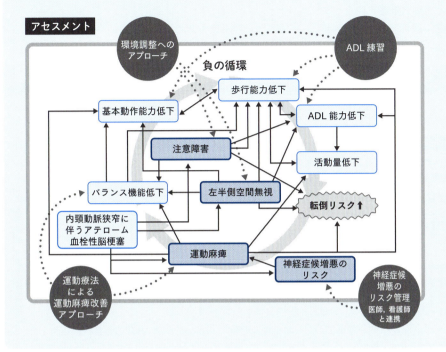

- 運動麻痺，左半側空間無視，注意障害は直接的に転倒リスクを高める．
- 運動麻痺，左半側空間無視，注意障害は，バランス機能低下，基本動作能力低下，歩行能力低下，ADL能力低下に関連し，活動性低下をきたすことでさらに転倒リスクを高める．
- 内頸動脈狭窄があることから，脳血流量低下に伴い神経症候が増悪する可能性があることも転倒リスクの一因となっている．
- 介入としては，身体機能の向上（運動麻痺の改善，ADLの向上）だけではなく，高次脳機能障害を考慮した環境調整を行うとともに，神経症候増悪を予防したアプローチを行うことで，効率的に機能向上を図っていく．

次脳機能障害の動作に対する影響を評価し，積極的に安全なADL動作の獲得を目指す必要がある．また，点滴管理や排尿管理が頻繁に行われており，点滴台や尿バルーンを使用した状態で移動しなければならない場合がある．身体機能や高次脳機能と関連して，患者周囲の環境がどのように転倒に影響を及ぼすか評価したうえで，患者の活動度を医師，看護師と決定する．まずは病棟内でのADL自立を目指し，動作上の危険箇所などを評価する．

ワンポイントアドバイス

- 身体機能の改善に加えて病態の経過や特徴を踏まえたリスク管理を行うことが，結果的に転倒の予防につながる．
- 神経症候増悪の可能性を想定し，リハスタッフ，医師，看護師などの多職種で情報共有し，治療経過を考慮した患者管理が転倒の予防につながる．
- 急性期脳梗塞治療に伴う環境的要因を考慮した介入が，転倒予防につながる．

[國枝洋太]

エビデンス

発症後24時間以内に座位，立位などのリハビリを開始し急性期の運動量を多くした場合でも，死亡率は同等で，早期に歩行が可能となり，3ヵ月時のADLが良好であったと報告されている[2]．急性期リハでは，十分なリスク管理のもとにできるだけ発症後早期から積極的なリハビリを行うことが強く勧められる[3]．脳卒中発症後の運動麻痺回復中枢神経再組織化のステージ理論として，残存している皮質脊髄路の興奮性を高める1st stage recovery，皮質間ネットワークの興奮性を高める2nd stage recovery，シナプスの伝達効率の向上に寄与する3rd stage recoveryに区分され[4]，発症後の数週間では脳損傷部位の組織的修復が生じるため，この時期の積極的なリハ介入により，損傷組織の可塑性が運動麻痺の回復に寄与する[5]．

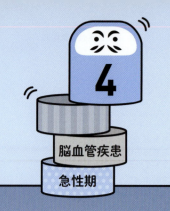

脳出血急性期における転倒予防

要点整理
- 脳出血の病態を理解し，身体機能や高次脳機能に加えて，投薬治療などの影響も考慮して転倒リスクのアセスメントを行う．
- 急性期脳出血患者に対する運動療法は，再出血による血腫増大のリスクを伴うため，血圧の管理に注意する．

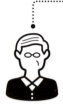

episode 73歳男性．発症前の日常生活は自立．X年Y月Z日に右被殻出血を発症し，A病院へ救急搬送された．中等度の意識障害と左片麻痺が認められ，緊急で定位血腫除去術が施行された．術直後から集中治療室（ICU）に収容され，降圧薬による治療が行われた．術後4日目に一般病棟へ転出となり，離床開始となった．

アセスメント
- 意識レベルはJapan Coma Scaleにて1であり，やや不鮮明．
- Brunnstrom recovery stageは左上肢Ⅴ・手指Ⅴ・下肢Ⅴ．感覚は表在・深部とも軽度鈍麻．
- 筋力はMMT（右/左）にて腸腰筋が5/4，大腿四頭筋が5/4，前脛骨筋が5/4．
- 認知機能・高次脳機能として，Mini-Mental State Examinationは26点，Trail Making Test part Aは201秒で，軽度の注意障害が疑われた．
- 立位バランス能力として，静止立位保持は1分間以上可能，片脚立位保持は右10秒，左3秒．
- 歩行は点滴スタンドを使用して見守りレベル．左立脚期にふらつきがみられること，点滴台を蓄尿バッグに引っ掛けることがあったために見守りを要していた．

 介入

身体機能へのアプローチ
バイタルサインの変動に注意しながら起立・着座練習や歩行練習，レジスタンストレーニングを行う．早期から積極的に起立・着座練習や歩行練習を行うことで，下肢筋力や意識レベルの改善を図る．レジスタンストレーニングでは息こらえをしないように注意させ，十分な休息を挟みながら実施する．

身体活動量低下に対するアプローチ
早期離床および安静度の拡大により，身体活動量の増加を図る．安静度の拡大に際して，運動負荷によって血圧の上昇や重症不整脈をきたさないことを確認する．本症例は，第7病日の歩行時に顕著な血圧上昇を認めたため，安静度拡大を見合わせた．第12病日にはバイタルサインが安定し，3日間連続で歩行時にバランスを崩す様子がなかったため，安静度を病棟内歩行自立へと拡大させた．

血圧上昇に対するアプローチ
本症例は，第7病日にみられた血圧上昇に対し，降圧薬であるオルメサルタンを増量した．降圧薬は脳出血の再発・血腫増大の予防のために重要な一方で，ふらつきや起立性低血圧，手足のしびれなどの副作用により転倒リスクを増大させる．本症例では，オルメサルタンを増量した後は血圧上昇がみられなくなり，

用語解説：定位血腫除去術

定位血腫除去術は，頭蓋骨に直径1.5cm程度の穴を開け，そこから細い管を挿入して血腫を吸引するものである．正確に管を血腫の中心に挿入するため，CTスキャンを使ってその部位を同定し，特別な金属のフレームを頭部に装着して手術を行う．開頭血腫除去術が大きな血腫に対して救命目的で行われるのに対して，定位血腫除去術は中等度の大きさの血腫に対して行われることが多く，脳に対する圧迫を軽減することや脳の機能回復を早めることを目的として行われる．

4. 脳血管疾患 急性期

 思考過程

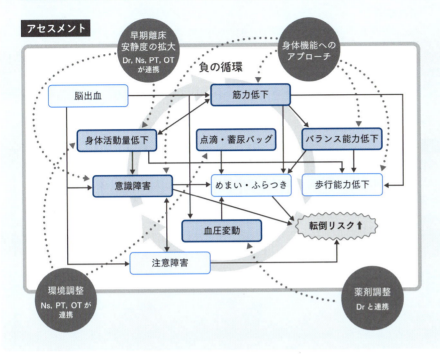

- 意識障害と身体活動量低下は相互に影響しあい，筋力やバランス能力，歩行能力の低下につながる．その結果，病棟での安静度が制限されて身体活動量は低下し，意識障害が遷延するという悪循環が生じる．
- 降圧薬はめまいやふらつきなどの副作用を引き起こし，転倒リスクの増大につながる．
- 介入としては，身体機能の向上だけではなく，意識障害や環境の不備に対処することで身体活動量の増加を図る．また，環境整備を行う際は，看護師と作業療法士，理学療法士が連携を図りながら行う．

運動療法中にもふらつきやめまいがなかったことを医師に報告し，投薬治療の内容を継続することとなった．

点滴，蓄尿バッグに対するアプローチ

チューブ類を1つの点滴スタンドにまとめることができるように，蓄尿バッグを取りつけられるホルダーを利用した．本症例は，注意障害の影響により点滴スタンドを障害物にぶつけてしまうことがあったため，点滴スタンドを使用している間は看護師が介助しながら歩行することとした．

 ワンポイントアドバイス

- 脳出血や脳梗塞の急性期では，脳血流の自動調節能autoregulationが破綻するため，脳血流は全身の血圧に依存する．そのため，血圧低下によってめまいや意識消失を生じやすく，転倒リスクが増大する．転倒を予防するためには，医師による治療内容や各種検査データを十分に把握し，血圧をモニタリングしながら離床や運動療法を行う必要がある．
- 脳出血発症後は病巣周囲に脳浮腫が生じ，2～3週間程度持続する．脳浮腫が持続している間は症状が変動しやすいため，運動療法や転倒リスクのアセスメントを行う際には注意が必要である．

[木村鷹介]

ワンポイントアドバイス

脳卒中患者は，リハビリ場面と生活場面の動作能力にしばしば解離がみられ，特に注意障害を有する例では解離が顕著となる．そのため脳卒中患者の安静度変更に際しては，看護師による生活場面の評価が重要である．また，脳卒中患者は日ごとの動作能力の変動も大きいため，数日間の評価を踏まえて安静度変更を検討することが重要である．筆者の所属する施設では，脳卒中患者の安静度拡大の可否に際して，上記の点を踏まえた独自の歩行自立判定テストを用いている（図1）[1]．

靴・装具の着脱が自力で行える
ベッドのカーテンの開閉ができる
後ろ歩きが3歩できる
立位で床に落ちた枕を拾うことができる
その場周り（180度）が右回り・左回りともに行える
目的の場所まで到達できる
机の前の椅子を引いて座り，立ち上がって歩き出すことができる
他の通行人に対する配慮ができる
歩行中に話しかけられても危険な様子はみられない
歩行によるトイレ動作が可能である
病棟内の自立歩行が可能だと思う
×がついた具体的な事例を記入

図1 歩行自立判定テスト
上記の項目について，看護師が病棟での生活場面において評価を行い，3日連続ですべての項目に○がついた場合に病棟内歩行自立とする．

9

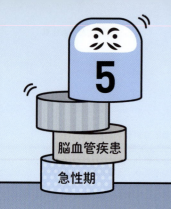

5 水頭症を合併したくも膜下出血患者における転倒予防

脳血管疾患 / 急性期

要点整理

⚠ 水頭症の症状が顕著に出ている時は，身体機能や認知機能へのアプローチだけでは転倒の予防は困難なため，スタッフの見守りを強化することや離床センサーを使用することが重要である．

⚠ 水頭症の症状はシャント術の前後で大きく変化することもあるため，術後速やかに転倒リスクを評価して，適切に安静度を上げることで廃用症候群を予防する．

episode 70歳女性．発症前の日常生活は自立．発症当日に破裂動脈瘤に対してコイル塞栓術を施行．手術後に明らかな運動麻痺や認知機能障害は認められず，第3病日よりリハ開始．第18病日の時点では病棟内歩行は自立していたが，第19病日より辻褄の合わない言動や尿失禁，歩行時のふらつきが認められるようになった．第22病日に行われたCT検査の結果，続発性水頭症🚩と診断された．この時から病棟での安静度は車椅子介助に変更となったが，ベッド柵を外して独力で車椅子に乗り移ろうとするなどの危険行動がみられていた．1週間後の第29病日にシャント術が行われた．

📝 アセスメント

✓ アセスメントは第23病日（シャント術前，水頭症と診断されてから1日後）と第35病日（シャント術後6日目）に実施．

✓ 運動麻痺：術前，術後ともにBrunnstrom recovery stageは上肢Ⅵ，手指Ⅵ，下肢Ⅵ．

✓ 筋力：MMTにて術前，術後ともに腸腰筋4/4，大殿筋3/3，大腿四頭筋4/4，前脛骨筋4/4．

✓ バランス能力：術前は，静止立位保持は約10秒可能，片脚立位保持は左右ともに困難．術後は，静止立位保持は1分間以上可能，片脚立位保持は右5秒，左7秒．

✓ 認知機能・高次脳機能：術前は，意識レベルはJapan Coma Scale（JCS）にて3〜10，改訂長谷川式認知症スケール（HDS-R）は13点．術後は，JCS1，HDS-Rは27点．

✓ 動作能力：術前は，移乗はベッド柵を使用して軽介助レベル．方向転換時にバランスを崩すこと，車椅子のブレーキを忘れることにより介助を要していた．歩行はフリーハンドにて中等度介助レベル．小刻みで足幅が広く，すり足であった．術後は，移乗は方向転換時のふらつき，ブレーキ忘れが改善して見守りで可能．歩行はフリーハンドにて見守りレベル．

✓ 病棟での行動所見として，術前はベッド上で臥床している時間が長かった．一方で，ベッド柵を外して独力で車椅子に乗り移ろうとしている場面を看護師に発見されることがあり，特に尿失禁をした後に多くみられた．術後は，危険行動や尿失禁はなくなり，尿意を催した際にナースコールを押せるようになった．

 介入

身体機能へのアプローチ

術前はバイタルサインの変動に注意しつつ，立ち上がり練習などを行って抗重力位をとらせることで，下肢筋力の強化および覚醒度の向上を図った．術後は，ベッド上でのブリッジ運動や徒手による抵抗運動を中心に実施した🚩．

環境へのアプローチ

ベッド柵に取りつけるタイプの離床センサーとマットタイプの離床センサーをベッドサイドに設置した（図1）．術後は，認識機能の改善がみられたこと，危険行動がみられなくなったことから，離床センサーを撤去した．

尿失禁への対応として，時間を決めて定期的にトイレに誘導することで，失禁

ワンポイントアドバイス

シャント術後は，姿勢変換した際に脳脊髄液が急激に流れて（サイフォン効果），低髄液圧の症状である頭痛や嘔吐を生じることがある．そのため，立ち上がり練習などの姿勢変換を伴う動作練習を行う際には，自覚症状の有無やバイタルサインの変動に注意が必要である．

10

5. 脳血管疾患　急性期

思考過程

アセスメント

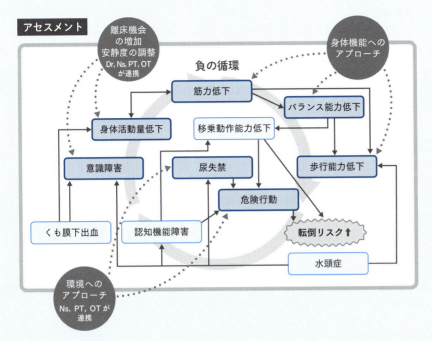

- 上記の思考過程はシャント術前のアセスメントに基づいて記載した．
- 認知機能の低下によって，安静度や自身の動作能力に対する理解が低下する．そのため，失禁して着替えたい，トイレに行きたいという衝動が生じた時に，ナースコールを押さずに独力で移乗動作を行うなどの危険行動に繋がる．
- 介入としては，危険行動に対処するために環境を整備しつつ，運動療法や日中の離床を促すことによって廃用症候群を予防することが重要である．

回数の減少を図った．

身体活動量へのアプローチ

術前は，離床時間を延長するために，看護師と連携してリハ時間以外にも車椅子に乗車して過ごす時間を設けた．その際は，車椅子用の離床センサーを使用すること，適宜バイタルサインを測定することを徹底した．

術後は，リハ場面で介助を要することなく歩行可能であることを確認したうえで，病棟での安静度を看護師の付き添い歩行に変更するよう医師・看護師に打診して，歩行にて日中のトイレ誘導を行うことを検討した．

ワンポイントアドバイス

- シャント術によってシャントシステムを身体に埋め込んだ後も，頭痛などの自覚症状が出現した場合や水頭症の症状に改善がみられない場合は，医師によって細かなバルブ圧の調整（髄液の流量調整）が適宜行われる．バルブ圧の調整によって水頭症の症状は大きく変化することがあるため，医師と連携しながら転倒リスクの評価および介入を行うことが重要である．
- シャント術によって水頭症の症状に劇的な改善がみられた場合でも，くも膜下出血やその他の原因によって元々有していた筋力低下や高次脳機能障害などの転倒リスク因子は残存するため，術後評価は十分に注意して行う．

［木村鷹介］

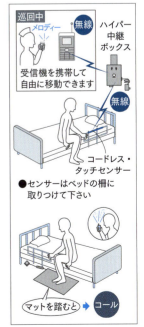

図1　タッチ型とマット型の離床センサー

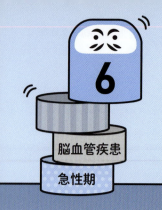

慢性硬膜下血腫術後症例における転倒予防

> **要点整理**
> ⚠ 転倒に関連するバランス機能，筋力低下に対して，意識障害を考慮した上で介入する．
> ⚠ 慢性硬膜下血腫の受傷機転を把握し，再発防止のため，身体および環境因子への多角的な介入を行う．

episode 72歳男性．妻，娘と三人暮らし．半年前から歩行障害を徐々に認め，浴室，リビングにて2度の転倒を認めた．近医受診し，CT所見から右側頭葉に血腫を認め，手術目的に当院へ入院．穿頭ドレナージ術施行し，術後3日目からリハビリを開始した．画像所見から基底核の多発性脳梗塞が認められ，術後も小刻み歩行などの歩行障害を認めたことから，脳血管性パーキンソニズムの併存が考えられた．今回，術後7日目における，転倒に対するアセスメントおよび介入を行った．

📝 アセスメント

- ✓ 意識状態としては，Glasgow Coma Scale（GCS），E4V4M6であり傾眠．
- ✓ 筋力として，握力（右/左）は23/17kgf，支持物なしでは40cm台からの起立は困難．
- ✓ 筋緊張として，受動的検査において右上腕二頭筋に軽度鉛管様固縮を認める．
- ✓ 運動麻痺は，左側上下肢に著明には認めないが，バレー徴候陽性．
- ✓ 立位は，開脚した姿勢であり，閉脚立位5.7秒，継ぎ足立位1秒程度．
- ✓ 歩行能力として，直線歩行はフリーハンド見守りレベルであるが，方向転換時軽度介助レベル．最大で80m連続歩行可能．歩行の特徴は，軽度の開脚小刻み歩行およびすり足歩行．10m歩行は，最大歩行0.62m/sec（歩行率119.2steps/min）．
- ✓ 認知機能として，Mini Mental State Examination（MMSE）が，25点．
- ✓ 高次脳機能障害として，Trail Making Test（TMT）Part-Aが，247.3秒．
- ✓ 家屋環境として，エレベーターのあるマンション7階に住む．洋式生活環境であり自宅内の段差は少ないが，リビングには毛先の長いカーペットが敷いてあり，浴室は手すりがない．

🏃 介入

バランス低下に対して

バランストレーニングを行う．具体的な方法としては，支持基底面を狭小化させた足踏みや多方向へのリーチ動作，360°方向転換などがある．課題特異的な動的トレーニングを用いて，バランス機能の改善を図る．また，本症例は，背景にパーキンソニズムを有することから，「1, 2, 1, 2」などの聴覚的刺激や，床面に引いた線を跨ぐなどの視覚的刺激も行う．

筋力低下，運動麻痺に対して

運動療法やストレッチングを行う．運動療法は，下肢筋力増強運動，段差昇降，反復起立運動などを行う．ストレッチングは，上下肢だけでなく胸郭や頸部などの回旋や螺旋状の自動的な運動が重要である．

用語解説：穿頭ドレナージ
慢性硬膜下血腫に対して最も広く行われ，安全性が高い手術．頭蓋骨に穴を開け（穿頭術），血腫を除去洗浄し（血腫洗浄術），ドレーンを挿入し術後に貯留する出血や洗浄液を排出させる（血腫腔ドレナージ術），の3段階により構成される．

6. 脳血管疾患　急性期

思考過程

アセスメント

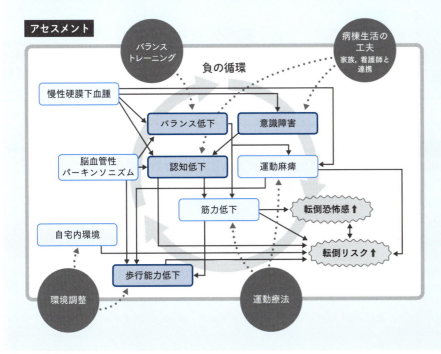

- 慢性硬膜下血腫および脳血管性パーキンソニズムは，バランス低下，認知低下に関連する．
- 慢性硬膜下血腫術後により，意識障害を認める．これに対し家族，看護師と連携し，病棟生活の工夫などから包括的にアプローチする．
- バランス低下，筋力低下，運動麻痺はそれぞれ，歩行能力低下を介して転倒リスクを高めるため，バランストレーニングおよび運動療法によりアプローチする．
- 脳血管性パーキンソニズムにより再転倒のリスクが高いことから，医療相談員と連携して環境整備を行う．

意識障害，認知機能低下に対して

　感覚刺激や認知トレーニング，運動療法を組み合わせ，病棟生活を工夫する．デイルームで座位時間を増やすなど，姿勢や周囲環境を変え，意識障害の改善を図る．車椅子座位においても，足踏みや手掌の開閉を行いながら，しりとりや計算問題を行い，複合的な運動を実施するよう家族や看護師と連携する🚩．

受傷機転に対して

　転倒状況および自宅内環境について情報を収集し，環境調整および動作練習を行う．本症例においては，浴室には手すり増設およびシャワーチェア，滑り止めマットを導入し，リビングでは，毛の長いカーペットを撤去する．加えて，心理的な要因からパーキンソニズムの増強を認めたことから，目印や手すりなどを活用するよう動作指導，練習を行う．

 ワンポイントアドバイス

- 慢性硬膜下血腫は，軽微な外力によっても発生しやすい．外傷と入院までの期間が長いほど，パーキンソニズムおよび認知低下が不良であるとする報告もあり，早期発見が重要である．
- 転倒は，生命予後に関連することから，再転倒リスクを可能な限り軽減する介入が必要である．

［市川雄大］

エビデンス

Sundstromらは，慢性硬膜下血腫術後患者の姿勢安定性は，年齢や血腫の大きさ，ミッドラインシフトの程度によらず，不良であることを示し，特に前後方向の動揺は残存する傾向を報告している[1]．Spauldingらは，歩行障害に対する外部刺激の効果に関するメタアナリシスにおいて，聴覚的刺激は歩行率，歩幅，歩行速度を改善させ，視覚的刺激は歩幅を改善させるとしている[2]．

エビデンス

Urbenjapholらは，30分間に5つの感覚（触覚，味覚，嗅覚，聴覚，視覚）刺激からなる感覚刺激プログラムを行い，対照群と比して，介入群の良好な結果を示している[3]．Lauenrothらによるシステマティックレビューによると，身体的および認知的トレーニングを組み合わせることは，特定の基準を満たしている場合に，認知機能に好影響するとしている[4]．

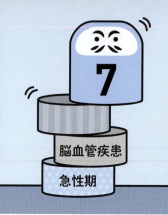

脳腫瘍術後症例における転倒予防

> **要点整理**
> ⚠ 意識障害や前頭葉機能障害を伴った運動麻痺，筋力低下は，転倒リスクを高める．
> ⚠ 脳腫瘍術後症状の基盤となる意識障害に対し，他スタッフや家族と連携し，病棟生活や退院後の生活を見据えたアプローチを行う．

episode 64歳男性．妻と二人暮らし．2ヵ月前に頭痛，嘔吐を認め受診．精査の結果，右前頭葉膠芽腫と診断．入院前，日常生活は自立していたが，その後意識レベルの低下を認め，開頭腫瘍摘出術を施行．術後2日目からリハビリ開始し，術後12日から化学放射線療法が開始された．今回は，自宅退院に向けた術後24日における，転倒リスクに対してのアセスメント，介入を行った．

アセスメント

- 意識状態として，Glasgow Coma Scale (GCS), E4V4M6であり傾眠．日内変動，失見当識あり．
- 筋力として，握力（右/左）は38/18kgf．MMT（右/左）は，腸腰筋5/4，大腿四頭筋5/4，前脛骨筋5/4．
- 身体機能として，運動麻痺の程度を表すBrunnstrom recovery stageは，左側上肢Ⅴ，手指Ⅴ，下肢Ⅴ．感覚は正常．
- 移動能力として，フリーハンド歩行可能であるが，方向転換時にふらつくことがあるため軽度介助レベル．10m歩行テストは，快適歩行0.68m/sec，最大歩行0.96m/sec．
- 認知機能として，Mini Mental State Examination (MMSE) が25点．
- 前頭葉機能障害として，Behavioural Assessment of Dysexecutive Syndrome (BADS) が，14点であり遂行機能低下を認める．また，行動観察から自発性低下，病識欠如を認め，発言から不安障害を認める．
- 自宅の環境として，2階建ての戸建てであり，居間やトイレの出入り口などに段差がある．自宅退院に向け，自室を1階へ変更可能であるが，現状，妻のみの介助で日常生活を遂行することは困難．

介入

意識障害に対して

感覚刺激または感覚調整アプローチを実施する．病棟での介入としては，ベッドのギャッチアップや車椅子座位などを積極的に行い，視覚や聴覚情報を増加させる．一方で，注意の容量が限られていることもあるため，疲労を認めた場合は，周囲の環境因子や雑音などを削減させる．具体的には，テレビ視聴の中断や，カーテンを使用した情報の遮断などを状況に合わせて行う．

前頭葉機能障害に対して

遂行機能障害に対しては，goal management training (GMT) を行う．例えば歩行では，椅子まで歩く，前の人を追いかけて歩くなど，目標を設定し手順を選択する方法をとる．自発性低下に対しては，認知行動療法の技法を用い，活動制限は転倒予防を目的とすること，リハビリは自宅復帰のために行うことなど，現状を認知可能な範囲で自己効力感を支持するよう，繰り返し指導を行う．

用語解説：BADS（遂行機能障害症候群の行動評価日本版）
遂行機能を評価可能な，定型的なテストバッテリー．6種の下位検査（規則変換カード検査，行為計画検査，鍵探し検査，時間判断検査，動物園地図検査，修正6要素検査）と，遂行機能質問紙からなる．

7. 脳血管疾患　急性期

 思考過程

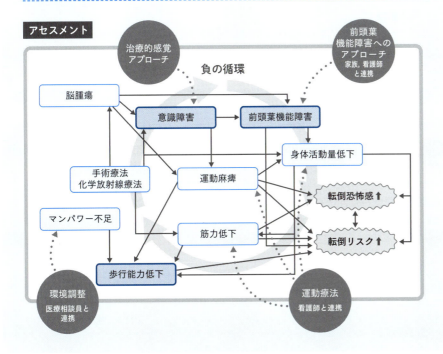

- 脳腫瘍を前頭葉に認めることから，前頭葉機能障害および意識障害，運動麻痺を認める．
- 脳腫瘍手術後は，化学放射線療法や活動制限による，廃用性筋力低下を認めやすい．
- 運動療法や前頭葉機能障害に対するアプローチは，リハビリ以外の時間においても看護師と連携して行う．
- 遂行機能障害や病識欠如は，転倒に対するリスク管理不十分となり，転倒の危険性を高める．
- マンパワー不足は，介助量が不足することにより転倒の危険性を高める．

筋力低下，運動麻痺，身体活動量低下に対して

レジスタンストレーニングおよび歩行トレーニングを行う．歩行トレーニングは，運動学習理論（動機づけ，行動変化，保持・汎化，転移・一般化）に則り，課題特異的に進める．さらに，身体活動量低下に対しては，リスク管理を周知した上で，病棟でも，レジスタンストレーニングまたは歩行訓練を実施する．

マンパワー不足に対して

物理的または人間関係などの環境調整を実施する．スケジュールチェック表を用いて，リハビリなどの時間管理や排泄動作などを，介助を並行しながら自発的に行えるようにかかわる．患者への対応方法は，家族や他スタッフと共有し，患者の混乱を招かないよう配慮する．さらに，キーパーソンとなる妻の介助負担が過剰となることが推測されることから，医療相談員などと早期から連携し，訪問介護サービスなどの社会資源の調整を行う．

 ワンポイントアドバイス

- 意識障害は日内変動があるため，指示した動作が理解されず，転倒に繋がる危険性があるため，意識障害の変動などの評価は重要である．
- 遂行機能障害は，症状が見えにくく，病院内や訓練室で指摘されにくいため，術後早期から注意深く評価する必要がある．

[市川雄大]

エビデンス

Van Hoorenらは，遂行機能障害を有する高齢者に対して，GMT介入を行うことで，非介入群と比して，遂行の失敗および不安症状が少ないことを報告している[1]．Ponsfordらは，外傷性脳損傷後の不安，抑うつ症状に対して，9週間の認知行動療法を行い，不安，抑うつ症状の緩和を報告している[2]．

エビデンス

Outermansらは，脳卒中亜急性期患者において，高強度の課題指向的トレーニングは，低強度の群と比較して，歩行速度と歩行能力に有意な効果を示したとしている[3]．Leeらは，脳卒中の歩行能力に対して，レジスタンストレーニングやエアロビックトレーニングを行うことで，歩行の根底にある筋力，持久力を改善することが可能であるとしている[4]．

15

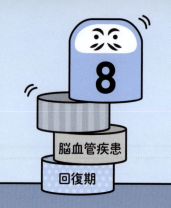

8 てんかんを有する脳出血症例における転倒予防

脳血管疾患
回復期

> **要点整理**
> ⚠ てんかん発作誘発因子を考慮し，発作時の準備を行うことで，リハビリ中や日中活動時の転倒予防を行う．
> ⚠ てんかん発作時には，冷静な対応を心がけ，安全を確保し，発作の観察と記録を行う．これらの対応は，家族や他スタッフとも共有する．

episode 64歳女性．夫と息子との三人暮らし．日中独居．32歳時に，左側頭葉てんかんの診断を受けた．発症原因は不明．その頃から，意識消失発作を繰り返し，フェノバルビタールを内服していた．今回の入院は，右被殻出血を発症，左片麻痺を呈し，自宅復帰に向けた回復期病棟でのリハ介入を実施していた．入院4ヵ月の間に，9回のてんかん発作があり，歩行中においても発作があった．今後の自宅退院に向け，家屋環境調整などの対策が必要である．

アセスメント

- 本症例は，複雑部分発作を認める．ゆっくりと始まる意識変容の後に意識消失，開眼のまま一点を見つめ，痙攣はなくゆっくりと覚醒してくる．持続時間は1分程度であり，発作時の記憶はない．
- 身体機能として，運動麻痺の程度を表すBrunnstrom recovery stageは，上肢Ⅴ，手指Ⅴ，下肢Ⅵ．感覚は表在・深部ともに軽度鈍麻．
- 移動能力として，歩行はT字杖と短下肢装具を使用し屋内見守りレベル．最大連続歩行距離200m．10m歩行テストは，快適歩行0.39m/sec（33歩），最大歩行0.54m/sec（29歩）．
- 高次脳機能障害として，注意機能低下（TMT-A 245秒 年齢平均157.6秒）および知的機能低下（RCPM16点）を認めた．半側空間無視は認めなかった．
- 気分障害として，日中の眠気，不安，焦燥の訴えを認め，抑うつが疑われた．
- 家屋環境として，アパートの1階に暮らし，室内はバリアフリー．玄関には高さ30cmの上がり框があり，周囲に手すりなし．
- 薬剤として，カルバマゼピン200mgを，1日2回内服．

介入

てんかん発作に対して

介入時などは，てんかん発作誘発因子を考慮し，発作時の対応を準備する．疲労感や睡眠量，ストレス因子などの情報収集を行い，発作の誘因になる事象を把握する．発作時の対応としては，椅子や他スタッフとの距離など，転倒予防に配慮した準備が必要である．てんかん発作時は，安全を確保し観察と記録を行う．本症例において，担当医師より5分間以上の発作の持続がある場合は，緊急要請の指示があった．記録方法としては，ビデオ撮影の了承を得ておき，発作時に撮影を試みた．

気分障害に対して

抑うつ症状に対しては，認知行動療法の技術を用いた対応を行う．本人の現状についての傾聴，問題点の整理とフィードバック，活動記録表の作成などを行う．患者の考えや思い込みを，協同的に検証することが重要である．

用語解説：てんかん発作とてんかん

てんかんとは，てんかん発作を引き起こす持続性素因と，それによる神経生物学的，認知的，心理的，社会的な結果によって特徴づけられる脳障害で，少なくとも1回以上のてんかん発作を示すことをいう．てんかん発作とは，脳の異常ないし同期的なニューロン活動による一過性の徴候・症状をいう[1]．

8. 脳血管疾患　回復期

　思考過程

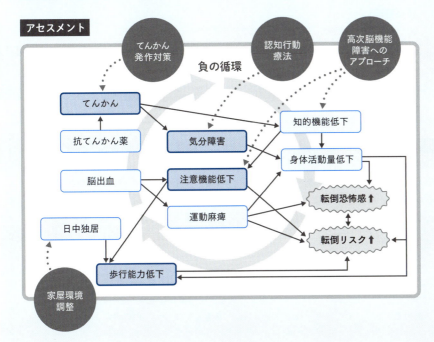

- てんかんは，気分障害および知的機能低下の原因である．
- てんかん発作に対し，抗てんかん薬が処方される．
- 気分障害は，病棟での活動やコミュニケーションを阻害する因子である．したがって，身体活動量低下に影響する．
- 脳出血は，注意機能低下，運動麻痺の原因であり，歩行能力低下に関連する．
- 日中独居であることから，てんかん発作を生じた場合の家屋環境調整を，歩行能力に合わせて検討する必要がある．

高次脳機能障害に対して

　注意障害および知的機能低下に対しては，訓練や生活場面での刺激量と運動量の適切な設定を行う．訓練場面では，個室や訓練者数の少ない時間帯を選択し，注意の転換性を考慮する．訓練課題は，単純かつ短時間の訓練を反復的に行い，徐々に難易度を上げる．訓練や環境としては，内容を認知可能な，感情や意欲を引き出すものが重要である．

家屋環境に対して

　てんかん発作によって転倒した時の外傷を，最小限に抑えるため，家屋環境の調整を行う．発作時の転倒は，障害物などを避けることが困難であることから，動線の整備や床面の工夫，突起物への配慮が必要である．発作が多い場合などは，保護帽や膝などのサポーター装着も考慮する．本症例の家屋環境では，上がり框に対する手すりおよび段差の設置，家具の配置換えを行う必要がある．

　ワンポイントアドバイス

- 薬物療法は，てんかんの治療として大きな役割を担う．したがって，服薬状況や血中濃度などを確認することは重要である．
- てんかん患者の疾患ついての自己学習は，誘発因子などの知識を深め，転倒時外傷軽減に繋がる可能性があるため，推奨される．

［市川雄大］

エビデンス

てんかん患者における認知行動療法のシステマティックレビューでは，抑うつに対して行われる認知行動療法の有効性を報告している．一方で，てんかん発作の抑制を目的とした認知行動療法は，抑うつ関連の利益をもたらす可能性は低いとしている[2]．

エビデンス

てんかん患者におけるシステマティックレビューにおいて，認知リハの有効性が示されている[3]．Engelbertsらは，焦点発作および注意欠陥を有するてんかん患者に有効であり，包括的プログラムに組み込む必要性を報告している[4]．

17

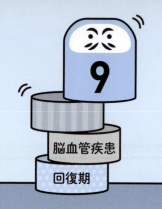

9 左片麻痺，半側空間無視を有する脳梗塞症例における転倒予防

脳血管疾患
回復期

> **要点整理**
> ⚠ 半側空間無視が生活環境となる病室での行動にどのような影響を与えるかを十分に想定して評価および介入を行う．
> ⚠ 多職種で情報を共有し，環境整備や動作指導の方法を統一して，チーム体制で転倒予防を行う．

episode 76歳男性．右中大脳動脈領域の脳梗塞を発症．第28病日にA病院の回復期リハ病棟へ転入．転入時は中等度の左片麻痺と注意障害，左半側空間無視を呈しており，ADL動作全般に見守りあるいは軽介助を要していた．転入後12日目に，一人で車椅子からベッドへ移乗しようとして転倒した．今後，病棟でのADLを拡大させるために安全な移乗動作の獲得を目指してリハ介入および環境設定を行うこととなった．

📝 アセスメント

- ✓ 車椅子での移動は，左側の物や人にぶつかるため見守りおよび介助を要していた．歩行は，左膝折れなどにより介助量が多く実用的ではなかったため，理学療法場面でのみ実施していた．
- ✓ Brunnstrom recovery stage は上肢Ⅲ・手指Ⅱ・下肢Ⅲ．感覚は表在・深部とも軽度鈍麻．
- ✓ バランス能力として，片脚立位保持は非麻痺側下肢，麻痺側下肢ともに困難，Berg Balance Scale は21点．
- ✓ 認知機能・高次脳機能として，意識はJapan Coma Scaleにて1であり，注意の持続性低下と配分性低下，左半側空間無視（Catherine Bergego Scale（CBS）21点）がみられた．Mini-Mental State Examination（MMSE）は20点．
- ✓ 動作能力として，移乗動作は手すりを使用して軽介助レベル．方向転換時に麻痺側下肢の膝折れが生じるため介助を要していた．また，病棟での日常場面では，車椅子の左側のブレーキをかけ忘れて立ち上がることがあった．
- ✓ ベッド上や床頭台には物が散乱しており，整理整頓されていなかった．病棟での日常場面では，移乗動作中に右側に置かれた物品に対して突然手を伸ばしてバランスを崩すことがあった．

介入

身体機能へのアプローチ

下肢の筋力トレーニングや課題指向型トレーニングを行う．筋力トレーニングの内容としては，立ち上がり練習や段差昇降練習によって，荷重位で麻痺側股関節および膝関節伸筋群を強化する．課題指向型トレーニングでは，病室での移乗動作を想定して，車椅子およびベッドからの立ち上がり動作，ベッドと車椅子間の方向転換動作を反復練習する．

高次脳機能障害へのアプローチ

左半側空間無視に対して，座位でのリーチ動作を行う．目標物を複数並べて徐々に右側から左側へ探索させる．この際に，頭頸部や視線だけでなく，体幹を左側へ回旋するように意識させて，左空間への注意を促す．

環境へのアプローチ

車椅子のブレーキにラップ芯をかぶせて赤色のテープを巻くことで，ブレーキに注意を向けやすくする（図1）．ベッドや床頭台に散乱している物品は引き出し

用語解説：Catherine Bergego Scale（CBS）

CBSは，行動観察によって半側空間無視患者の日常生活上での問題点を抽出する評価法である．CBSは「左側にいる人や物（ドアや家具）にぶつかる」，「よく行く場所やリハ室で左に曲がるのが困難である」など全10項目からなり，それぞれ0点「なし」～3点「重度の無視」までで評価し，合計0～30点となる[1, 2]．

9. 脳血管疾患　回復期

思考過程

アセスメント

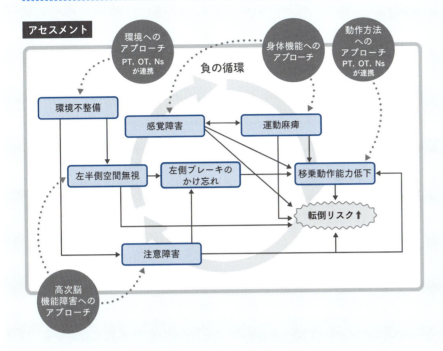

- 半側空間無視は，注意障害と相まって車椅子の左側ブレーキのかけ忘れの原因となり，転倒リスクを高める
- 環境の不整備は，半側空間無視や注意障害の症状の出方および程度を増悪させる．
- 介入としては，身体機能の向上だけでなく，高次脳機能障害や環境の不整備に対処することで動作の安定性向上を図る．環境整備を行う際は，理学療法士と作業療法士，看護師が連携する．

やロッカーに収納して，注意を逸らすような刺激を排除する．また，患者の視界に入りやすい場所にブレーキのかけ忘れに対する注意喚起のポスターを貼りつけるなどの工夫を施す．

患者教育・動作指導

　移乗動作を評価して，何ができないのかを多職種間で共有し，声掛けや注意喚起の方法を統一する．左半側空間無視を有する症例は，左側のブレーキやフットレストの操作を忘れたり，方向転換時の左下肢の踏みかえが困難になったりすることが多い．本症例の場合は，車椅子をベッドに近づけた後に左側のブレーキをかけ忘れることが多かった．そのため，シンプルな対応ではあるが，「ブレーキ・ブレーキ！」などと簡潔な言葉を用いて注意喚起するようにスタッフ間で統一した．

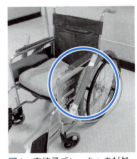

図1　車椅子ブレーキへの対処

エビデンス

脳卒中患者は，移乗時に車椅子のブレーキをかけ忘れることで転倒する場合が多く，注意障害や半側空間無視はブレーキのかけ忘れを増加させる要因であると報告されている[3]．

ワンポイントアドバイス

注意障害を有する患者は，脳内で処理できる情報量が限られる．そのため，口頭指示を与える際は，可能な限り簡潔な言葉を用いること，動作一つ一つを区切って指示することが重要である．

ワンポイントアドバイス

- 回復期においても注意障害と左半側空間無視が残存する例では，症状の回復が不十分で学習が進まない例も多いため，身体機能や高次脳機能障害への直接的なアプローチのみならず，安全な生活環境を整えることも重要である．
- 半側空間無視や注意障害の症状は環境や場面によって変動する．移乗動作などの日常生活活動動作に関する注意点について，リハ場面では自ら意識可能であっても，病棟での日常場面では不可能になる場合が多い．そのため，看護師や介護スタッフの評価を多職種で共有することが重要である．

［木村鷹介］

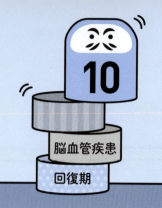

10 右片麻痺，失語を有する脳梗塞症例における転倒予防

脳血管疾患／回復期

> **要点整理**
> ⚠ 失語を有する患者は言語的な理解が不十分となるため，転倒予防にとって重要な注意点を理解できていないことがある．
> ⚠ 身体機能へのアプローチに加えて，転倒予防のために重要な注意点について失語を有する患者でも理解できる方法で伝達することが重要である．

episode 78歳男性．左前頭葉と側頭葉を中心とした脳梗塞を発症．第26病日にA病院の回復期リハ病棟へ転入．転入時の評価では，軽度の右片麻痺と失語を呈しており，ADL全般に軽介助を要していた．転入後30日目（第56病日）にはT杖歩行が安定化し，病棟での看護師との付き添い歩行が開始された．しかし，ナースコールを押し忘れて一人で歩き出す，杖を持たないまま歩き出すなどの行動がみられ，転倒の危険性が高い状態であった．

アセスメント

- Brunnstrom recovery stage は上肢Ⅴ・手指Ⅴ・下肢Ⅵ．感覚は表在・深部とも正常．
- 筋力はMMT（右/左）にて腸腰筋が4/4，大殿筋が3/4，大腿四頭筋が4/4，前脛骨筋が3/4．
- バランス能力として，片脚立位保持時間（右/左）は0秒/3秒，Berg Balance Scale は37点．
- コミュニケーション能力として，失語は中等度レベルであり，理解は簡単な会話が部分的に理解できるレベル，表出は単語レベルの発話で，簡単なやり取りにも援助が必要であった．
- 認知機能・高次脳機能として，コース立方体組み合わせテストは40点（推定IQ70），レーブン色彩マトリックステストは14点（70歳代の年代平均；26.0±6.40点）．その他，ナースコールを押し忘れて一人で動き出す，歩行中に人とすれ違った際に振り返ってふらつくなど，記憶障害や注意障害を疑う行動がみられた．
- 歩行はフリーハンドにて軽介助レベル．右立脚期に軽度の右膝折れが生じてバランスを崩すことがあった．T杖歩行では膝折れはなく，介助を要さずに歩行可能であった．最大歩行速度（T杖使用）は0.71m/秒．

用語解説：レーブン色彩マトリックステスト（Raven's Colored Progressive Matrices Test：RCPM）

非言語性の知能を測定する検査の一つである．表示された図の欠落した模様に合ったものを，6つの選択肢の中から1つだけ選ぶ検査である．言語を介さずに答えられる検査であり，知的能力の中でも特に推理能力を測定することができる．年代ごとに平均値が示されている．

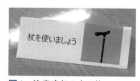

図1 注意喚起の立て札

介入

身体機能へのアプローチ

立ち上がり動作練習や歩行練習，階段昇降練習など，患者が理解しやすい基本的な動作を繰り返し行う中で下肢筋力を強化する．

言語理解低下に対するアプローチ

聴覚的理解力や読字力を改善するための課題を行う．具体的には，単語を聞いて適切な絵を選択する課題や，簡単な文字単語を読んで適切な絵を選択する課題などを行う．単語については，使用頻度が高く身近な内容を用いるとよい．課題の中に「杖」や「手すり」などを加えることで歩行補助具の必要性に対する認識を高めることも有用である．

環境へのアプローチ

杖を使うことを忘れないように工夫する．ベッドサイドでは，介助バーに紐でS字フックをつけて杖を引っ掛けられるようにする．その際に，介助バーを掴む

思考過程

アセスメント

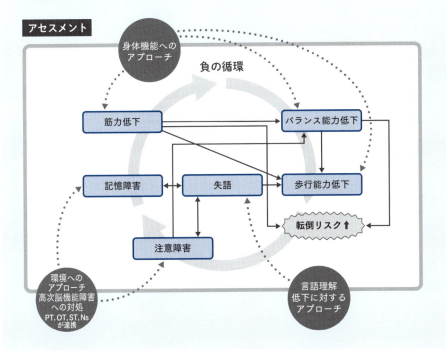

- 失語は直接的に転倒リスクに影響を及ぼさないが，転倒を予防するために必要な注意点（T杖を使用する）を理解できないことなどにより，間接的に転倒リスクの増大につながる．
- 失語の影響に加えて，注意障害によって指示が入りにくくなったり，記憶障害によって指示の内容を覚えることができなくなったりすることで，言語的な理解力はさらに低下する．

位置に杖の持ち手がくるようにS字フックの位置を調整する．デイルームで座っている時に，傍に杖を置くことができるようにするため，いつも座る椅子のフレームにラップの芯を取りつけて杖を収納できるようにする．また，デイルームのいつも座る席の前に，「杖を使いましょう」と書いた立て札を置く．また，読解力低下を補って視覚に訴えるために，写真を活用する（図1）．立て札のフォントにはサンセリフ体を用いる．

ワンポイントアドバイス

- 失語自体は転倒リスクを増大させる要因ではない[2,3]．しかし，回復期の失語患者は，失語以外の高次脳機能障害（注意障害や記憶障害など）を重複して有している場合が多い．失語患者に対して，Mini-Mental State Examination（MMSE）などの各種検査バッテリーを実施することは困難な場合が多いが，慎重に行動を観察することで高次脳機能障害や認知機能障害の程度を把握することが重要である．
- 認知機能低下を有する失語患者は，回復期においても言語的な理解力の改善が不十分となる場合が多いため，多少の危険があっても転倒に至らないだけの身体機能を獲得すること，生活環境を整備することも重要である．

［木村鷹介］

ワンポイントアドバイス

失語を有する患者には，複雑な動作や経験したことのない動作は行わず，立ち上がりや歩行など理解しやすい基本的な動作の中で筋力強化を図る．また，失語を有する患者には，非言語的コミュニケーション方法を活用することが重要である．そのため，セラピストの表情をわかりやすくすること，ジェスチャーを多く用いる．

エビデンス

失語を有する患者は，フォント（文字の形）の種類によって読みやすさが変化すると考えられており，セリフ体で示された文字よりも，サンセリフ体で示された文字の方が読みやすいと報告されている（図2）[1]．

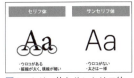

図2　セリフ体とサンセリフ体

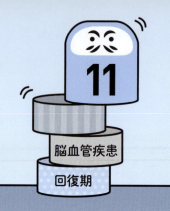

11 感覚障害を有する脳梗塞症例における転倒予防

脳血管疾患 / 回復期

> **要点整理**
> ⚠ 感覚障害を有する患者はバランス能力低下に加えて，足部が障害物にぶつかったことに気づかなかったりすることで，転倒リスクが増大する．
> ⚠ 感覚障害に対する直接的なアプローチだけでなく，その他の身体機能に対するアプローチや環境整備など，複合的な転倒予防対策を行うことが重要である．

episode 68歳男性．左視床の脳梗塞を発症．第28病日にA病院の回復期リハ病棟へ転入．転入時の評価では，軽度の右片麻痺と重度の感覚障害を呈しており，ADL全般に軽介助を要していた．転入後30日目（第58病日）にはT杖歩行が安定し，病棟内での看護師との付き添い歩行が開始された．しかし，病棟での生活場面では，側方へのふらつきや右の靴が脱げてしまうことがあるため，転倒リスクが高い状態であった．

📝 アセスメント

- ✓ Brunnstrom recovery stageは上肢Ⅵ・手指Ⅵ・下肢Ⅴ．
- ✓ 感覚は，上肢は表在・深部ともに軽度鈍麻，下肢は表在・深部とも重度鈍麻．
- ✓ 筋力はMMT（右/左）にて腸腰筋が4/5，中殿筋が3/4，大腿四頭筋が4/5，前脛骨筋が4/5．
- ✓ 筋緊張は，Modified Ashworth Scale（MAS）にて右腓腹筋が1＋，右内側ハムストリングスと右内転筋群が1であり，軽度の筋緊張亢進が認められた．
- ✓ バランス能力として，Berg Balance Scaleは45点．
- ✓ 認知機能・高次脳機能として，Mini-Mental State Examinationは28点，Trail Making Testはpart Aが190秒，part Bは258秒で，軽度の注意障害が疑われた．
- ✓ 移動能力として，歩行はT杖を使用して見守りレベル．右立脚期に側方へふらつきバランスを崩すことがあった．また，右遊脚期に右足部の内反が生じていた．病棟生活場面では，右足の踵が靴の中に十分納まっていない状態で歩き出して靴が脱げてしまうことがあった．最大歩行速度（T杖使用）は0.75m/秒であった．
- ✓ 日常生活活動能力として，Functional Independence Measureは108点．

🏃 介入

感覚障害へのアプローチ

下肢の知覚トレーニングを行うことで感覚機能の改善を図る．具体的には，足部をスポンジや傾斜台に乗せて，材質や硬度，形状，傾斜を識別する課題を行う．知覚トレーニングを行う際は，注意障害に配慮して治療スペースをパーテーションで区切るなど，外部刺激の量を調節する．また，不安定板上でのバランス制御課題や電気刺激療法を行うことで感覚機能の改善を図る．

身体機能へのアプローチ

下肢筋力の強化とバランスエクササイズを行う．具体的には，麻痺側を支持脚としたクロスステップや片脚立位練習など，荷重位でのエクササイズによって右股関節周囲筋の筋力および立位バランス能力の改善を図る．

右腓腹筋や内側ハムストリングスなどの筋緊張が亢進している筋に対しては，

用語解説：Modified Ashworth Scale（MAS）

MASは，脳卒中や脊髄損傷，多発性硬化症などの神経疾患を有する者の筋緊張を評価する検査である．検査者が対象者の四肢を他動的に動かした際の抵抗感と可動域によって，筋緊張を6段階で評価する．

11．脳血管疾患　回復期

思考過程

アセスメント

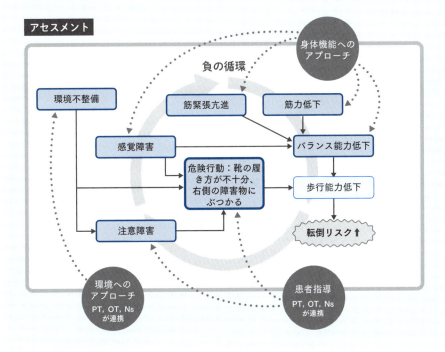

- 感覚障害は，筋緊張異常や筋力低下と互いに影響を及ぼしあってバランス能力を低下させ，転倒リスクを高める．
- 感覚障害は注意障害と相まって危険行動（右足の踵が靴の中に納まっていないまま歩き出すなど）につながり，転倒リスクを高める．
- 介入としては，感覚機能の改善だけではなく，筋力などのその他の身体機能に対するアプローチや環境整備を行うことで動作の安定性向上を図る．

ストレッチングや電気刺激療法を行う．

環境へのアプローチ

　履物を変更する．本症例は，ポリエステル素材の柔らかい履物を使用していた．本症例は歩行時に軽度の内反尖足を生じ，靴の中で足部が動いてしまうために，靴が脱げやすくなっていた．そこで，後足部の動きを制動して内反尖足を抑えるために，踵部分にカウンター（月形芯）が入っている靴を選択する．

　夜間でも靴の中に踵が十分に納まっているかを視認しやすいようにフットライトを設置する（図1）．

ワンポイントアドバイス

- 感覚障害の治療に関する十分なエビデンスはなく，有効な方法は確立されていない．そのため，感覚障害を有する患者に対する転倒予防では，筋力などその他の身体機能に対するアプローチや使用物品の変更，環境整備などを複合的に行うことが重要である．
- 感覚障害を有する患者の中でも全般的認知機能低下や注意障害を有する者は，靴の履き方が不十分なために転倒する例が特に多い．そのため，靴の変更に加えて，環境整備や患者指導を各職種が徹底して行うことで適切に靴を履けるように対処することが重要である．

［木村鷹介］

エビデンス

脳卒中後の感覚障害に対するリハ介入の有効性に関するシステマティックレビューでは，十分なエビデンスはないと結論づけられている[1]．しかし，少数ではあるが，識別課題などの知覚トレーニングは感覚機能の改善に有効であるとの報告[2]や，電気刺激療法は感覚機能や立位バランスの改善に有効である[3]との報告がある．

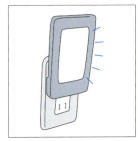

図1　フットライト

23

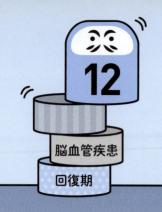

12 失行を有する脳梗塞症例における転倒予防

脳血管疾患 / 回復期

> **要点整理**
> ⚠ 失行の症状は環境により現れ方が変化するため，実際の生活環境（病室）や日常的に使用している物品を考慮して評価と介入を行う．
> ⚠ 失行に対する直接的なアプローチのみならず，身体機能へのアプローチや環境整備も含めた複合的な転倒予防対策を行う．

episode 76歳男性．左頭頂葉を中心とした脳梗塞を発症．第28病日にA病院の回復期リハ病棟へ転入．転入時の評価では，下肢筋力低下や全般的認知機能低下に加えて，観念運動失行と観念失行を呈しており，ADL全般に見守りあるいは軽介助を要していた．本症例に対して，まずは安全な移乗動作の獲得を目標として介入を開始した．

📝 アセスメント

- Brunnstrom recovery stageは右上肢Ⅵ・手指Ⅵ・下肢Ⅵ．感覚は，表在・深部とも正常．
- 筋力はMMT（右/左）にて腸腰筋が4/4，大殿筋が3/3，大腿四頭筋が3/4，前脛骨筋が4/4．握力（右/左）は13.6 kgf/17.2 kgf．
- バランス能力として，片脚立位保持は左右ともに困難，Berg Balance Scaleは21点．
- 認知機能・高次脳機能として，Mini-Mental State Examination (MMSE) は19点．標準高次動作性検査🏴では，上肢の物品使用や系列的動作，積木構成に誤りがあり，観念失行と観念運動失行，構成障害が認められた．言語機能については理解・表出ともに問題なかった．
- 動作能力として，移乗動作は軽介助レベル．立ち上がり時にふらつきがみられることと，車椅子のブレーキ・フットレスト操作ができないこと，車椅子をベッドから離れた位置に停車してしまうことにより介助を要していた．
- 移動能力として，車椅子の自走は両上肢を使用して自立，歩行はフリーハンドにて軽介助レベル．左右とも立脚期にふらつきがみられ，方向転換時に側方へバランスを崩すため介助を要していた．

🏃 介入

身体機能へのアプローチ

立ち上がり動作練習やセラピストによる介助歩行練習などの基本的な動作練習を行う中で下肢筋力を強化する🏴．

失行へのアプローチ

移乗動作の手順を言語化した貼り紙をベッドサイドに掲示する．具体的には，写真を示しながら動作を分解して言語化する．また，移乗動作の手順について声掛けを行う際は，張り紙に掲示した順序・内容に従って指示を与えるように各職種で統一する．

環境へのアプローチ

自動ブレーキシステムを搭載した車椅子を使用することで，ブレーキをかけ忘れたままで車椅子に乗り降りした場合でも転倒事故の防止や被害の軽減を図る．
車椅子を適切な位置で停車できるように，赤色のテープで床に印をつける🏴．

用語解説：標準高次動作性検査 Standard Performance Test of Apraxia (SPTA)

SPTAは失行の有無および程度を評価するための検査である．顔面動作，慣習的動作，手指構成模倣，上肢客体のない動作，上肢連続的動作，上肢・下肢物品を使う動作，系列動作，着衣動作，積木構成の12項目を各指示条件（口頭命令，模倣）で行わせる[1]．

24

12. 脳血管疾患　回復期

思考過程

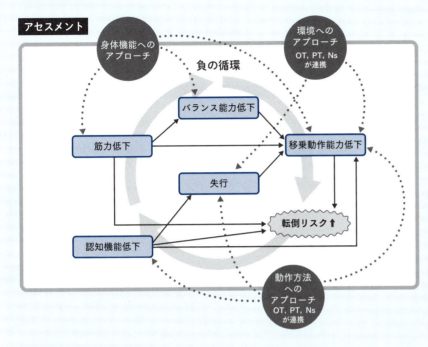

- 失行によって移乗動作の手順が入れ違ったり，一部の手順を忘れたりすることにより，転倒リスクが増大する．
- 全般的な認知機能低下は，動作手順の記憶の困難さなどの原因となるため，失行による移乗動作の手順の混乱を増悪させる．
- 失行の症状は，環境によって出方や程度が変化するため，環境整備は重要なアプローチである．
- 介入としては，筋力低下に対する運動療法に加えて，代償手段を活用した動作方法の指導や環境整備を複合的に行う．

ワンポイントアドバイス

- 失行を有する回復期脳卒中患者の多くは，失行以外の認知機能障害・高次脳機能障害を重複して有している．そのため，失行へのアプローチを試みても，記憶障害によって代償手段を獲得できない，注意障害によって掲示された貼り紙を見ることができない，といった例が多い．
- 失行を有する患者は車椅子操作が困難となる例が多い．自立歩行の獲得が可能と予測される例に対しては，車椅子に関連した動作練習に時間を割くよりも，身体機能の改善を目的としたアプローチを優先的に行って早期の自立歩行獲得を目指すのもよい．また，杖の操作が困難となる例も多いが，キャスターつきの杖では比較的失行の症状が出現しにくいため，補助具を選定する際に検討する（図1）．

[木村鷹介]

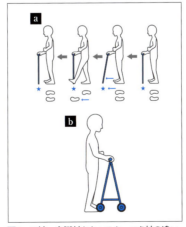

図1　T杖・多脚杖とキャスターつき杖の違い
a：T杖や多脚杖の場合，①杖を出す，②麻痺側の下肢を出す，③非麻痺側の杖を出すといった手順となり，先行症状が出現しやすい．
b：一方，キャスターつき杖の場合，杖を出す手順が省ける分，先行症状が出現しにくい．

ワンポイントアドバイス

失行を有する患者は，発症前に経験のないような新規の動作課題時には失行の症状が顕著に出現する．一方で，歩行動作など理解しやすい動作課題時には失行の症状が出現しにくい．そのため失行を有する患者には，基本的な動作課題の中で筋力強化を行う方が効率的に実施できる場合が多い．

ワンポイントアドバイス

失行の症状は環境によって現れ方が変化するため，病棟では可能な動作が自宅では不可能な場合がある．そのため，失行症状を軽減するために病棟で行っている環境整備（車椅子の停車位置を示すテープなど）を自宅に取り入れたり，自宅環境を想定した動作練習（例：手すりの位置が自宅環境と似ている場所でトイレ動作練習を実施する）が重要である．また，自宅への外泊・外出練習を行って自宅環境での失行症状の現れ方を確認すること，口頭指示の与え方を病院スタッフと家族とで統一することも重要である．

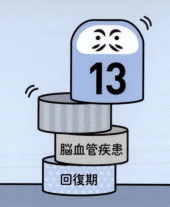

13 注意障害を有する脳梗塞症例における転倒予防

脳血管疾患 / 回復期

> **要点整理**
> ⚠ 運動麻痺と注意障害の双方に介入し，転倒予防につなげる．
> ⚠ 注意が逸れることで，急に転倒する危険性があることを理解する．

episode 48歳女性．○年×月に脳梗塞（右中大脳動脈領域）発症し総合病院へ緊急搬送された．保存的加療ののち，左片麻痺，高次脳機能障害（注意障害）が残存した．×＋1月に回復期リハ病院へ転院した．1ヵ月後，身体機能の向上を認め，病棟内での看護師との見守り歩行を導入した．しかし，その矢先にナースコールを押さずに一人で病棟内を歩いてしまい，同室者に声を掛けられて振り向いた際に転倒した．今回，安全に院内を歩行できることを目標に介入を行った．

アセスメント

- 身体機能として，Brunnstrom recovery stage は上肢Ⅲ・手指Ⅱ・下肢Ⅳ．感覚は表在・深部とも中等度鈍麻である．
- 動作能力として，歩行はT字杖と短下肢装具を使用し，病棟内自立レベル．
- 高次脳機能障害として，TMT-A：125秒，TMT-B：200秒，PASAT🚩（2秒，1秒）：8，不可 と注意障害（選択性，配分性）を認める．身体機能が低下していることは認識しているが，注意障害に関する理解は乏しく，性格の問題と捉えている様子がある．
- 家族構成は夫（会社員），娘（大学生）の3人暮らし，本症例が家事を一手に引き受けていた．性格は周囲をよく気遣うタイプである．できるだけ早くADL自立し自宅退院したいと考えている．
- stops walking when talking test（SWWT）🚩：陽性．会話しながらの歩行では，つま先の引っ掛かりが顕著となる．

 介入

運動麻痺に対して

下肢運動麻痺に対してトレーニングを行う．足関節背屈の随意運動は可能であるが，歩行中の足関節背屈は不十分である．また，会話しながらの歩行ではつま先の引っ掛かりが顕著となる．そのため，前脛骨筋など足関節を背屈させる筋群の反復課題トレーニングや足関節を背屈・外反させるように機能的電気刺激によるバイオフィードバックを用いながら下肢機能改善へのアプローチを行う🚩．

注意障害に対して

注意機能の改善には，dual-task トレーニングの有効性が報告されている．本症例は100から3ずつ引き算をするなど，計算や想起を必要とする認知課題を実施しながら歩行する際に注意が歩行から逸れることでつま先が引っ掛かることが多い．そのため，計算をしながら，または昨晩の食事メニューなどを想起しながら歩く，などの認知dual-task課題を中心に練習した🚩．

用語解説：Paced Auditory Serial Addition Task（PASAT）
注意機能の評価方法．2秒または1秒ごとに読み上げられる1桁の数を，前後で加算する．配分性注意を評価する．

用語解説：stops walking when talking test（SWWT）
歩行中に話しかけられると立ち止まってしまう場合に陽性と判断する．陽性と判断された場合，転倒する危険性が高い．

思考過程

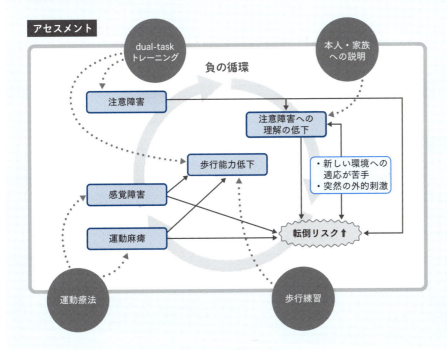

- 運動麻痺, 感覚障害は直接的または二次的に転倒リスクにつながる.
- 選択性注意障害は歩行時に不意によそ見をするなどの行動につながり, 転倒リスクを高める. また, 配分性注意障害は, 歩行時に歩行動作や, 周囲の環境などの複数要因に配慮することを困難にし, 転倒リスクを高める要因となる.
- 新しい環境への適応が苦手なこと, 突然の外的刺激により途端にバランスを崩して転倒につながるリスクがあることを本人, 家族に説明する必要がある.
- 介入として, 身体機能の向上を図るだけでなく, dual-taskトレーニングにより注意機能の改善を図る.

歩行能力の低下に対して

歩行練習中に会話を多く取り入れる. 本症例は, 同室者に声を掛けられて転倒した経緯があり, 注意が歩行から逸れることでつま先が引っ掛かるなどの転倒につながる危険性がある. 歩行練習中は記憶の想起を必要とするような会話を多く取り入れることで, 注意が歩行から逸れても転倒しないように練習する.

注意障害への理解の低下に対して

注意障害を有する患者は, 初めての場所など新しい環境への適応が苦手であり, 突然の外的刺激(声を掛けられるなど)によって, 途端にバランスを崩して転倒リスクが高まる. そのため本人への説明だけでなく, 見守り歩行などを行う場合の注意事項として家族への説明と理解も必要となる.

エビデンス

脳卒中後の運動麻痺に対する訓練プログラムの効果に関するシステマティックレビューにおいて, 下肢機能・歩行に関して反復課題トレーニング, バイオフィードバック, 電気刺激などが効果ありと報告されている[1].

エビデンス

dual-taskトレーニングが認知機能・歩行能力に及ぼす影響についての研究では, dual-task群の方がsingle-task群と比較して認知機能, 歩行能力が改善したと報告している[2].
また, dual-task訓練の内容によって歩行能力を比較した研究では, 認知dual-task訓練は認知dual-task時歩行能力を改善し, 運動dual-task訓練は運動dual-task時歩行能力を改善させた, との報告がある. 目的に沿ってdual-task訓練を選択する必要性がある[3].

 ワンポイントアドバイス

- 注意障害を有する患者は, 一見歩行自体は安定しているように見えても, 新しい環境や突然の外的刺激によって途端にバランスを崩して転倒するリスクがあるため, 見守り歩行などを行う際には注意が必要である.
- 高次脳機能障害は目に見えない障害であるため, 本人だけでなく, 家族や身近な人への説明と理解を広めることも重要である.

[小川秀幸]

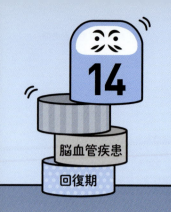

14 運動失調を有する小脳梗塞症例における転倒予防

脳血管疾患 / 回復期

要点整理
⚠ 転倒の主要因となる運動失調に対してバランス練習や歩行練習を実施し転倒予防に努める．
⚠ 自宅環境を整備して，転倒恐怖感による活動量低下を防ぐように対応する．

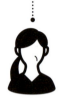

episode 45歳女性．X月Y日に小脳梗塞発症し，救急搬送された．Y＋30日，運動失調の軽減，日常生活活動自立を目的に回復期リハ病棟へ転棟となった．入院時の運動失調の評価はSARA にて15点（40点満点）であり中等度の運動失調を認めた．3ヵ月間のリハビリを実施し，回復期リハ病棟退院時にはピックアップ型歩行器使用にて病棟内歩行が自立となった．しかし，自宅内ではピックアップ型歩行器の使用が困難であり，安全な移動方法を検討する必要があった．

📝 アセスメント

- ✓ 筋力　　両下肢MMT：Grade4，握力 右20／左18kgf
- ✓ 運動失調　SARA：15点，指鼻指試験：陽性，踵脛試験：陽性，ロンベルク徴候：陰性
- ✓ 深部感覚　正常
- ✓ 認知機能　MMSE：28点（30点満点）
- ✓ バランス　BBS：32点（56点満点），片脚立位：両側不可
- ✓ 動作能力　屋内平地はピックアップ型歩行器にて自立しているが，歩行時に全身を過剰に固定させる傾向がみられ，転倒への恐怖感からベッド上で過ごすことが多い．
- ✓ 家屋環境　自室ベッドから手すりのある廊下まで2mほどの距離があり，つかまるものがほとんどない状態である．自宅内では段差が多く，歩行器の使用が困難である．

用語解説：SARA (scale for the assessment and rating of ataxia)

SARAは8つの評価項目（歩行，立位，座位，言語障害，指追い試験，鼻指試験，手の回内回外運動，踵すね試験）から構成される，簡便に評価が可能な小脳性運動失調の評価方法である[1]．

用語解説：ロンベルク徴候

閉眼で直立した時に，体に揺れが認められる場合に陽性となる．ロンベルク徴候（Romberg's sign）とは，閉脚立位時に開眼から閉眼することによって，開眼時よりも身体の動揺が大きくなり最後には転倒に至る現象を指す[2]．

介入

運動失調に対して

運動失調改善のために運動療法を行う．手首や足首に重錘を巻いて運動することや，下肢や体幹部に緊迫帯を用いて圧迫を加えながら動作練習を実施する[3, 4]．また，四つ這い位や膝立ち位にて股関節周囲や体幹筋の同時収縮を促す静的なバランス練習から，バランスボール上での座位保持や足踏み練習など段階的に動的なバランス練習へとステップアップしていく．

バランス能力低下・歩行能力低下に対して

体重免荷式トレッドミルトレーニングを実施する．歩行時に全身を過剰に固定させるため，体重を免荷することでその低減を図る．また，ハーネス式の免荷装置を使用することにより転倒への恐怖感を低減した環境で立位・歩行練習が可能となる．

活動量低下に対して

運動失調によるふらつきによって立位・歩行時の不安感や転倒恐怖感を有していた．そのため，ベッド上で過ごす時間が長く，日中の活動量が低下していた．

14. 脳血管疾患 回復期

思考過程

アセスメント

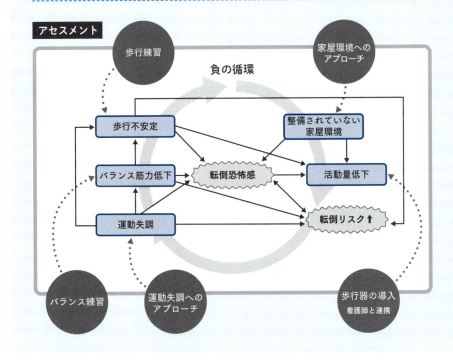

- 運動失調はバランス能力低下や歩行の不安定性を増加させ、転倒恐怖感を高めるとともに、転倒リスクを高める.
- 転倒恐怖感により、ベッド上で過ごすことが多く活動量が低下している.
- 転倒リスクを抑え、安全かつ安心して移動できる家屋環境の整備が必要である.
- 介入としては、運動失調の改善、バランス能力向上、歩行能力の向上を目標にアプローチすることに加え転倒恐怖感を低減させ、活動量を確保できる家屋環境を設定することも重要となる.

安全に歩行練習の頻度を増加させるために、看護師と連携してピックアップ型歩行器を導入し病棟内歩行練習を実施する.

家屋環境に対して

自室からの移動には廊下に出ることが必須であるが、ベッド周囲には手すりの設置が困難であった. そのため、家具の配置変更やベストポジションバーの設置(図1)を検討する必要がある. 自宅内は歩行器の使用が困難なため、伝い歩きでの横方向の移動を中心に練習する.

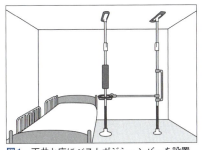

図1 天井と床にベストポジションバーを設置

ワンポイントアドバイス

- 運動失調を軽減し、立位バランスや歩行能力の向上を図ることで転倒リスクの低減を目指す必要がある.
- 手すりやベストポジションバー、歩行器など福祉用具を使用することで転倒リスクを低減させ、活動範囲を拡大することが重要である.

[小川秀幸]

エビデンス

Morgan[3]の報告では、480〜720gの重錘負荷により上肢の運動失調が軽減したこと、Hewerら[4]は重錘負荷と下肢緊迫帯での圧迫により歩行能力が改善したことを報告した. これら2つの報告により、運動失調に対するリハビリには重錘と緊迫帯による圧迫が広く用いられている.

ワンポイントアドバイス

運動失調では抑えられない身体の動揺を背景に常に不安感や危機感と隣り合わせである. さらに、重力に対応するために過剰代償により全身を固めて歩行することが多い. そのため、わずかにバランスを崩すだけで容易に転倒に至る危険性が高い.

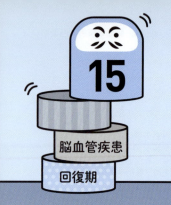

15 同名半盲を有する脳梗塞症例における転倒予防

脳血管疾患 回復期

要点整理
⚠ 同名半盲は，半盲側の障害物への衝突などが生じることから，転倒リスク因子である．
⚠ 転倒予防のため，同名半盲側の気づきや，代償的な動作を得られるよう介入する．

episode 73歳男性．妻と二人暮らし．左後大脳動脈領域における心原性脳梗塞に対し，保存的治療を施行後，第25病日に当院回復期リハ病棟へ転入．転入時の評価では，軽度の右片麻痺と右同名半盲🚩，病識低下を認め，基本動作全般に見守りを要していた．転入後29日目（第54病日）には，フリーハンド歩行見守りで病棟歩行可能となったが，行動制限を遵守できないことが増加した．行動制限に対するストレスは強く，転倒リスク高い状況から，転倒予防に対するアセスメント，介入を行った．

📝 アセスメント

- 病識として，転入時は「リハビリをする必要性がわからない」と訴えていたが，現在は「右が見えないからなんとなく怖い感じもする」と内省の変化がある．
- 身体機能として，運動麻痺の程度を表すBrunnstrom recovery stageは，上肢Ⅴ，手指Ⅴ，下肢Ⅵ．感覚は表在・深部ともに軽度鈍麻．
- 筋力として，握力（右/左）は33/37 kgf．
- 移動能力として，歩行はフリーハンド見守りレベル．廊下や屋外歩行時は右折時に誘導を要す．最大連続歩行距離300 m．10 m歩行速度は，最大歩行1.03 m/sec（21歩）．
- バランスとして，片脚立位両脚4秒程度，Berg balance scale 38/56点．
- 視野として，右同名半盲を認める．眼球運動は問題なし．
- 高次脳機能障害として，認知機能低下（コース立方体組み合わせテスト38/131点，IQ69），および知的機能低下（レーブン色彩マトリックス検査19点）を認める．半側空間無視はなし．
- トイレやデイルームまでの歩行は，ナースコールを押し看護師見守り歩行を依頼しているが，遵守できないことから，センサーマットにて対応を行っている．

 介入

歩行能力低下に対して

日常生活に関連した応用歩行練習を行う．障害物を避けるスラローム歩行や自室からトイレなどへの歩行練習を実施する．右折に成功した場合や周りを見渡すなどの適切な代償動作を認めた場合は，正のフィードバックを行う．誤った行動の場合は，その問題に対してその場でフィードバックを行う🚩．

病識低下に対して

リハビリや生活場面において気づきを促す．右同名半盲や運動麻痺について，評価や運動を通して左右の違いを知る機会を作る．次に，実際の洗面動作などで，蛇口や流しのバーが見つからないなどの実感をさせる．これらを繰り返し，予測的に問題を回避できるまで介入する．

用語解説：同名半盲

同名半盲とは，大脳の視覚伝導路が一側性に損傷されることで，右眼も左眼も視野の正中を通る垂直線から右側か左側のうちの同側（同名の領域）の半視野が見えなくなる視野異常のことである．右同名半盲の場合は，左右眼ともに右側の視野が欠損する．

思考過程

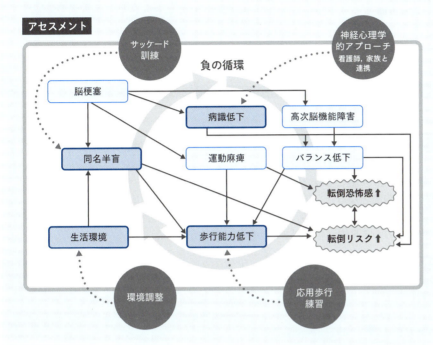

- 右同名半盲は，右側の障害物や歩行者などを見落とすことから，衝突および転倒のリスクが高い．
- 運動麻痺やバランス低下を伴う病識低下は，安全管理が不十分であることから，転倒リスクである．
- 右同名半盲や病識低下，歩行能力低下に対し，生活環境を考慮したアプローチが重要である．
- 生活環境に対し，気づきを促す環境調整が必要である．

同名半盲に対して

サッケード訓練(図1)を行う．右半盲側への大まかな探索訓練や右半盲側への大きな眼球運動，読みの改善を促すための細かな眼球運動を行い，視野欠損の代償を行う．

生活環境に対して

気づきを促す環境調整を行う．黄色などのビニルテープを用いて，椅子の肘掛けや自室扉の枠を強調するような注意喚起物を作る．さらに，その注意喚起物に対し，どのような問題が生じるか想起させ，理解を確認することも重要である．

 ## ワンポイントアドバイス

- 同名半盲の予後は，残存領域に影響されるが，リハビリの有効性は，病因や病変の持続時間に影響されないとする報告があり，視野の改善を試みる必要がある．
- 同名半盲による心理的ストレスは強く，それにより行動制限を遵守できず，転倒に繋がることも多いため，ポジティブな行動支援など自尊心や自己効力感を感じられるような心理的配慮が必要である．

[市川雄大]

エビデンス

Grassoらは，視野欠損を有する患者において，視聴覚の多感覚刺激が，視野欠損部の補償，視覚探索能力などを改善すると示唆している[1]．また，豊かな環境下でのリハビリは，脳卒中の機能回復を促進する[2]．さらに，褒めることで報酬系を働かせ，効率的な運動学習を促す[3]．

図1 サッケード訓練例
左端と右端の文字だけを声を出して読むことにより，行がえ時眼球運動のトレーニングを行う．

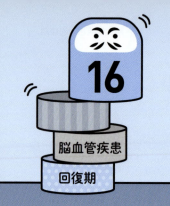

16 内反尖足を呈する脳梗塞症例における転倒予防 —夜間頻尿への対応を中心に—

脳血管疾患 / 回復期

> **要点整理**
> ⚠ 内反尖足による立位バランス能力の低下，振り出しでのつま先引っ掛かりによる転倒を予防する介入を行う．
> ⚠ 理学療法士と義肢装具士，作業療法士，看護師が連携することで，装具の部品や着脱方法を検討する．

episode 60歳男性．X月Y日に左中大脳動脈穿通枝のラクナ梗塞を発症し，右片麻痺を呈した．Y＋21日，回復期リハ病棟へ転棟となる．3ヵ月間のリハビリを実施し，足関節背屈の随意運動が可能となり，T字杖とジョイント付きプラスチック短下肢装具を使用して屋内歩行自立となった．夜間の排尿が2回あり装具の着脱に時間を要するため，装具なしでの歩行を希望している．夜間は特に内反尖足による立位バランス能力の低下や振り出しでのつま先引っ掛かりを認め転倒リスクが高い．

📝 アセスメント

- 身体機能として，運動麻痺の程度を表すBrunnstrom recovery stageは上肢Ⅲ・手指Ⅲ・下肢Ⅳ（足関節を随意的に背屈させることが可能）．感覚は表在・深部とも中等度鈍麻である．
- 動作能力はT字杖とジョイント付きプラスチック短下肢装具を使用して屋内歩行自立．
- バランス能力はBBSで43点（56点満点）である．
- 装具なしでは歩き始めや方向転換時に内反尖足によりバランス不良を認める．
- 過活動膀胱のため夜間の排尿が2～3回あり，看護師の一部介助が必要である．
- 病前の利き手は右手で，現在は左手での食事や歯磨き，更衣などの日常生活動作を練習中である．

🏃 介入

内反尖足，バランス能力低下に対して

内反尖足改善を目的に運動療法を行う．前脛骨筋など足関節背屈筋群の反復課題トレーニングや，足関節を背屈・外反させるように機能的電気刺激によるバイオフィードバックを用いながら，内反尖足改善へのアプローチを行う．また，立位バランスの不安定や右下肢振り出し時のつま先引っ掛かりによる転倒リスク軽減を目的に短下肢装具の使用を検討する[2,3]．

装具の着脱に対して

本症例は利き手である右手が麻痺しているため，左手での装具着脱が必要である．作業療法士と連携し左手での装具着脱方法の練習に加えて，義肢装具士と連携して左手でも着脱しやすいように装具のベルトを固定する器具をクイックリング（図1，2）に変更した．また，装具着脱方法とベルトの金具変更について作業療法士や看護師に情報提供し，着脱練習を実際のベッド環境で反復する．夜間の装具着脱と歩行を看護師の見守りから開始して，自立に向けて支援する．

夜間頻尿に対して

脳卒中患者の夜間頻尿は多く，尿意を感じてから覚醒して活動開始までの時

用語解説：BBS（Berg Balance Scale）
BBSは，座位や立位姿勢の保持，立ち上がり動作など日常生活と関連のある14項目から構成されているバランス能力の評価法である．14項目をそれぞれ0～4点で評価し，最大で56点となり，点数が高いほどバランス能力が高いことを示す．計測に必要な物は，椅子やメジャー，ストップウォッチなどの身近な道具ばかりであるため，臨床的によく使用される検査である[1]．

16．脳血管疾患　回復期

思考過程

アセスメント

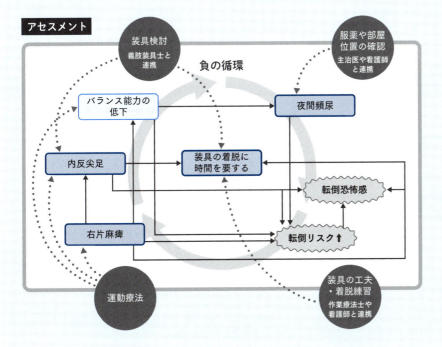

- 右片麻痺は内反尖足やバランス能力低下の原因となり，直接的に転倒恐怖感を高めるとともに，転倒リスクを高める．
- 左手での操作となるため装具着脱など日常生活動作に時間を要する原因となっている．
- 夜間は特に覚醒してすぐに動き出すことが必要であり，装具着脱にさらに時間を要し，尿意が逼迫することも多く転倒リスクにつながる．
- 装具なしでの歩行を希望しているが内反尖足による転倒リスクとなる．
- 介入としては，運動療法だけでなく，作業療法士や看護師と連携して利き手交換による装具着脱方法の検討や義肢装具士と連携して左手でも着脱しやすい装具の検討・工夫を行うことも必要である．
- 夜間の頻尿に対しては，主治医や看護師との連携も重要である．

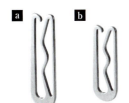

図1　クイックリング（株式会社ホワシ製：http://www.howashi.jp)
a：M5800-50．クイックリング（50mm）
b：M5800-40．クイックリング（40mm）

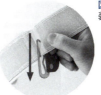

図2　ベルト装着方法

間が短い．本症例のように利き手交換が必要な場合には装具着脱にさらに時間を要し，尿意が逼迫することも多い．夜間覚醒時の尿意逼迫は，急いで動作することから，転倒するリスクがより高くなる．そのため本人が希望している装具なしでの歩行の可否は慎重に判断する．また，医師と連携して服薬の調整や，看護師と連携して睡眠前に排泄を済ませること，飲水量の調整，トイレに近い部屋に移動することも検討する．

ワンポイントアドバイス

- 内反尖足による転倒リスクを低減させるため装具の必要性を説明し，義肢装具士と連携して着脱しやすい工夫を検討することが重要である．
- 作業療法士や看護師との情報共有を図り，実際のベッド環境での練習を繰り返すことで夜間の排泄動作自立へ向けて支援することが大切である．

[小川秀幸]

エビデンス

脳卒中ガイドラインでは，下肢麻痺筋に対する機能的電気刺激は歩行能力の向上や，筋再教育に有効であり，通常のリハビリに加えて行うことが勧められる（グレードB)[2]とされている．また，脳卒中後の歩行生体力学に対する足関節装具の効果に関するレビューでは，足関節装具の使用により，歩行能力の改善およびエネルギーコストを改善することができる[3]との報告がある．

33

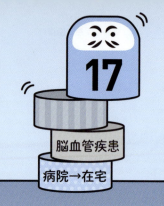

17 段差でつまずきやすい脳卒中患者における転倒予防—在宅復帰に向けて—

要点整理
⚠ 転倒の主要因となる運動麻痺や筋力低下が，退院後の在宅での生活にどのような影響を与えるかを想定し評価を行う．
⚠ 自宅構造や自宅周囲の環境を考慮した上で，転倒に対する介入や家族指導を行う．

episode 72歳男性．○年×月に右中大脳動脈領域の脳梗塞を発症し，左片麻痺を呈した．×＋1ヵ月後に回復期リハ病院に転院し，リハビリを開始．症例のHOPEは，「家の中を自由に歩きたい」であった．2ヵ月間リハビリを実施し，現在T字杖と短下肢装具を使用し院内の歩行が自立している．在宅復帰の目処が立ち，症例とともに自宅へ訪問することとなった．妻（70歳）からの情報として，家の中には数箇所段差があり，安全に移動できることが必要とのことであったため，リハビリ中に評価を実施した．退院後は日中高齢の妻と二人になることが多いため，過度な介助がなく移動できることが必要である．

📝 アセスメント

✓ 麻痺側である左下肢の運動機能は，Stroke Impairment Assessment Setで下肢近位（股）が4点，下肢近位（膝）が4点，下肢遠位が3点と特に足部の運動麻痺が認められた．
✓ 筋力として，Manual Muscle Testingで体幹の筋である腹直筋，内・外腹斜筋が段階3（Fair），非麻痺側の腸腰筋，中殿筋，小殿筋，大腿四頭筋が段階4（Good）と軽度の筋力低下が認められた．
✓ 感覚機能として，Stroke Impairment Assessment Setで上肢・下肢触覚ともに2点の軽度鈍麻，上肢・下肢位置覚は3点の正常と，著明な低下はなかった．
✓ バランス機能として，Berg Balance Scaleで40/56点であった．
✓ 移動能力としては，T字杖と金属支柱付き短下肢装具を使用し，平地であれば安定し歩行が可能．しかし，段差や障害物をまたぐ際に麻痺側下肢のつまずきがみられ介助が必要であった．小型の装具や装具なしの場合では，つまずきの回数が著明に増えた．
✓ 認知機能低下はなく，注意障害や半側空間無視も認められなかった．
✓ 家屋構造として，2階建てであるものの元々の生活スペースが1階であり，階段の利用はほとんどない．屋内には多くの敷居があり，この敷居の段差（3cm）を安全にまたぐ必要がある．

用語解説：Stroke Impairment Assessment Set (SIAS)

SIASは，脳卒中で障害される頻度が高い機能を総合的に評価する評価指標である．運動麻痺は，上下肢それぞれの主要箇所を，非麻痺側と変わらず課題が可能である5点から，全く動きがみられない0点の6段階で評価される．感覚機能は，上下肢の触覚および位置覚を，非麻痺側と変わらない場合の3点から，感覚がわからない場合の0点の4段階で評価される[1,2]．

介入

運動麻痺に対して

下肢運動麻痺に対して電気刺激を実施する．具体的な方法として，つまずく原因にあげられる足関節背屈（前脛骨筋）に対し，総腓骨神経の電気刺激と足関節背屈の随意収縮を同時に行うトレーニングを行う．

筋力低下，バランス機能低下に対して

抗重力筋の強化を目的としたレジスタンストレーニングを実施する．その他に目的とする課題に類似したトレーニングを行うことで，筋力やバランス機能の向上を図る．例えば，ステップ台を利用した，前向きのステップ台昇降，横向きのステップ台昇降などがプログラムとしてあげられる（各10回3セット）．

思考過程

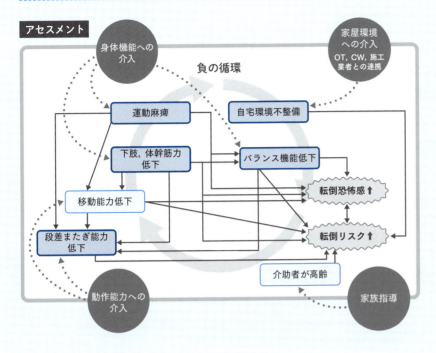

- 運動麻痺や筋力低下は，移動能力および段差またぎ能力の低下に影響を与え，転倒恐怖感や転倒リスクを高める要因となる．
- 運動麻痺や下肢筋力および体幹筋力低下によりバランス機能の低下が生じ，転倒リスクを高める．
- 敷居をまたぐ必要のある自宅環境となっており，転倒のリスクを高める要因となっている．
- 退院後，日中は妻と生活することが想定されるが，高齢であることもあり十分な介助がむずかしい点も転倒リスクに関連する．
- 介入としては，身体機能への介入に加え，動作能力の向上を目指す．また，作業療法士やケースワーカー，施工業者などの多職種との連携を図り家屋環境を整え，その上で妻や家族に対して介助方法の指導など行う．

段差またぎ能力低下に対して

歩行中にまたぎ動作が安全に行えるように動作の習熟を図る．動作の再学習を目標に，介入当初は麻痺側下肢のステップ練習から，障害物をまたぐのみ，歩行しながら障害物をまたぐなど，課題の難易度を検討する．また，症例の体調などによっては介助が必要な場合も想定されるため，家族を交えた練習が行えるように計画する．

自宅環境不整備に対して

居室の敷居のようなわずかな段差は気がつきにくいため自宅訪問時に動作を評価し，必要に応じてすりつけ板の設置を検討する（図1）．すりつけ板へのつまずきを考慮し，すりつけ板の端部にもスロープを作るのが良い．その他，カーペットや床面に置いている物なども片づけるように指導する．

ワンポイントアドバイス

- 運動麻痺や筋力低下，バランス機能低下について，必要となる動作を考慮したうえで難易度を随時調整しながら動作の獲得を目指していくことが重要である．
- 退院に向け，家屋改修だけでなく，家族指導を行うことも大切である．
- 退院後も身体機能や動作能力を維持，向上できるよう，介護保険分野のスタッフにも情報提供を行い，切れ目のない支援を行うことも重要である．

［佐藤惇史］

エビデンス

Khaslavskaiaらは電気刺激単独，随意運動単独よりも電気刺激に随意運動を加えた場合の方が，前脛骨筋の運動誘発電位の振幅が増大し，効果の持続時間も延長したことを報告している[3]．

エビデンス

脳卒中患者に対するレジスタンストレーニングのシステマティックレビューにおいて，レジスタンストレーニングは痙性の増大なしに筋力を増強することが明らかにされている[4]．その他に，下肢荷重負荷筋力強化トレーニングを行うことで，下肢筋力や立位バランスの改善が得られている[5,6]．

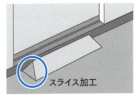

図1 すりつけ板の設置の検討

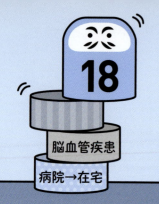

18 トイレでの立ち上がりが困難な脳卒中患者における転倒予防

脳血管疾患
病院→在宅

要点整理
⚠ 転倒の主要因となる運動麻痺や筋力低下の評価だけでなく，夜間の状況などを総合的に評価して，退院後の生活を検討する．
⚠ トイレ内の環境を考慮したうえで，動作安定のための介入や家族指導を行う．

episode 83歳男性．娘家族と四人暮らし．〇年×月に左中大脳動脈領域の脳梗塞を発症し，右片麻痺を呈した．×＋1ヵ月後に回復期リハ病院に転院し，リハビリを開始．2ヵ月間リハビリを実施し，現在歩行動作（T字杖，短下肢装具使用）に軽介助が必要であるものの，食事や着替えなど身の回りの動作はベッドサイドにて自立して行えている．なお，入院中にベッドサイドに設置したポータブルトイレに移乗し，下衣を下ろしている際にバランスを崩し転倒した経緯がある．同居家族は退院に向け，トイレを安全に行って欲しいと希望しており，評価および介入を行い，さらに家族への指導も実施する予定である．

📝 アセスメント

- 右上下肢は，Brunnstrom recovery stageで上肢Ⅳ，手指Ⅱ，下肢Ⅲと運動麻痺を認めた．
- 筋力として，Manual Muscle Testingで腹直筋，内・外腹斜筋，左側の腸腰筋，大腿四頭筋が段階3（Fair）と筋力低下を認めた．
- 感覚機能は，触覚，位置覚ともに中等度鈍麻であった．
- 立ち上がり動作に関して，45cm程度の座面であれば両上肢の支持により立ち上がりが可能であった．しかし，それよりも低くなった場合に立ち上がりに努力を要した．立位バランスに関しては，立位保持は安定しているものの，体幹の回旋など重心移動が伴うと，バランスを崩しやすかった．
- 移乗動作は，上肢の支持により安定し行えていた．一方，トイレ動作は，下衣の操作など上肢の支持がなく重心移動が生じた際に介助が必要であった．
- 認知機能，精神機能の異常はないものの，軽度の運動性失語が認められた．
- 病院生活の中で，夜間は睡眠導入剤を服薬しており，立ち上がり時や移乗時，下衣の上げ下ろし時などにふらつきがみられた．
- 自宅のトイレは和式トイレであり，トイレ内に手すりは設置されていない．居室からトイレまでの動線上に段差があり，廊下幅も狭いため，介助歩行もしくは車椅子での移動が難しい．

 介入

身体機能低下に対して
　下肢運動麻痺に対して，課題反復トレーニングや大腿四頭筋，前脛骨筋などに対して電気刺激を実施する．また，ペダリング運動も有効である．感覚入力を目的に両下肢に十分に荷重させ，トレーニングを行うことも大切である．抗重力筋の強化にはレジスタンストレーニングを実施する．その他に起立やトイレ動作に類似したトレーニングを行いながら，筋力の向上を図る．

起立能力，立位保持能力に対して
　さまざまな高さの座面からの起立や下衣操作や清拭が行えるだけの立位バランスがとれるよう動作の習熟を図る．症例の能力を評価しながら課題の難易度を調

エビデンス
脳卒中治療ガイドラインにおいて，下肢機能やADLに関して，課題を繰り返す課題反復訓練が勧められている[1]．課題を反復して練習するにあたり，単に動作を反復すれば良いのではなく症例にとって容易過ぎない課題を設定することが重要であり[2]，そのためにも症例の能力の変化を捉えることが求められる．

36

思考過程

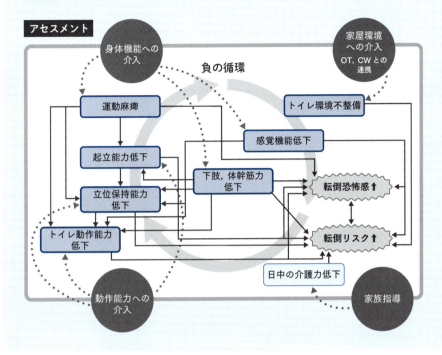

- 運動麻痺や筋力低下，感覚機能低下は，起立動作およびトイレ動作能力の低下に影響を与え，転倒恐怖感や転倒リスクを高める．
- 自宅のトイレ環境が整備されておらず，転倒リスクを高める要因となる．
- 退院後，日中の介護力が低下する点も転倒リスクに関連する．
- 介入としては，身体機能への介入（運動麻痺，筋力，感覚機能の改善）に加え，動作能力（起立，立位動作，トイレ動作）の向上を目指す．また，作業療法士やケースワーカーなどの多職種との連携を図りトイレ環境を整え，その上で同居家族に対して介助方法の指導など行う．

整し，プログラムを設定する．また，退院後も運動が継続できるよう家族に対してもプログラムを指導する．

トイレ動作能力に対して

夜間の状況や体調などを考慮し，立位で手すりに寄りかかった姿勢や座位での下衣の操作方法などの指導も併せて行う．その他，膀胱充満時からの排尿は自律神経反射による失神に繋がるリスクがある．症例は軽度の運動性失語があることからも，定期的にトイレ誘導の声かけをするなど家族に対しても指導する．

トイレ環境不整備に対して

同居家族の介護状況や夜間の状況などを想定し，ポータブルトイレの設置や尿器の使用を検討する．立ち上がりが困難な場合にはトイレへの縦手すりの設置や，ベッドサイドへの突っ張り棒などの手すりの設置を提案する．

ワンポイントアドバイス

- 筋力トレーニングを行う際，抵抗屈曲伸展運動などのレジスタンストレーニングのみではなく，目的とする動作で筋力が発揮できるよう，獲得を目指す動作に類似した課題を行うことも重要である．
- 家屋改修に加え，本人や家族への指導を行い転倒リスクの軽減を目指す．

[佐藤惇史]

エビデンス

患者のトイレ動作の評価や利用状況の情報を収集し，理学療法士や作業療法士が連携してトイレ動作の方法を検討し，指導する．動作をスムーズに行えず排泄を我慢することは，膀胱充満に伴う血圧上昇につながり，その状態から排尿することは血圧低下につながり，排尿失神のリスクとなる[3)]ため注意が必要である．

エビデンス

同居家族の生活状況もあるため，退院前の自宅訪問時に本人および同居家族，作業療法士，ケースワーカーとともに検討することが重要である．病棟での夜間のトイレ状況を把握することは，自宅退院後の環境調整を検討する上でも必要である．睡眠導入剤などの使用も夜間時の転倒に繋がる可能性もあるため，事前に服薬状況も把握しておく．

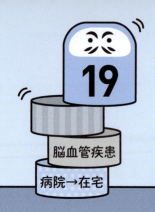

19 基本動作能力が低下した脳卒中患者における転倒予防

要点整理
⚠ 基本動作能力の低下や高次脳機能障害が，自宅での生活にどのような影響を与えるか十分に検討し評価，介入を実施する．
⚠ 介助量軽減を目指しながら，転倒リスクを軽減する介入，家族指導を実施する．

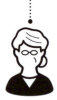

episode 75歳女性．夫，長女夫婦と同居中．日中は夫と二人暮らし．右中大脳動脈領域の脳梗塞を発症し，左片麻痺を呈した．バランステストの結果，Berg Balance Scale は15点で，ADLに介助が必要である．家族のHOPEは，「寝たきりにならないように，茶の間にいて欲しい」であった．現在の身体機能や退院後の環境から歩行での移動は転倒のリスクが高く，自宅内は車椅子での移動が想定された．家族からの情報として，家の中には段差がなく，車椅子での移動も可能とのこと．退院後は日中夫（80歳）と二人であるため，過度な介助なく安全に車椅子に移乗することが必要である．

📝 アセスメント

✓ 左上下肢は，Brunnstrom recovery stage で上肢Ⅱ，手指Ⅱ，下肢Ⅲと運動麻痺を認めた．
✓ 体幹および右側下肢筋力は，Manual Muscle Testing で腹直筋，内・外腹斜筋，腸腰筋，中殿筋，小殿筋，大殿筋および膝屈筋群，大腿四頭筋が段階3（Fair）と筋力低下を認めた．
✓ 感覚機能は，触覚，位置覚ともに軽度鈍麻であった．
✓ 高次脳障害は，半側空間無視が疑われた．その他，注意機能の低下が認められた．
✓ 基本動作は，起き上がり，座位保持に軽介助，立ち上がりに中等度介助が必要であった．移乗動作は，1人介助で可能であるが，症例を座面から引き上げ，回す介助が必要であった．
✓ 移動は，車椅子自走が短距離であれば可能であるが，曲がる際などに介助が必要であった．
✓ 認知機能は，改訂長谷川式簡易知能評価スケールが21点と認知症は疑われなかった．
✓ 日中は，夫と2人になる．夫は介護に協力的だが，高齢であるため介護負担の軽減が求められる．
✓ 家屋構造として，2階建てであるものの生活スペースが1階である．これまでは主に居室と寝室を使用しており，廊下は幅100cmと十分な広さがある．寝室では布団を使用し寝ていた．

介入

身体機能に対して
身体機能回復に向け，積極的なリハビリを計画する．そのためにもまずは体調や意欲などを考慮しながら離床を進める．症例の意欲向上のために，適切な評価から具体的な目標を設定，共有し，課題に対して成功体験を与えることも重要である．例えば，レジスタンストレーニングを実施する場合，低負荷から始め，目標回数を実施前に共有した上で実施する，などが挙げられる．

移乗動作能力低下に対して
現在の身体機能から移乗動作が自立することは難しいことが予測され，可能な限り介助量の軽減を目標に計画する．そのためにも基本動作を対象に難易度調節をしながらトレーニングする．例えば，立ち上がりでは座面の高さを高くした状態から行うことで難易度を容易にすることができる．移乗動作に関しては，介助

用語解説：Berg Balance Scale（BBS）

BBSは，バランス機能を総合的に評価することができる．評価項目は14項目で構成され，それぞれ0点から4点の5段階で評価される[1]．バランス機能は移乗動作と関連し，BBS合計点が監視レベルには30点以上が必要と報告されている[2]．

思考過程

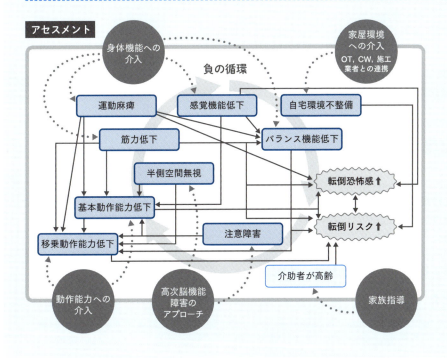

- 運動麻痺や感覚機能低下などの身体機能低下は、基本動作能力、移乗動作能力の低下に影響を与え、転倒恐怖感、転倒リスクを高める要因となる。
- 高次脳機能障害は動作能力の低下につながり、転倒リスクを高める。
- 自宅では布団で寝ており、退院後の機能で床上動作を行うことは転倒のリスクにつながる可能性が高い。
- 退院後、日中は高齢である夫と二人で生活することになるため、介護力が不十分となる点も転倒リスクに影響する。
- 介入としては、身体機能への介入に加え、高次脳機能障害への介入を行い、動作能力の向上を目指す。また、作業療法士やケースワーカー、施工業者などの多職種との連携を図り家屋環境を整え、その上で夫や家族に対して介助方法の指導など行う。

下で立位保持、立位でのステップ練習から開始し、その後左右両方向への回転などを段階的に練習し、動作方法の習熟を図る。家族にも症例の能力を把握してもらい、指導を行うことも重要である。

高次脳機能障害に対して

注意を左側へ促す方法として、視覚的探査や無視空間への手がかりの提示などが挙げられるが、十分な根拠は明らかでない。半側空間無視や注意機能低下などの高次脳機能障害が日常生活にどのような影響を与えるか想定しながら、症例や家族が状況を理解できるよう指導や環境調整なども重要である。

自宅環境不整備に対して

退院後はベッドでの睡眠を推奨し、介護ベッドや介助バーなどの利用を検討する。その他、リハビリで練習した環境に近づけるような環境設定を提案する。

 ワンポイントアドバイス

- 入院中の身体機能や高次脳機能から退院時の生活を予測し、練習や家族指導を行うことが重要である。
- 退院後の基本動作能力や活動量が低下しないよう、訪問リハなどの利用も検討し、切れ目のない支援を行うことも重要である。

[佐藤惇史]

エビデンス

脳卒中治療ガイドラインにおいて、機能低下や能力低下の回復を促進するために早期から、積極的なリハビリを行うことが強く勧められている[3]。高齢脳卒中患者であっても、例えばレジスタンストレーニングを行うことは、筋力やバランス機能の向上につながることが報告されている[4,5]。
脳卒中患者の意欲は、退院時のアウトカムに関連する[6]ことからも、意欲が低下しないよう考慮することも重要である。

エビデンス

運動習熟に向け課題を設定する際、課題の難易度が高すぎると失敗経験が重なり、学習性無気力に繋がりうるため、課題の難易度設定は重要である。また症例が達成感を感じ、かつ効率的なリハビリを行っていくためにも、症例にとって意味・目的を持った課題が随意的に繰り返されることが重要である[7]。

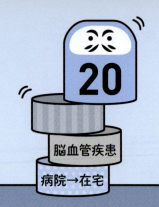

20 自宅退院に際して浴槽の出入りを検討した脳梗塞片麻痺症例

脳血管疾患
病院→在宅

要点整理
⚠ 転倒リスクの要因になる身体機能や動作能力に対して，ホームエクササイズの指導や家族への動作方法の指導などを行いながら介入を実施する．

⚠ 身体機能や動作能力への介入に加えて，浴室環境の整備からも転倒予防を行う．

episode 66歳男性．妻と二人暮らし．脳梗塞（左中大脳動脈領域）を発症し，右片麻痺を呈した．現在は，回復期リハ病院に3ヵ月入院中．現在Functional Independence Measure🗨が111/126点であり，ほとんどのADLは自立しているが，浴槽への移乗に介助が必要な状態である．症例とともに自宅訪問を実施した結果も大きな問題はなく，退院の目処がたった．しかし，症例のHOPEが「家の風呂に入りたい」であることからも，退院までの期間で浴槽の出入りについて検討することとなった．浴槽の高さが床から50cmと高い構造になっており，現時点で浴槽を立位からまたいで出入りする場合には妻（50歳）の介助が必要となることが想定される．

📋 アセスメント

- ✔ 右下肢の運動麻痺は，Stroke Impairment Assessment Setで下肢近位（股）が4点，下肢近位（膝）が3点，下肢遠位が4点と，特に下肢近位（膝）の運動麻痺が認められた．
- ✔ 筋緊張は，下肢で中等度の筋緊張亢進が認められた．
- ✔ 感覚機能は，触覚，位置覚ともに左右差は認められなかった．
- ✔ 左上下肢および体幹の筋力は，Manual Muscle Testingで段階4（Good）もしくは段階5（Normal）と著明な筋力低下は認められなかった．
- ✔ バランス機能は，Berg Balance Scaleで45点であり，踏み台昇降，タンデム立位，片脚立位で低下がみられた．
- ✔ 認知機能は，改訂長谷川式簡易知能評価スケールが28点と認知症は疑われず，高次脳機能障害も認められなかった．
- ✔ 妻と二人暮らしであり，妻は昼間仕事のため外出している．症例の入浴介助に協力的であるが，介護の経験がないため，過介助や介護負担にならないように介護の知識や方法の習得が求められる．
- ✔ 自宅の浴槽は床からの高さが50cm，深さが60cm，長さが140cmであった．浴室内に手すりは設置されていない．

介入

運動麻痺に対して
　自宅退院後も継続できるようにホームエクササイズを指導し，自主練習の習慣化を目的に入院中から実施させる．入院中には，実施状況を記録しフィードバックする．具体的には，仰向けで膝を立てた状態からお尻を持ち上げるブリッジ運動や，椅子に座って床に置いたペットボトルに踵をタッチする運動，足裏でボールを転がす運動など，症例の状態に合わせて提案する🗨．

筋緊張亢進に対して
　自宅でも継続できるよう，ストレッチを中心にプログラムを立案する．自重を

用語解説：機能的自立度評価表（Functional Independence Measure：FIM）

FIMは，入浴や移動，社会的交流など18項目のADL自立度を7段階で評価する評価指標である[1]．介助者が1人いる場合，FIM合計点が87点以上であると自宅退院できる可能性が高い[2]．

40

20. 脳血管疾患　病院→在宅

 思考過程

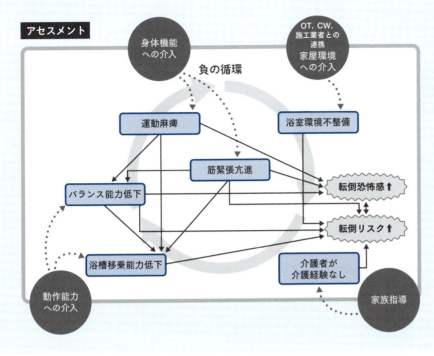

- 運動麻痺や筋緊張亢進により，片脚立位低下に影響を与え，転倒恐怖感，転倒リスクを高める要因となる．
- 浴槽に出入りする移乗動作能力低下により，立位でまたぐ方法は転倒リスクを高める．
- 浴槽の高さが高いことや，浴室内に手すりが設置されていないことが出入りする際の転倒リスクを高める．
- 介入としては，身体機能や動作能力の介入に加え，作業療法士やケースワーカー，施工業者などの多職種との連携を図り家屋環境を整える．また妻への家族指導も行う．

利用した下肢筋の持続的伸張などの指導を行う．

浴室移乗動作能力低下に対して

立位から浴槽をまたいで出入りするには，運動麻痺や筋緊張亢進により転倒リスクが高い．そこで浴槽のふちに移乗台やバスボード（**図1**）を用意し，座位での出入り方法を指導する．また浴槽の深さが60cmと深いため，立ち上がり方法も練習する．安全に出入りできる方法を家族に理解してもらうことも重要である．

浴室環境不整備に対して

浴槽の高さが床から50cmと高いため，10cmのすのこなどを設置することでまたぎやすい環境を作る．その他，移乗台やバスボードなどの設置を提案する．浴槽内からの立ち上がりに対しては，浴槽台や手すりの設置などを検討する．また，浴槽内は滑りやすくバランスを崩しやすいため，滑り止めマットなどを使用し，滑りにくい環境を作ることも重要である．

 ワンポイントアドバイス

- 退院に向けホームエクササイズの指導を行い，身体機能や動作能力の維持，向上が図れるように計画することが重要である．
- 現在の身体機能や今後の動作能力を想定し，浴室環境を整備することも大切である．

［佐藤惇史］

エビデンス

脳卒中患者が，退院後にホームエクササイズを実施した場合と実施しなかった場合を比較すると，ホームエクササイズを実施した方が下肢の運動麻痺やバランス機能を改善させる傾向にあることが報告されている[3]．

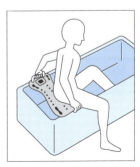

図1 バスボードを使用した移乗の検討

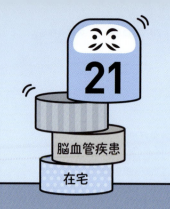

21 装具が不適合になった脳卒中患者における転倒予防

脳血管疾患／在宅

要点整理
⚠ 装具の不適合により内反尖足の制御が不十分となることで，歩行時のつまずきが増加し転倒に繋がる可能性がある．
⚠ 装具が不適合となった理由を適切に評価し，対処，修理を行うことが重要である．
⚠ 筋緊張の亢進に対する介入や装具の修理の効果と，耐用年数や不適合状態，双方の視点より再作製を検討する場合がある．

episode 56歳男性．妻と二人暮らし．○年×月に左視床出血を発症，右片麻痺を呈した．×＋1月に当院回復期リハ病棟に転院し，リハビリを開始．1ヵ月経過時にプラスチック短下肢装具を作製．3ヵ月のリハビリを実施し，室内ADLは短下肢装具を使用し自立，屋外歩行は短下肢装具とT字杖を使用し自立レベルとなったため自宅退院となった．退院6ヵ月後に復職し，その後は3ヵ月ごとに外来フォローとなった．復職後最初の外来時に"装具が足に当たって痛い"と訴えがあった．ベルクロを内巻きにする，クッション材の追加などさまざまな対処法を試し一時的には疼痛は改善するも消失しなかった．次第に出勤以外の歩行は減少し，出勤も億劫になってきたとの発言や，さまざまな対処を行うも疼痛消失はむずかしかったことから，金属支柱つき短下肢装具を再作製した．それにより疼痛は軽減し，再び長距離歩行が可能となった．

📝 アセスメント

✓ 回復期入院時の身体機能として，Brunnstrom recovery stageは上肢Ⅱ，手指Ⅱ，下肢Ⅲ，筋緊張はModified Ashworth Scale（MAS）🚩で下腿三頭筋1＋であった．
✓ 筋緊張の亢進はあるものの重篤ではなかったこと，年齢が若く，かつ復職希望があり長距離の歩行を目標にしていたためプラスチック短下肢装具を作製した．
✓ 退院時の身体機能はBrunnstrom recovery stageは上肢Ⅲ，手指Ⅲ，下肢Ⅳ，筋緊張はMASで下腿三頭筋1＋であった．
✓ 退院時の能力は，装具を使用し室内ADL自立，装具とT字杖を使用し屋外歩行自立であった．
✓ 退院後＋2年の身体機能は，MASで下腿三頭筋が2であった．
✓ 職場まではバスと電車を利用し1時間半ほど時間を要す．そのうち歩行時間は30分ほどであった．
✓ 歩行距離の延長に伴い疼痛と疲労からつまずくことが多くなっていたとの話があった．
✓ 疼痛部位の足部外側に発赤があり，筋緊張亢進による内反が原因と考えられた．
✓ 初回外来時は，疼痛はあるものの歩行可能であったが，徐々に歩行時にNRS🚩7～8の疼痛があった．疼痛に伴い日中の活動量は低下しており，通勤以外は外出しないようになっていた．
✓ 回復期退院時より筋緊張が亢進しており，介入よっても著しい筋緊張の低下はみられず，内反尖足の制御が十分に行えなかったため，新たに金属支柱つき短下肢装具を作製した．

用語解説：筋緊張評価スケール（Modified Ashworth Scale：MAS）

MASは，脳卒中や脊髄損傷などの神経疾患を有する者の筋緊張を評価する検査である．検査者が対象者の四肢を他動的に動かした際の抵抗感と可動域によって，筋緊張を0，1，1＋，2，3，4の6段階で評価する[1]．

介入

下腿の筋緊張亢進による装具不適合に対して

下肢筋緊張亢進に対する介入を実施する（筋緊張の亢進により関節可動域制限が進行した脳卒中患者における転倒予防50頁を参照）．

そちらと並行して，ストラップの追加や変更などのパーツの調整を行い，内反尖足を矯正する🚩．

21．脳血管疾患　在宅

思考過程

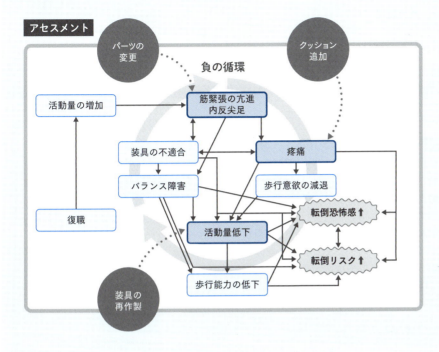

- 復職し，活動量が増加したことで下肢筋緊張が亢進し内反尖足となった．それにより装具が不適合となり，疼痛が出現した．
- 装具の不適合によりさらに筋緊張は亢進した．その結果，バランス障害が生じ，活動量の低下や歩行能力の低下，転倒リスクの増大に繋がった．
- 疼痛によってバランス障害は助長された．また，歩行意欲は減退し活動量低下に繋がり，転倒リスクは増大した．
- バランス障害や歩行意欲の減退により活動量が低下し，その結果，歩行能力低下の危険性があった．
- 介入としては装具の修理と共に身体機能に対するアプローチも行う．足関節ベルトを内巻きにすることや，クッション材の追加，筋緊張の亢進に対しては自己ストレッチなどを検討する．それでも不良の場合は装具の再作製を検討する．

装具不適合による疼痛に対して

装具不適合への介入に加え，装具に当たっている部分にパッドなどのクッション材の追加や，インソールの追加などにより疼痛軽減を図る．

装具不適合による活動量低下に対して

プラスチック装具作製時よりも筋緊張が亢進したため，痙縮に対するアプローチや装具修正，パーツ・インソールの追加などを行っても不適合が緩和されない場合は，耐用年数を考慮し再作製を検討する．筋緊張が亢進している場合は金属支柱つき短下肢装具などが用いられる．

ワンポイントアドバイス

- 装具を修正する前に，不適合となった原因に対してのアプローチを試みること，修正は自費対応となるため金額などを考慮し決定することが重要である．
- 介入，修理を実施後も改善しない場合は，耐用年数を考慮し再作製を検討する．また，耐用年数が過ぎていない場合でも，ひどい破損や障害の著しい変化があれば医師に相談することで，再作製が可能となる場合がある．

［伊藤大将］

用語解説：Numerical Rating Scale (NRS)

NRSは，疼痛の点数を質問により評価する検査である．全く痛くないものを0，考えられる中で最悪の痛みが10として，痛みの点数を問うものである．

エビデンス

慢性期片麻痺患者の痙縮に対しては，ストレッチ，可動域訓練がグレードBで推奨されている[2]．痙縮に対するストレッチは，防御性収縮をしない程度の弱い負荷で長時間の持続収縮が有効であるとされており，短下肢装具の装着はその役割を十分に担うことができる．

ワンポイントアドバイス

金属支柱つき短下肢装具はストラップの追加や修正が容易に可能である．また，足継手にさまざまな種類があり関節運動を制御・補助することができる．この場合クレンザック足継手，もしくはダブルクレンザック足継手を選択すると背屈補助が可能となる．

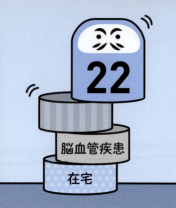

22 活動量が低下した脳卒中患者における転倒予防

脳血管疾患／在宅

> **要点整理**
> ⚠ 家族の過介助によって本人の活動量が減少し，身体機能が低下するため転倒につながる可能性がある．
> ⚠ 本人・家族指導だけでなく，訪問リハやデイケアなどのサービス利用，自助具の活用なども検討する．

episode 60歳女性．夫，息子と三人暮らし．○年×月に左放線冠梗塞を発症，右片麻痺を呈した．×＋2週に当院回復期リハ病棟に転院し，リハビリを開始．病前は家事全般を行っており，趣味は2週間に一度程度友人らと演劇鑑賞に行くことであった．そのため目標を家事動作の再獲得と外出の自立とした介入を実施し，その結果，家事動作全般の再獲得と屋外歩行，公共交通機関の利用が自立に至った．×＋2ヵ月で自宅退院となった．サービスは特に使用していなかったが，定期外来時に身体疲労の訴えが徐々に聞かれるようになり，身体機能，体力の低下を認めた．本人から情報を収集すると，家事動作は洗濯物をたたむ程度しか行っておらず，"危険だから"と夫がすべて実施しており，外出に関しても積極的には行っておらず，家族が付き添いできる場合での外出がほとんどであるとのことであった．

アセスメント

- 回復期退院時の身体機能として，Brunnstrom recovery stageは上肢Ⅴ，手指Ⅴ，下肢Ⅴ，感覚は表在・深部共に正常であった．
- 利き手は右手（麻痺側）であった．
- 高次脳機能面として著明な症状はみられなかった．
- 要介護認定では要支援2と判定された．
- 病前は家事動作全般を行っており，料理は夕食をつくるのに30〜40分で作っていたと話があった．
- 外出はバス・電車を使用し演劇鑑賞に行っていた．片道1時間ほどの移動になることもあった．
- 夫は65歳で，1年前に退職した．病前は夫婦2人で散歩や外出などは行っていた．家事はほとんどやったことがない．性格は心配性で，入院時より何でも手助けをしてしまう様子がみられた．
- 息子は日中仕事をしており，休日は外出していることが多い．
- 家事動作の模擬訓練では危険場面はなく，調理訓練では二人分の料理を1時間かけ作成できるようになった．
- 外出訓練では一人でのバス・電車の利用は自立レベルであった．外出訓練には夫が付き添い，自立して公共機関が利用できることを療法士と共に確認した．
- 自宅退院後に向け，デイケアや訪問リハなどのサービスは利用しなかった．
- 自宅退院後は，家事は座位で洗濯物をたたむ程度で，調理は夫が行っていた．外出は夫と二人では自宅周辺の散歩を行っていたが，一人での外出はほとんど行っていなかった．
- 活動量の低下に伴い，日常生活で疲労度が高いという発言が多く聞かれるようになった．

介入

夫による介助に対して

家族指導を実施する．家事動作や外出が実施できるという旨だけでなく，活動量低下により身体機能低下や動脈硬化などのリスクを伴うことを説明する．具体

思考過程

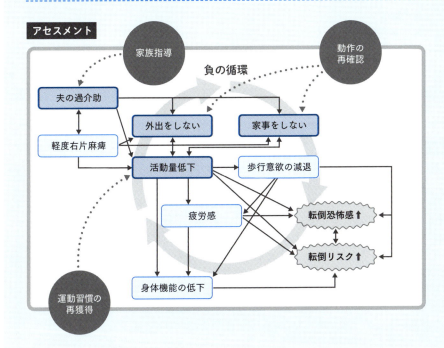

- 軽度ではあるが右片麻痺により、外出頻度、家事頻度、活動量が低下し、夫の過介助に繋がった。
- 夫の過介助により外出や家事をしない時間が増加し、活動量の低下に至った。
- 活動量の低下により歩行意欲の減退や疲労度が高まることにつながり、最終的に身体機能の低下に至った。
- 歩行意欲の減退や疲労感、身体機能の低下が転倒リスクを増大させた。
- 介入としては、家族指導を行うとともに、外出・家事の動作確認や運動習慣の再獲得のためサービスの利用を検討することや、外出の機会を設ける。

的には、まずは訪問リハでの外出訓練や家事動作訓練の見学を行う。次に、近所のスーパーに一人で行くこと、昼食は本人が作る、といったように段階的に役割を与えることを説明する。

外出・家事を行わないことに対して

活動の定着に向け外出と家事動作を再確認する。具体的には、訪問リハを週一度導入し、公共交通機関の利用や家事動作を共に確認する。

活動量低下に対して

訪問リハや通所デイケアなどを活用しリハビリを実施する。運動習慣の再獲得に向け、夫と1日1回は外出することから始める。活動量が増加してきたら、一人での散歩、外出、公共交通機関の利用、友人との外出と徐々に活動範囲を拡大していくことを指導する。

 ワンポイントアドバイス

- 要支援であっても自治体によってはケアマネージャーがつくことができる場合があるため、確認することが望ましい。
- 道具の使いにくさがある場合は自助具や補助具の使用を検討することが望ましい。

[伊藤大将]

エビデンス

家族のサポートを強化することは脳卒中患者のQOLを高める要因といわれているが[1]、一方で、脳卒中片麻痺患者では歩行障害や日常生活動作の制約、運動への消極性などにより活動量が減少し、フィジカルフィットネスが低下しやすい。さらに、脳卒中患者では動脈硬化性疾患の発症や脳卒中再発のリスクが増加することも報告されている[2]。

エビデンス

慢性期脳卒中患者の54％が家事や買い物に制限があると感じており、それがQOL低下に繋がる可能性がある[3]。

エビデンス

慢性期脳卒中患者において、リハビリにより歩行速度が改善すると外出の範囲が拡大しQOLが改善する[4]。

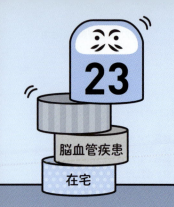

23 自宅内が整理整頓されていない脳卒中患者における転倒予防

> **要点整理**
> ⚠ 身体機能だけではなく，病前の生活様式や性格，高次脳機能障害など，複合的な視点から本人指導や家族指導が有効であるかを評価した上で，介入方法を決定する必要がある．
> ⚠ 本人指導を行う場合は注意喚起だけでなく，実動作の確認が必要である．特に危険な場面では訪問リハなどで実際に動作を行い経験することも必要である．

episode 56歳女性．姉と二人暮らし．姉は仕事で日中独居となり，自宅の整理整頓は本人が行っていた．〇年×月にアテローム血栓性脳塞栓症（右中大脳動脈領域）を発症，左片麻痺と左半側空間無視を呈した．×＋1ヵ月に当院回復期リハ病棟に転院し，リハビリを開始．プラスチック短下肢装具を作成し，室内歩行は装具を使用しT字杖もしくは伝い歩きにて自立，屋外歩行は付き添いがあれば可能となった．入院生活の様子は，病室が整理整頓されておらず，床に物が落ちていることがあった．また，安定性の低い椅子や台などを支持物として伝い歩きをしようとする場面がみられていた．住宅改修として段差周辺に手すりを設置し，入浴に関連する福祉用具を購入した．退院後のサービスとしてデイケアを週2回設定し，×＋4ヵ月に自宅退院となった．×＋12ヵ月にケアマネージャーより，自宅内が整理整頓されておらず転倒のリスクが高いことの相談があったため，デイケアを訪問リハへ変更した．訪問リハでは，伝い歩きなど自宅内の動作確認だけでなく，整理整頓に対する本人・家族指導や，片づけの練習を実施した．その結果，動線上に物を置くことがなくなり，安全に自宅内を移動することができた．

📝 アセスメント

- ✓ ×＋12ヵ月時の身体機能として，Brunnstrom recovery stageは上肢Ⅳ，手指Ⅲ，下肢Ⅳ，感覚は表在・深在共に正常であった．筋緊張はMASで下腿三頭筋1であった．
- ✓ 高次脳機能面として左半側空間無視を認め，×＋4ヵ月時での評価では，BIT通常検査で124点であった．×＋12ヵ月時では，動作上において左側に注意が向きにくい様子が観察された．
- ✓ ×＋12ヵ月時の動作能力は，室内は装具を使用しT字杖もしくは伝い歩きにて可能，屋外は装具とT字杖を使用し見守りにて可能なレベルであった．
- ✓ 入院生活では，床に衣類が落ちていたり，手すりにタオルをかけていた．また支持性の低い椅子に掴まり歩こうとするなどといった行動が観察された．
- ✓ 介護度は要介護2であった．
- ✓ 住宅改修では手すりを設置し，バスボード，シャワーチェア，浴槽台を購入した．住宅改修時は姉が掃除したため自室は綺麗であった．
- ✓ 回復期退院後はデイケアを週2回利用し，室内ADL自立，外出は姉の付き添いのもと行っていた．
- ✓ 自宅内では，手すりではなく電話台に掴まり伝い歩きをしている，床に物が置いてあり歩行時に足をぶつけていることがある，テーブルや台上に物が多く置いてあることが観察された．
- ✓ 本人より片づけるのは苦手といった話や，姉より元々部屋は汚かったといった話が聞かれた．

 介入

整理整頓がなされていないことに対して

本人・家族指導を行う．本人に対しては，訪問リハを利用し，床からの物ひろい動作や掃除動作を確認する．定着がむずかしそうであれば，動線上に物が入

23. 脳血管疾患　在宅

 思考過程

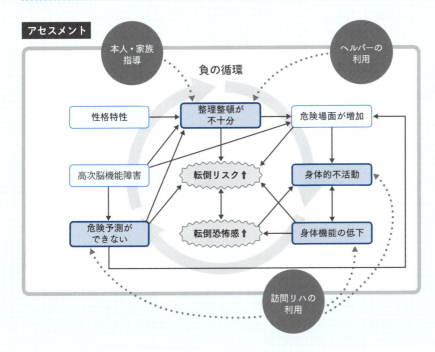

- 元々の性格特性と，半側空間無視などの高次脳機能障害の影響で整理整頓が不十分となり，転倒リスクを増大させた．
- 整理整頓されていないことで危険場面が増加し，転倒リスクの増大につながった．
- 危険場面が増加し，転倒恐怖感が高まったことで，身体的不活動となり，身体機能の低下につながった．
- 介入としては整理整頓がなされていないことに対しては，本人・家族指導を行うことやヘルパーなどのサービスの利用を検討する．危険予測ができないことに対しては，訪問リハなどを利用し自宅内での動作確認を行う．身体的不活動や身体機能低下に対しては，訪問リハなどのサービスの中で身体機能に関する介入も行う．

り込まないように環境を設定する．また，動線に落ちているタオルや衣類の収納位置を変更し，動線から遠ざける．家族に対しては，本人の動線上の物を整理することを指導する．それがむずかしい場合はヘルパーの利用を検討する💬．

危険予測ができないことに対して

訪問リハを利用し，動作確認を行う．どの部分に転倒の危険性があるのか，どの程度危険であるのかを指導し，安全性を考慮した上で体験することが望ましい．症例の場合，高次脳機能障害の影響で動作中の声かけでは動作学習は困難である．そのため，事前説明とフィードバックを行いつつ動作を反復することで動作学習を図る．フィードバックでは動作時の動画を撮影したものを用いる💬．

身体的不活動，身体機能の低下に対して

訪問リハの中で，動線の確認だけでなく自宅内での活動や外出の訓練も実施する．具体的には自宅内で行える家事動作の練習や，家族との外出の練習を行う．

 ワンポイントアドバイス

- 病前の生活様式や性格によって，本人への介入を行うか，環境設定を行うか，サービスを利用するかを決める必要がある．
- 他者が物の位置を変更したり，整理整頓したりすると，環境が変化しかえって転倒リスクが高まる場合があるため，本人との情報共有が重要である．
- 注意喚起だけでなく，実動作を行い危険場面を確認することが重要である．

［伊藤大将］

用語解説：行動性無視検査（Behavioral Inattention Test：BIT）

Wilson ら[1]によって開発された半側空間無視検査である．日本語版においても信頼性・妥当性が示されている．BITは通常検査と，行動検査がある．通常検査は線分二等分線や抹消課題など従来から行われてきた方法を6つ網羅したものであり，146点満点，131点がカットオフである．行動検査は9つの日常生活場面を模した課題からなり，81点満点，68点がカットオフである．

エビデンス

慢性期脳卒中患者のうち73％が転倒を経験すると報告されている．その動作の約50％は歩行時であり，原因はバランス不良が30％，物につまずくが10％である[2]．

エビデンス

脳卒中の退院後に定期的な訪問リハビリテーションを行うことは，転倒などを原因とした再入院を減少させる[3]．

47

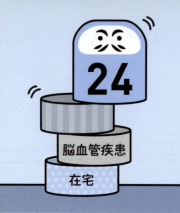

24 要介護度の区分変更によりサービス利用が制限された脳卒中患者における転倒予防

脳血管疾患／在宅

要点整理
⚠ 回復期の時点で要介護度の区分変更を視野に入れた指導や外出訓練などを実施する必要がある．
⚠ 利用できるサービスに限りがあるため，適切なサービス内容についてケアマネージャーや地域包括支援センターと相談することが重要である．
⚠ 自主練習を継続するために，家族への指導やカレンダーを使用するなどの工夫が必要である．

episode 72歳男性．妻，娘の三人暮らし．◯月×日，左被殻出血により右片麻痺を呈した．急性期に入院後介護度申請を行い要介護4となった．×＋1.5ヵ月に当院回復期リハ病棟に転院となった．×＋2.5ヵ月で病棟内フリーハンド歩行自立となったため，自身の歩数計を用いて1日10,000歩を目標に自主練習を行い，カレンダーに記録していた．退院後のサービスはデイケアを週3回導入し，×＋3.5ヵ月に自宅退院となった．退院後はサービスの利用に加え，簡単な畑作業と友人との外出を行っていた．申請より1年後の要介護認定更新にて要支援1に変更となり，その後デイケアは週1回となった．外来診療の際，妻より「最近外に出なくなってしまったので心配」，「畑や友人との外出も減ってきている」，「自宅内でも時折ふらつくことがある」，と話があった．そのため，ケアマネージャーと連携し，デイケアを訪問リハに変更し，畑作業や外出の動作を確認した．また，入院時行っていた歩数計を用いた自主練習を再開した．その後，病前と同様に畑作業，外出が可能となった．

📋 アセスメント

✓ 回復期退院時の身体機能はBrunnstrom recovery stageは上肢Ⅴ，手指Ⅴ，下肢Ⅴ，感覚は表在・深部共に正常，筋緊張も正常であった．
✓ 高次脳機能面として軽度の注意障害がみられていた．
✓ 回復期退院時の動作能力は，ADL完全自立，屋外歩行もフリーハンドにて自立，公共交通機関の利用も自立した．
✓ 回復期病棟では，歩数計を用いて1日平均7,000～9,000歩を目標に自主練習を行っていた．退院前は10,000歩を目標とし，その際の1日平均は9,000歩であった．
✓ 病前のIADLは畑作業と外出をしていた．畑作業は重機を使用，外出は友人とカラオケに行くために週一度電車で片道20分ほどの距離まで出かけていた．
✓ 退院後はサービスの利用に加え，畑作業は草むしり程度の軽作業，外出は病前と同様に行っていた．
✓ 妻より，退院後は週3回のデイケアは利用していたが，畑作業は徐々に行わなくなり，友人との外出も病前に比べ頻度が減っていたとのことであった．
✓ 畑作業を行わなくなった一因は，運動麻痺の影響で重機が扱えなくなり，仕事における役割が変化したことがあげられた．
✓ 友人との外出頻度が減少した一因は，デイケアと曜日が重なり，予定が合わないことがあげられた．
✓ 要支援1となってからは，週1回のデイケアは利用するも，IADLは行っていなかった．
✓ 訪問リハ開始時の身体機能は，Brunnstrom recovery stageは回復期退院時と変化なく，上肢Ⅴ，手指Ⅴ，下肢Ⅴであった．しかし，椅子から立ち上がることができないことがある，歩行時のふらつく，すぐに疲れてしまうといった症状がみられていた．

24．脳血管疾患　在宅

思考過程

アセスメント

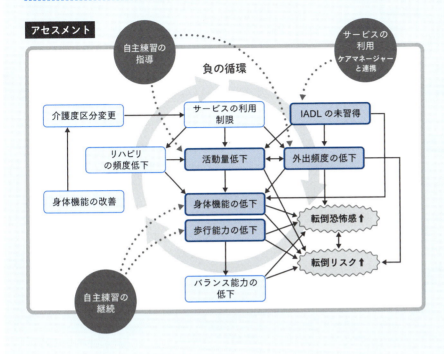

- 身体機能の改善により要介護度の区分が変更されたため，サービス利用が制限された．
- サービスの利用が制限されたことによって，リハビリを行う頻度が減少した．
- サービスの利用制限と，IADLの未習得のため，外出頻度が減少し，活動量が低下した．
- 外出頻度の減少や活動量の低下は転倒リスクを増大させた．
- リハビリの頻度減少，外出の頻度減少，活動量低下により身体機能の低下や歩行能力の低下をきたした．
- 身体機能，歩行能力の低下はバランス能力の低下につながり，転倒リスクを増大させた．
- 介入としては趣味活動の再習得に対してケアマネージャーとの連携，活動量低下や外出頻度の減少に対しては自主練習の指導，身体機能低下や歩行能力低下に対しては自主練習の継続を行う．

介入

IADLの未習得に対して

　IADLの再習得に向け訪問リハを利用する．症例は週1回のデイケアでは活動量を十分に担保することがむずかしいため，ケアマネージャーと連携してデイケアの利用から訪問リハに変更し，自宅での畑作業，外出，公共交通機関の利用に関する訓練実施することが望ましい．

活動量低下，外出頻度の減少に対して

　自主練習を指導する．具体的には，入院時に行っていた歩数計を用いる方法を指導する．初期では可能な限り妻の付き添いのもとで実施することとし，活動範囲も自宅周辺から徐々に拡大するように指導する．

身体機能の低下，歩行能力の低下に対して

　自主練習を継続する工夫を行う．具体的には，カレンダーに歩数を記載する，妻や訪問リハスタッフへ定期的な活動報告など，他者を巻き込むことが望ましい．

ワンポイントアドバイス

- 要支援となった場合でも，自治体によってはケアマネージャーが継続となる場合があるため，確認をする必要がある．
- ケアマネージャーの継続がむずかしい場合は，地域包括支援センターに相談することが望ましい．

[伊藤大将]

用語解説：手段的日常生活動作能力（IADL）

買い物・料理・外出などADLよりも高い自立した生活を送る能力である．

エビデンス

慢性期脳卒中患者の身体活動量は低いとされている[1]．さらに，低い外出頻度の原因には，歩行障害などの身体機能の低下，転倒恐怖感による行動範囲の縮小や活動範囲の減少があり，身体活動量の低下に繋がるとされている[2]．

エビデンス

慢性期脳卒中患者では体力低下が著しくなると報告されている[3]．すなわち，健常高齢者よりも一層身体活動の継続が重要であるということである．

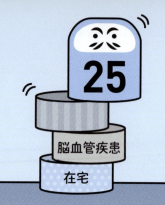

25 筋緊張の亢進により関節可動域制限が進行した脳卒中患者における転倒予防

脳血管疾患／在宅

要点整理
- 筋緊張の亢進が動作に与える影響を適切に評価し，身体機能に対して介入を実施する．
- 身体機能への介入がむずかしい場合は，補助具の利用，環境設定，サービスの利用を検討する．

episode 67歳女性．独居．○年×月にラクナ梗塞（右内包）により左片麻痺を呈した．×＋1ヵ月に当院回復期リハ病棟に転院し，リハビリを開始．×＋2ヵ月にプラスチック短下肢装具を作製し，短下肢装具とT字杖を使用することで入浴以外の室内ADLは自立した．入浴は自宅で行いたいという本人の強い希望と，模擬動作では安全に行えていたため，家屋改修では裸足での浴室の出入りと座りまたぎでの浴槽移乗を想定し，手すりの設置，バスボードの購入，浴槽台の購入，またシャワーチェアの購入を勧めた．2.5ヵ月のリハビリを実施し，自宅退院となった．退院後は週1度訪問リハを利用していた．徐々に下腿の筋緊張が亢進し，退院後1年では裸足歩行が困難となり，入浴回数が減っていた．

📋 アセスメント

- 以前は夫と二人暮らしであったが，死別により6年前より独居となった．娘夫婦が隣町に住んでおり，週1〜2回ほど症例の自宅を訪問し，買い物などを手伝っていた．
- 介護保険は回復期入院時に申請し，要介護1となった．
- 身体機能として，Brunnstrom recovery stageは上肢Ⅳ，手指Ⅳ，下肢Ⅳ，感覚は表在・深部共に正常，筋緊張はModified Ashworth Scale（MAS）🚩で下腿三頭筋1＋であった．
- 動作能力として，プラスチック短下肢装具とT字杖を使用し室内ADL自立していた．自宅内の階段は使用しておらず，玄関の上がり框（15cm）は手すりを使用し自力で昇降可能であった．裸足では伝い歩きで自立レベルであった．
- 高次脳機能面として軽度の注意障害はあるものの，日常生活には影響はみられなかった．
- 入浴動作は，入口の段差（7cm）を越えるため出入り口部に縦手すり，浴室内の移動のため浴室内に横手すり，浴槽移乗と浴槽からの立ち上がりのためL字手すりを設置．その他浴槽移乗のためバスボードの購入，浴槽内から立ち上がるため浴槽台の購入，シャワーチェアを購入し，入浴は自立していた．
- 訪問リハでは主に自宅周辺の歩行練習を行っていたが，徐々に髪が整っていないことが目立ったため本人に尋ねると，裸足歩行では恐怖心が高く，入浴頻度が減っていると話があった．
- 入浴頻度が減少していた時期の下腿三頭筋MASは2であった．
- 訪問リハで入浴動作の動作確認を実施したところ，下腿の筋緊張亢進により内反尖足が増悪しており，足底接地面積は減少，麻痺側下肢に十分に荷重できておらず，バランス障害をきたしていた．

用語解説：筋緊張評価スケール（Modified Ashworth Scale：MAS）

MASは，脳卒中や脊髄損傷などの神経疾患を有する者の筋緊張を評価する検査である．検査者が対象者の四肢を他動的に動かした際の抵抗感と可動域によって，筋緊張を0，1，1＋，2，3，4の6段階で評価する[1]．

 ### 介入

下腿の筋緊張亢進に対して

自宅では日中の短下肢装具装着の再教育とセルフストレッチの指導を実施する．日中はなるべく装具を装着し，入浴後にタオルを用いたセルフストレッチを実施する．その他に拘縮予防としては夜間の装具装着を指導する．外来リハでは医師と相談しボツリヌス療法やチザニジンなどの服薬を考慮する🚩．

25. 脳血管疾患　在宅

 思考過程

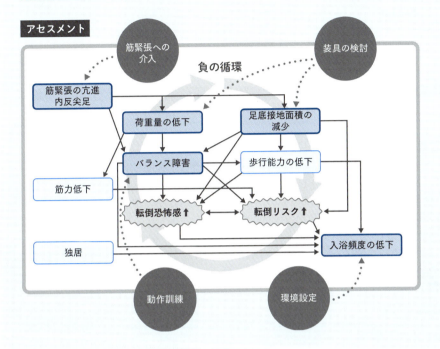

- 下腿筋緊張の亢進により内反尖足となり，それに伴い荷重量の低下，足底接地面積の減少，バランス障害が生じる．
- 荷重量の低下により麻痺側下肢筋力の低下に繋がり，転倒恐怖感および転倒リスクは増大する．
- バランス障害や足底接地面積の減少は歩行能力の低下に繋がるだけでなく，バランス障害そのものにより転倒恐怖感および転倒リスクは増大する．
- 転倒恐怖感および転倒リスクの増大，独居という環境因子から入浴頻度が減少した．
- 介入としては，内反尖足に対して筋緊張に対する介入，荷重量低下や接地面の縮小は装具などの補助具を検討，バランス低下に対しては動作訓練，入浴頻度の減少に対しては環境設定を実施する．

足底接地面積の減少に対して

下腿の筋緊張亢進に対する介入で十分な効果が得られない場合は，動作方法と環境の変更を検討する．例えば，片麻痺患者の座りまたぎは通常健側から浴槽に入る手順で環境設定されるが，麻痺側から浴槽に入ることが安全に行え，動線が短くなる場合はバスボード，浴槽台，シャワーチェアの位置を変更することも考慮する．それがむずかしい場合は，入浴用下肢装具などの補助具使用を検討する．

バランス能力の低下に対して

在宅期のため集中的なリハビリを実施することは困難である．そのため，訪問リハなどで入浴動作を繰り返し訓練する．麻痺側下肢の接地方法の訓練や，新しい補助具の活用を行う場合は使用法を訓練する．

入浴頻度の減少に対して

浴室の床に滑り止めマットを敷く，手すりの追加といった浴室の環境設定や，訪問入浴サービスやデイサービスなどの利用を検討する．

 ワンポイントアドバイス

- 注意障害など高次脳機能障害が動作に影響を与えている症例では，環境調整から介入を検討する場合がある．
- 転倒リスクが増大した場合はサービスの利用なども考慮に入れ支援する．
- セルフストレッチは入浴後実施するなど，実施する時間帯を具体的に決める．

[伊藤大将]

エビデンス

慢性期片麻痺患者の痙縮に対しては，ストレッチ，可動域訓練がグレードBで推奨されている[2]．痙縮に対するストレッチは，防御性収縮をしない程度の弱い負荷で長時間の持続収縮が有効であるとされており，短下肢装具の装着はその役割を十分に担うことができる．
慢性期の足関節拘縮予防としては長時間介入できる方法を選択することが望ましい．そのため夜間の装具装着[3]，外来診療におけるボツリヌス療法[4]，痙縮軽減を図る服薬の使用[5]が望ましい．

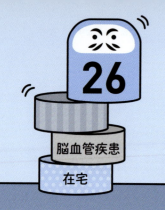

26 誤嚥性肺炎後に身体機能が低下した脳卒中患者における転倒予防

脳血管疾患／在宅

> **要点整理**
> ⚠ 身体機能だけでなく，摂食嚥下機能，栄養状態にも包括的に介入することで転倒予防につながる．
> ⚠ 在宅では専門職の介入が限られるため，本人・家族が日常生活動作や自主トレーニングを毎日行えるよう設定することが機能維持・改善につながる．

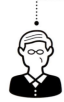

episode 78歳男性．妻と二人暮らし．2年前に脳梗塞を発症，左片麻痺（屋内歩行自立），軽度摂食嚥下障害（藤島の摂食嚥下グレード 8：常食・水分とろみつき・自力摂取），軽度注意障害が残存したものの，妻の介護を受けながら自宅で生活していた．○月×日，発熱，痰の増加を認め，誤嚥性肺炎の診断で救急病院へ入院した．禁食，末梢輸液管理にて抗生剤治療が行われた．肺炎治療を終えたところで摂食嚥下機能評価が行われ，全粥・ペースト食・水分とろみつき（グレード7）の経口摂取を開始した．経口摂取再開後も誤嚥性肺炎の兆候は認めず，3週間の入院加療の後に自宅退院した．現在は，身体機能・摂食嚥下機能低下に対し理学療法士・言語聴覚士による訪問リハが行われている．

📝 アセスメント

- 身体機能として，Brunnstrom recovery stage（左）は上肢Ⅲ・手指Ⅲ・下肢Ⅲ．感覚は表在・深部とも軽度鈍麻．筋力は，左上下肢とも抗重力運動不可のため計測困難．握力（右）18kg．
- 動作能力として，起居動作は軽介助〜見守りレベル．屋内歩行は短下肢装具と杖を使用して軽介助レベル．段差昇降は困難．
- 摂食嚥下機能として，義歯の不適合．舌圧20.0kPaと低下．退院前の嚥下造影検査にて咽頭残留，嚥下後の誤嚥あり．
- 高次脳機能障害として，年齢相応の認知機能は保たれているが，軽度注意障害（配分）あり．
- 栄養状態として，体重−3kg/1ヵ月，BMI 17.3（やせ），MNA-SF 4点（低栄養），上腕周囲長21.5cm，上腕三頭筋皮下脂肪厚5mm，下腿周囲長28.7cmといずれも年齢平均より低値．
- 家屋環境として，室内バリアフリー，居室からトイレまでの廊下には手すり設置．

 介入

全身の筋量・筋力低下，活動量低下に対して

現状の身体機能や家屋環境を評価し，安全に日常生活動作が行える範囲を把握する．在宅ではリハビリが介入できる時間が週1回などと非常に限られる．このため，本人・家族で毎日行えるようなADL設定，自主トレーニングメニューが筋量・筋力の維持につながる．メニューの一例としては，家族介助下で手すりを使用した立ち座り練習や歩行練習がある．活動量の確保については，デイサービス，デイケアなどの通所施設を利用する．

筋量・筋力増強目的のリハビリについては，栄養状態の改善が伴わなければ効果が乏しくなる．管理栄養士と連携しながら栄養状態を把握し，リハビリを導入する．

低栄養に対して

全身や摂食嚥下関連筋群の筋量・筋力低下の一因として低栄養がある．この

用語解説：藤島の摂食嚥下グレード

摂食嚥下の総合評価として用いられる．10段階に分けられ，現在の嚥下能力の評価，ならびに摂食能力のゴールとしても使用される[1]．

エビデンス

低栄養入院患者を対象とした報告では，運動介入と栄養療法の双方を組み合わせることでリハ効果が上がるとされる[2]．在宅においても，栄養状態の確認は必須である．

思考過程

アセスメント

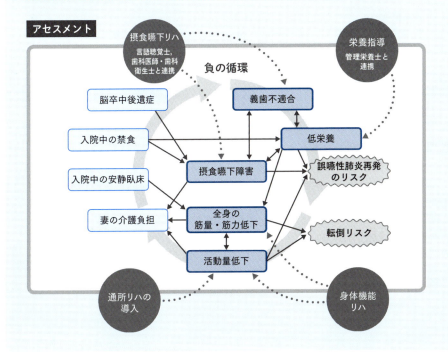

- 全身の筋量・筋力低下の要因として，入院中の安静臥床，禁食による低栄養が考えられる．
- 低栄養の一因として，摂食嚥下障害の影響が考えられる．嚥下調整食は通常の量では必要栄養量・水分量が不足しやすい．また，調理の面で負担が大きく，家事に慣れた高齢女性であっても困難な場合がある．
- 脳梗塞後の摂食嚥下障害に加え，禁食による嚥下機能の廃用と低栄養から，摂食嚥下関連筋群の筋量・筋力低下が起きる．また，入院中に口腔内がやせることで義歯不適合となり咀嚼能力低下につながる．
- 摂食嚥下障害→低栄養→全身および摂食嚥下関連筋群の筋量・筋力低下→摂食嚥下障害の増悪→低栄養…という負のスパイラルを断ち切ることが，転倒予防にも重要である．

ため，栄養状態の改善に向けて管理栄養士の介入を検討する．

主な介入としては，栄養アセスメント，嚥下調整食の調理指導，必要栄養量確保のための食事支援がある．嚥下調整食のみでは十分な栄養量が確保できない場合，栄養補助食品の導入を検討する．また，摂食嚥下機能の改善に合わせ，継続的に適切な食形態・摂取内容を指導していく必要がある．

摂食嚥下障害に対して

口腔・咀嚼・咽頭・呼吸などの機能に対する間接訓練（食べ物を使わない基礎訓練）を行う．本人・家族で実施できるよう，紙面や写真を用いたプリント（図1）を作成する．毎食前に行うなど時間帯を設定すると継続して行いやすい．

義歯の不適合については，歯科の介入を依頼する．また，口腔ケアは誤嚥性肺炎予防が期待できるため，歯科衛生士の介入も検討する．

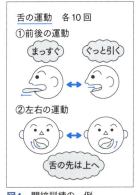

図1 間接訓練の一例
本人の機能に合わせ，回数や負荷量を決める．注意点は目立つように記載する．

 ワンポイントアドバイス

- 栄養補助食品は，甘い味つけが多く飽きやすい．飲料タイプを凍らせてシャーベットにするなど，継続できる工夫が必要である．補助食品を用いたレシピ集も出版されているため，成書を参照されたい．
- 高齢者の場合，介護者も同様に高齢であることが多い．主介護者の介護負担や体調変化を把握することは，在宅生活を継続するために大切である．

［鈴木瑞恵］

エビデンス

摂食嚥下リハでよく用いられる間接訓練は，実はエビデンスが十分にあるものは少ない[3]．また，エビデンスのある訓練も実施方法が複雑であり，言語聴覚士など専門職による介入を要することがある．対象者が実施しやすいよう，自主トレーニングとしては簡便な方法に落とし込む必要がある．

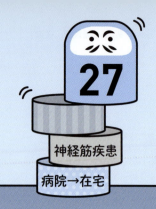

27 パーキンソン病患者(Yahr Ⅰ～Ⅱ)における転倒予防

神経筋疾患
病院→在宅

> **要点整理**
> ⚠ 病期の進行に伴い生じる機能障害を予測し，身体・活動性および精神面の機能低下を予防するという観点で取り組む．
> ⚠ 介入としては，投薬の状況や日内変動を確認し，身体機能では身体の柔軟性，バランス能力，耐久性などの維持向上を図り，精神面では社会的役割や参加の拡大などを意図して介入する．

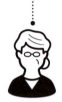

episode 70歳代女性．一人暮らし．徒歩圏内に娘夫婦が住んでいる．2，3ヵ月前から左手の安静時のふるえやこわばり，歩きにくさが出てくるようになり受診．精査目的に入院し，パーキンソン病と診断される．重症度はH&Y stage Ⅰ であり，立位姿勢は前傾・前屈姿勢で表情が乏しい．院内での歩行は杖を使用せずに自立しており，ADLも自立．自宅での転倒はないが，「足が上がりにくい」という自覚症状により転倒恐怖感を感じ外出する際は近隣に住む娘が付き添いをしている．入院中の身体機能の評価，および退院後の自主トレ指導目的に神経内科医より理学療法の依頼あり．

📝 アセスメント

- ✓ UPDRS：23/251点
- ✓ 下肢の筋力はMMTで5レベル．
- ✓ 左手の安静時振戦，左上下肢優位の固縮および，体幹回旋可動域の左右差(左＜右)を認めるが，関節可動域は明らかな制限を認めない．また，無動により動作開始時に時間がかかり，巧緻性の低下や仮面様顔貌がみられる．
- ✓ バランス能力については，TUGは9.7秒，片脚立位は両側とも上肢支持を要する．
- ✓ 歩行能力について，杖を使用せずに院内自立．10m歩行は0.9m/s．目標物に近づくとすくみが生じ，連続歩行10m程度ですり足が生じる．
- ✓ 転倒恐怖感はFESで70点，外出は週に1回程度で自宅にいる時間が多い．家事などは行えるがそれ以外の時間は座って本を読んだりして過ごすことが多い．

 介入

筋力に対して

　筋力低下をきたしやすい姿勢保持筋を中心に筋力強化を行う．また，基本動作を反復して行うことで動作時の筋力発揮や瞬発力，筋持久性の向上を促す．症状の進行は片側性から両側性と広がっていき，左右の筋力が不均衡になりやすいため，両側ともに介入を行う．

柔軟性低下に対して

　固縮の影響により，筋緊張が高くなり筋が短縮しやすい．特に体幹伸展筋，四肢屈筋群を対象にできるだけ自動運動を行い，むずかしければ他動運動を行うことで柔軟性を保つ．

活動性低下に対して

　また，家の中ではできる家事を行い，転倒恐怖感がある場合は手すりや椅子を使うなど工夫を行う．気分転換を図れるように趣味活動に参加したり，娘と一緒に散歩をしたりするなど定期的に外出するように心がける．

用語解説：Hoehn & Yahr の重症度分類(H&Y stage)

HoehnとYahrが1967年に報告したパーキンソン病の重症度を分類であり，国内外で広く使用されている．5段階で評価することができ，国内では厚生労働省の助成を受ける場合の基準としても用いられている．H&Y stage ⅠとⅡの中間にステージ1.5を加えた修正版 Hoehn & Yahr の重症度分類 (m H&Y stage) も使用されている[1,2]．

54

思考過程

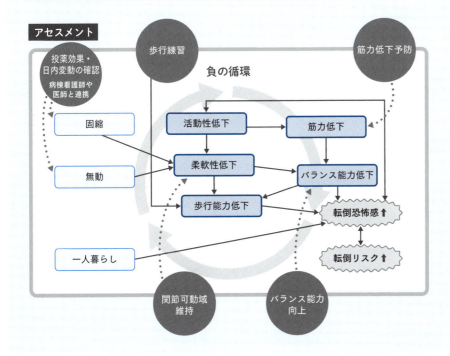

- 固縮や無動により四肢筋の柔軟性や協調性の低下を認め，遊脚期のクリアランスが低下する．
- すり足により歩幅が小さくなり歩行効率が低下するとともに転倒恐怖感により外出などの不活動を引き起こす．
- 下肢筋力低下は直接的，またはバランス機能低下や移動能力低下を介して二次的に転倒恐怖感を高めるとともに転倒リスクを高める．
- 転倒恐怖感が外出頻度を低下させるなど活動性低下を招き，負の循環となる．
- 介入としては，関節可動域や柔軟性，筋力の維持，向上を促し，バランス能力や歩行指導を行う．同時に転倒恐怖感や転倒リスクについて評価し，指導する．

歩行能力，バランス能力低下に対して

すり足に対しては長いストライドや地面との十分なクリアランスを確保および維持できるように不整地や坂道を歩く練習，障害物またぎなどを行う．また，すくみ足の発現状況や転倒リスクを評価し，本人や家族に歩行時の介助方法や注意点を説明する．

投薬状況や日内変動に対して

精査目的や投薬調整目的で入院した場合は軽症例であることが多く，投薬を開始することにより，日内での症状や動作が変動することが多い．病棟看護師や医師との連携を図り，投薬開始のタイミングや投薬時間および病棟での生活などの情報を共有していくとよい．

 ワンポイントアドバイス

- 重症度が軽度の場合，今後の病態の進行を考慮して，身体機能面だけでなく自宅の環境調整や介助者への指導も含めた多角的な転倒予防対策を行うことが重要である．転倒による骨折や外傷がADLの低下につながることも考慮する．
- 姿勢保持筋の筋力低下や関節可動域制限を予防するため，鏡を見ながら自分の姿勢を確認する．
- 障害受容や，精神的な面が退院後の活動性低下につながらないように看護師や医師とも連携をとる．

[藤田裕子]

ワンポイントアドバイス

軽症例では，年齢が若い，他に合併症がない，など元々活動性が高い症例の場合，明らかな筋力低下を示していなくても，動作になると他の症状が影響し合い，筋力発揮が十分にできないことがある．単一の筋力維持だけでなく，動作時の筋力発揮や筋持久力を高めることも重要である．

エビデンス

MorrisらはH&Y stageⅡの患者に対して1日30分間の腹臥位や下腿三頭筋ストレッチを行うことを推奨している[3]．

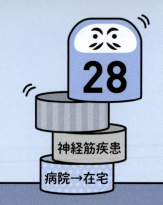

28 パーキンソン病患者（Yahr Ⅲ）における転倒予防

神経筋疾患
病院→在宅

> **要点整理**
> ⚠ H&Y stage Ⅲでは姿勢反射障害を呈し，歩行や動作時の安定性が低下して転倒しやすい状態となっているため，他の評価指標と含めて考察する必要がある．
> ⚠ wearing-offやon-off現象など症状の時間的変化の変動や自律神経障害の一つである起立性低血圧なども転倒の要因となるため，動作や症状など経時的に評価する必要がある．

episode 60歳男性，会社員．妻と二人暮らし．5年ほど前にパーキンソン病の診断を受けてから，投薬治療をしている．H&Y stage Ⅲ，四肢の固縮，姿勢反射障害を認め，最近ではwearing-off▼やon-off現象▼を認める．on時は日常生活が自立し，歩行は杖を使用せずに可能である．off時は疲労や狭い場所を通るなどの環境変化によりすくみ足や突進現象を呈するため付き添いが必要．転倒は1ヵ月に1回の頻度で生じている．自宅はエレベーターつきのマンションの3階．玄関が狭く，よく転倒するとのこと．

通勤中に失神で倒れ，救急搬送され投薬調整目的で入院．日内変動や身体機能評価目的にて理学療法依頼を受けた．約1年前より躓きの頻度が増え，転倒恐怖感や転倒時の記憶はないとのこと．

📝 アセスメント

- L-dopaを1日4回服用している．
- 血圧は座位で140/100mmHg，立ち上がり直後は70/40mmHgまで低下する．
- UPDRS：58/251点
- 明らかな関節可動域制限はないが，四肢の屈筋群・体幹の回旋筋群に固縮を認める．
- 下肢筋力はMMT 5レベルで明らかな筋力低下は認めない．
- バランス能力については，on時－TUG：10秒，BBS：41/56点，off時－TUG：立ち上がり困難，BBS：19/56点であり，Pullテスト▼では姿勢反射が生じず，介助を要する．
- 認知・精神機能は，短期記憶の低下を認め，うつ症状は日内，日間で変化する．MMSE22点．
- 歩行・移動能力について，基本動作は見守りで可能であり，移動能力としては，5mの快適歩行で1.2m/s．やや突進様であるが杖を使用せずに歩行は自立．

介入

柔軟性低下に対して

姿勢保持筋を中心に関節可動域練習やストレッチングを行う．固縮や無動により体幹や下肢の柔軟性が低下しやすく姿勢反射障害と相まってADLやバランス能力を低下させる．そのため，自動運動で行うようにし，十分に行えない場合は他動運動を行い，柔軟性および関節可動域の維持を図る．また，自宅でも継続できるよう指導する．

バランス能力低下に対して

静的バランス，または外乱を加えた動的バランス練習を座位や立位姿勢で行う．特に後方への外乱で障害を呈しやすく，股関節や足関節戦略をとること，またステッピングによる姿勢の制御もむずかしい場合が多い．

用語解説：wearing-off現象

L-dopaの薬効時間が短縮し，L-dopaの血中濃度の変動に伴い症状の日内変動が起こる．服薬5年異常で20%，15年以上で60%出現し，発症年齢が若いほど出現しやすいといわれている．

56

28. 神経筋疾患　病院→在宅

 思考過程

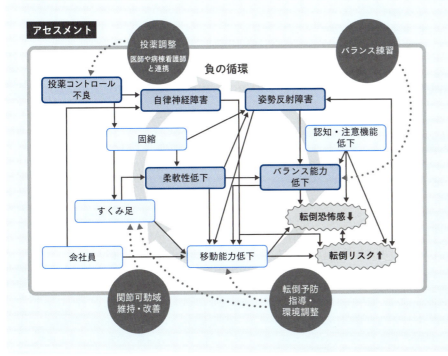

- パーキンソン病症状のうち運動症状である固縮や姿勢反射障害は直接的，または関節可動域制限や，バランス機能低下や移動能力低下を介して二次的に転倒リスクを高める．
- 非運動症状である認知機能の低下は転倒恐怖感を低下させる．自律神経障害は動作や歩行だけでなく日常生活動作にも影響し転倒リスクを高める．
- 介入としては身体機能を維持・向上させるだけでなく，動作・歩行指導や転倒に対する注意喚起を行い，さらに主治医や病棟看護師などの他の専門職と連携を図りながら，投薬コントロールや訓練室と病棟における動作や生活能力の解離について情報共有し，本人だけでなく，家族にも指導する必要がある．

転倒予防，歩行指導

歩行においては，すくみ足などの歩行障害が生じる環境やタイミングについて評価する．すくみ足は特に歩き始めや方向転換時，狭い道や人通りが多いところで生じやすい．視覚や聴覚刺激などを用いて運動の大きさ，タイミングやリズムを付加し歩行練習を行う．

投薬調整について

投薬状況を看護師や医師に確認し，on-off時の症状や身体機能面の評価をする．また，自律神経障害によって，動作変換時や立ち上がり時，食後に起立性低血圧やめまいを生じることがある．

ワンポイントアドバイス

- H&Y stage Ⅲでは機能・能力低下の改善および維持目的に介入し，運動を継続する必要があるが，活動性の低下を考慮し，過負荷にならないよう注意する．また認知機能や精神機能障害が併発することも多いため，家族や介助者にも指導を行う．
- 転倒しやすい環境，日内変動を自覚し，転倒が引き起こす問題について認識してもらうため，日記をつけるなど可視化することが転倒予防につながる．
- 突進現象や小刻み歩行などの症状により歩行や動作速度が速くなることもあるため，歩行速度だけに捕われず歩幅や歩行の安定性，耐久性，症状なども踏まえて歩行機能を検討する．

[藤田裕子]

用語解説：on-off現象

服薬時間に関係なく症状が急に良くなったり悪くなったりする現象．L-dopa 15年以上の服用者では50％でみられるといわれている．

用語解説：Pull test

Unified Parkinson's Disease Rating Scale (UPDRS) の第30項目の姿勢安定性の評価の際に頻繁に使用される．検査者が後方から急に被検者の肩を後方に引き，その際の被検者の姿勢反応を一定の基準を用いて評価する．

エビデンス

高頻度転倒群では，姿勢反射障害や歩行障害を呈しているのにもかかわらず，転倒歴なし群に比べ転倒恐怖感が低下していた[1]という報告がある．転倒に関する認識が必要であることがわかる．

57

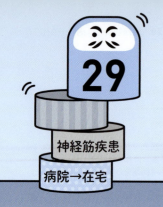

29 パーキンソン病患者(Yahr Ⅳ)における転倒予防

神経筋疾患
病院→在宅

要点整理
⚠ 転倒は運動身体機能だけでなく，投薬コントロールや自律神経系の障害も要因となるため病棟看護師や医師と情報共有し，症状の1日の日内変動や時間的変化についても捉える必要がある．
⚠ 基本動作の維持および改善を図るとともに歩行障害や随伴症状，転帰先の環境や生活に合わせた動作指導や環境調整を行い，ADL低下を予防し介助者の負担を軽減する．

episode 80歳男性．妻と二人暮らし．10年ほど前から歩きにくさを自覚し，パーキンソン病の診断を受け，投薬を開始．約5年前より体幹の前傾が増加しすくみ足や固縮が強くなった．姿勢反射障害を認め，歩行時に付き添いが必要となりH&Y stage Ⅳに該当．併存疾患として，心不全があり，現在は投薬にてコントロールされている．趣味は歌を歌うことであり，wearing offにより活動性が低下し，投薬調整目的で入院．症例と同年代の妻は小柄で腰椎圧迫骨折の既往があり，ADLは自立しているが，症例の積極的な介助は困難である．また，不眠のため睡眠剤を服用している．

📋 アセスメント

- ✓ UPDRS💬：77/251点．認知機能は問題ないが，小声で段々早口になり聞き取れないことがある．
- ✓ 下肢筋力は，MMTで股関節伸展，外転は3レベル，体幹伸展筋は2レベル，その他は4レベル．
- ✓ 関節可動域は股関節，膝関節に−5〜−10°の伸展制限を呈している．立位では脊椎が後弯し体幹が前屈しているが，背臥位では伸展位が可能．
- ✓ 基本動作として，起き上がりは下肢を固定することで体幹屈曲法にて可能，寝返りは要介助，立ち上がりは上肢支持して見守りにて可能．
- ✓ 移動能力として，両T-caneを使用して連続5〜10m程度は可能であるが，歩行開始時と目標物に近づいた時，方向転換時にすくみ足や小刻み歩行を認める．
- ✓ 脊柱の側弯も認め，腰痛のため長時間の座位をとることが困難．食事は自分で可能であるが，衣服の着脱には介助を要し，床からの立ち上がりは上肢の支持か介助を要する．
- ✓ 自宅にいることが多いが，多趣味であり電動シニアカートを使用し週に1〜2回は外出している．
- ✓ 夜間のトイレが頻回のため，妻への負担が増えてきたとのこと．

 ## 介入

筋力低下に対して

姿勢保持筋を中心に筋力強化を図る．協調性の低下を認めることが多いため単一の筋力トレーニングだけでなく，拮抗筋も含めた筋力維持が重要となる．過用性筋力低下を起こさないために，運動は遠心性収縮より求心性収縮で行い，一度に長時間の運動は避ける．運動強度はややきつく感じる程度，翌日に疲れが残らない程度とし，個人の能力に対応した設定をする．

関節可動域制限に対して

姿勢保持筋を中心に関節可動域練習やストレッチングを行う．また，脊柱の後弯に伴い胸郭の可動性が低下し誤嚥などによるADLや活動性の低下につながるため，胸郭の可動性維持および改善を図る💬．

基本動作能力に対して

基本動作に対して自立および介助量軽減を目指した動作指導および補助具の使

用語解説：UPDRS (Unified Parkinson's Disease Rating Scale)
1987年にパーキンソン病患者の病態を把握するための評価尺度として導入された．4つのパートに分かれており全42項目の状態の評価を行う[1]．

58

29. 神経筋疾患　病院→在宅

思考過程

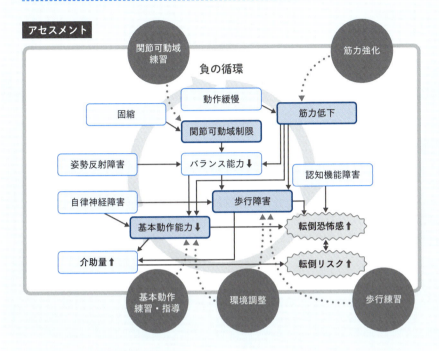

- 固縮や姿勢反射障害により関節可動域制限やバランス能力の低下を引き起こし，活動量が低下する．
- バランス能力低下や歩行障害は転倒恐怖感および転倒リスクを高める．
- 重症度の進行に伴い身体機能が低下し，介助者の負担が増加する．入院時から症例のみならず，介助者にも生活環境を踏まえた動作指導や在宅調整の提案をしていく必要がある．
- 介入としては，投薬状況や自律神経症状を確認しながら，動作・歩行の介助量軽減および転倒予防目的に症状やIADLに合わせて身体機能の維持および動作指導などを行う．また，関節可動域改善や筋力低下予防を目的とした自主トレーニングを指導する．

用を検討する．基本動作は認知運動戦略を用いて，自動的に行えなくなった複雑かつ目的のある動作を単純な動作に分割して繰り返し意識的に行う．

歩行に対して

　小刻み歩行や，歩き出し時・方向転換時のすくみ足に対して，床に目印をつけるなどの視覚刺激を用いた歩行練習や手すりなどの環境調整を行う．また，歩行の耐久性なども評価し，屋外では杖や歩行器などの歩行補助具を検討する．

環境調整に対して

　自宅内では目標物があると足がすくむことから動線内には極力ものを置かないようにして歩行路を広くとれるよう配置する．また，今後の病状の進行を考慮してトイレや浴室などに手すりを取り付け，また，ベッドに変えるなど介助者の負担を考える．ただし今まで生活していた環境と異なることで，生活がしにくくなり，精神的なストレスがすくみ足の発生を変化させるため慎重に進める．

ワンポイントアドバイス

- 認知機能の低下や自律神経障害により客観的な評価と自己認識の乖離が生じるため，同居者や家族からの情報収集が重要である．また症状は運動面から精神・認知面，発話や嚥下機能にまで及び，症例により多彩なため，患者の症状や家族・介助者に合わせた対応が必要となる．
- on時期に練習をすることにより最大のパフォーマンスを得ることができるが，必要に応じてonとoff時期での評価や介入を検討する必要がある．

[藤田裕子]

エビデンス

Morrisらは1日に30分臥位をとることや立位における下腿三頭筋ストレッチ，座位でのハムストリングスストレッチを推奨している[2]．

ワンポイントアドバイス

転倒恐怖感の低い症例は歩行障害や障害物，段差などへの認識が低く，転倒を繰り返す．自宅内の段差や方向転換が必要な場所に目印をつけることも効果的である．

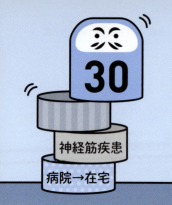

すくみ足が顕著なパーキンソン病患者における転倒予防 —退院時指導を中心に—

要点整理
⚠ すくみ足の顕著なパーキンソン病患者の退院時指導は，外的刺激（Cue）を用いた環境調整，生活指導を行う．
⚠ 転倒予防に加え，バランス能力，移動能力の低下からくる身体活動の低下を防ぐことが重要である．

episode 8年前からパーキンソン病（Hoehn&Yahr分類：ステージⅢ🚩）で当院かかりつけの75歳の男性．要介護認定区分は要支援1，転倒歴もなく日常生活は介助なしに送れていた．しかし，2ヵ月前からすくみ足が著明となり突進現象も出現し，徐々に自力での歩行が困難となったため，薬剤調整目的で入院加療となった．入院後，薬剤調整とリハビリを行い，屋内歩行は可能となったもののすくみ足は残存した．そこで，自宅生活に向け，転倒予防目的で退院時指導を行った．

📝 アセスメント

- パーキンソン病の症状は，姿勢反射障害，すくみ足が認められるが，突進現象は認められなくなった．また，wearing off現象，on-off現象も入院中の薬剤調整により認めにくくなっており，自己管理可能（L-dopa 300 mg/日 朝・昼・夕）．
- 認知機能は，Mini-Mental State Examinationで29点であり著明な認知機能低下は認めなかった．
- 握力は右28.4 kgf，左27.8 kgf．等尺性膝伸展筋力は右22.2 kgf，左24.5 kgfであった．
- 静止立位は10秒以上保持可能であり，片脚立位は2〜3秒程度の保持は可能であった．
- Timed up and goテストは19.44秒であり，快適歩行速度は0.6 m/秒であった．
- 100 m程度の連続歩行が可能であるが，歩行時の第一歩目，方向転換時などにすくみ足が出現した．
- 頻尿であり，特に夜間は頻回であり，一晩で1〜3回の頻度でトイレに行っていた．
- ベッドからトイレまでの距離は6 m程度，常に捕まる場所がある環境であった．
- 家族は息子夫婦と妻の4人暮らしであるが，息子夫婦とは毎日は交流していない．妻は健康状態もよく，介護に協力的であるが，夜間のトイレは1人で対応してほしいと希望がある．

 介入

筋力，バランス能力，移動能力に対して

本症例には，自主トレーニングによる転倒リスクも考慮し，家族が見守る中で運動をするように指導した．運動の頻度は週3〜4回とし，運動の時間は20分程度から開始するように指導した．内容はスクワット，踵上げなど自重で行う筋力トレーニングと室内の歩行練習とした．歩行練習は，「少しきつい」程度の強度とし，リズムをつけて歩行するよう本人と家族に指導した．また，退院前カンファレンスにおいて，訪問リハの導入を提案し，運動療法の継続を支援した🚩．

すくみ足，夜間頻尿に対する環境調整

本症例はトイレ移動時にすくみ足となることが多く，夜間頻尿により夜間1人でトイレまで移動する必要があった．そのため，すくみ足予防目的にベッドからトイレまでの床に一定の間隔で蓄光テープを引いて，跨ぐように歩行することで

用語解説：Hoehn&Yahr分類 ステージⅢ
パーキンソン病の重症度分類であり，ステージⅢとは，姿勢反射障害やすくみ足が認められるが，日常生活は1人で可能な状態である[1]．

30. 神経筋疾患　病院→在宅

思考過程

アセスメント

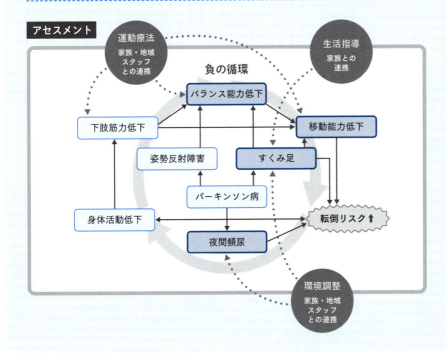

- パーキンソン病による姿勢反射障害，すくみ足により，バランス能力，移動動作能力は低下し，転倒リスクが高くなる．
- バランス能力，移動動作能力低下に加え，夜間頻尿のため，夜間の転倒リスクを考慮する必要がある．
- パーキンソン病による自律神経障害は，排尿中枢の機能を低下させ，頻尿の原因となる．
- 転倒リスクが高いことにより，身体活動は低下し，筋力，バランス能力，移動動作能力の低下を招く結果，より転倒リスクが高くなる．

トイレまでの移動ができるように調整した（図1）．また，頻尿に対しては，就寝前1時間程度は過剰な水分摂取を控えることを指導した．

すくみ足に対する生活指導

本症例の家族に対して，すくみ足に対する生活指導を行った．主に聴覚的なCueを用いて歩行を介助するように指導した．具体的には「イチ・ニ・イチ・ニ」と数字でリズムをとること，音楽を流しリズムをとることを指導した．

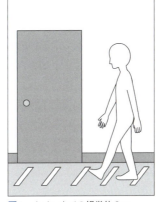

図1　トイレまでの視覚的Cue

エビデンス

パーキンソン病患者に対する運動療法の効果を検討したシステマティックレビューにおいて，転倒に対する効果は不十分であったと報告されている．しかし，転倒を繰り返すパーキンソン病患者のための個別ホームプログラムは実施していないものと比べ有意に転倒頻度が低率であったという報告や，Cue（視覚，聴覚，体性感覚を用いた合図）を含んだプログラムを実施することで筋力，バランス能力が改善したという報告もある．そのため，自宅で運動療法を継続する必要性は高いと思われる[2～4]．

エビデンス

床に一定の幅で線を引いて，それを跨ぐように歩くといった視覚を用いたCueや，聴覚や体性感覚Cueはすくみ足の著明なパーキンソン病患者の歩行能力を即時的に改善させるとされている[5]．

ワンポイントアドバイス

- すくみ足は不安といった心理的要因でも起こるため，無理に急がせたりしないように生活指導を行うことで転倒予防に繋がる可能性がある．
- また，方向転換時にもすくみ足は起こりやすいので，できるだけ方向転換の少ない環境に調節する．

[小山真吾]

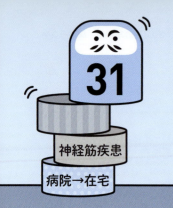

31 転倒により受傷した圧迫骨折を合併するパーキンソン病患者における転倒予防 ―退院時指導を中心に―

神経筋疾患／病院→在宅

要点整理
⚠ 自宅での転倒歴があるパーキンソン病患者の退院時指導は，地域スタッフと退院時カンファレンスを行い，自宅内で転倒リスクが高い場所には環境の調節を行う．
⚠ 転倒予防に加え，筋力，バランス能力などの改善を目的に運動療法を継続することが重要である．

episode 10年前からパーキンソン病（Hoehn&Yahr 分類：ステージⅣ）で当院かかりつけの80歳の男性．要介護認定区分は要介護2，入浴はヘルパーによる介助が必要であったが，屋内はつたい歩きにて自立していた．X月Y日に自宅のトイレに入る際，開き戸を開けたと同時に後方へ転倒し，第12胸椎を圧迫骨折した．今回，抗パーキンソン病薬の調節と圧迫骨折の加療目的で当院に入院加療となった．リハビリは硬性コルセット装着下で離床を進め，屋内つたい歩きを獲得．X月Y日＋20には薬剤も調節され退院が決定し，退院時カンファレンス，再転倒予防を行った．

📝 アセスメント

✓ パーキンソン病の症状は，姿勢反射障害が認められ，やや動作は緩慢であるが突進現象やすくみ足は認められない．また，wearing off 現象，on-off 現象も入院中の薬剤調節により認められなくなった（L-dopa 300 mg/日 朝8:00，昼14:00，夕19:00）．
✓ 握力は右22.4 kgf，左24.3 kgf．等尺性膝伸展筋力は右18.2 kgf，左18.3 kgfであった．
✓ Timed up and go テストは22.16秒であり，快適歩行速度は0.4 m/秒であった．
✓ つたい歩きであれば，自宅内歩行は可能と思われた．一般的な椅子からの起立・着座動作は下肢筋力低下，体幹の前傾不足により何かに掴まらず動作を遂行することは困難であった．座面を高くすることで疼痛なく実施可能であった（座面の高さ約45 cm）．
✓ 立位姿勢は体幹前傾，骨盤後傾，股関節，膝関節軽度屈曲位の後方重心であり，硬性コルセットを着用することでより重心の後方偏移が助長され「後ろにひっくり返りそう」と訴えがあった．
✓ 疼痛は安静時，歩行時ともにNumerical Rating Scaleにて0点であったが，立ち上がりや起き上がり時に3点となった．疼痛部位は骨折周囲であり，関連痛は認めなかった．
✓ 硬性コルセットは医師の指示により，臥床時以外は装着，今後は外来受診にて離脱の可否を判断するため，自宅でもしばらく装着が必要であった．
✓ 家族は74歳の妻と二人暮らし．妻の健康状態は良好であり，介護も可能であった．
✓ 自宅には，手すりがあるため伝って歩行は可能な環境であった．しかし，今回，転倒した場所であるトイレの前は広い空間であり，開き戸を開ける際にドアノブ以外に掴まる環境がなかった（図1）．

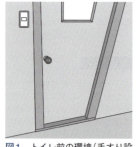

図1 トイレ前の環境（手すり設置前）

🏃 介入

筋力，バランス能力，移動能力に対して

本症例には，自主トレーニングによる転倒リスクも考慮し，家族が見守る中で運動をするように指導した．運動の内容はスクワット，踵上げなど自重で行う筋力トレーニングと室内の歩行練習とした．筋力トレーニングは，体幹の過度な前屈・後屈を抑制するよう指導し，歩行練習は，「少しきつい」程度の強度を行うことを指導した．また，退院前カンファレンスにおいて，訪問リハの導入を提案し，運動療法の継続を支援した．

思考過程

アセスメント

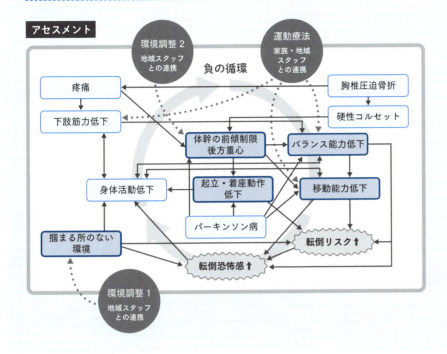

- パーキンソン病の症状の1つである姿勢反射障害により、バランス能力低下、起立・着座動作、移動動作の低下を認める。
- また、胸部圧迫骨折による疼痛、硬性コルセット装着により、体幹前傾が抑制され、バランス能力低下、起立・着座動作、移動動作の低下を助長する。
- これらの影響により、転倒リスク、転倒恐怖感は高くなる。
- 転倒リスクが高いうえに自宅のトイレ前の環境は掴まる場所がなく転倒する可能性が高い。
- 身体的、環境的に転倒の可能性が高く、転倒恐怖感から身体活動が低下する可能性がある。

トイレ前の捕まる所のない環境に対して

本症例はトイレ前で開き戸を開ける時に後方へ転倒し胸椎を圧迫骨折した。そのため、自宅で生活するにあたり環境調整は必須であった（図1）。退院カンファレンスでの協議の結果、開き戸の隣に縦手すりを設置し、扉を開ける際に掴まることで転倒を予防することとなった。

起立・着座動作能力低下に対して

本症例は、パーキンソン病に加え、胸椎圧迫骨折、硬性コルセットの装着による体幹可動域制限の影響により、起立・着座動作能力が低下していた。そのため、退院時カンファレンスにおいて、起立・着座動作での転倒予防を目的にベッド、トイレなどの座面は高さが45cmになるよう調整し、手すりを設置した。

 ワンポイントアドバイス

- 日内変動がある場合は、症状が悪い時を想定して環境設定を行う。
- 硬性コルセットは体幹筋群の補助となるため、廃用性筋萎縮を助長させてしまう可能性がある。よって医師と相談しながら段階的に離脱をしていく。

［小山真吾］

エビデンス

パーキンソン病患者に対する運動療法の効果を検討したシステマティックレビューにおいて、転倒に対する効果は不十分であったと報告されている。しかし、転倒を繰り返すパーキンソン病患者のための個別ホームプログラムは実施していないものと比べ有意に転倒頻度が低率であったという報告や、訪問リハを含んだプログラムを実施することで筋力、バランス能力が改善したという報告もある。そのため、自宅で運動療法を継続する必要性は高いと思われる[1〜3]。

エビデンス

パーキンソン病患者に特化した転倒と環境調整に対するエビデンスは十分でない。地域在住高齢者を対象とした場合、転倒予防効果を検証したシステマティックレビューにおいて、家庭環境への介入は転倒減少効果があったと報告されている[4]。

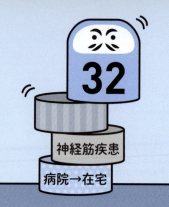

32 認知機能低下のあるパーキンソン病患者における転倒予防 —退院時指導を中心に—

神経筋疾患
病院→在宅

要点整理
⚠ 認知機能低下を有するパーキンソン病患者に対する環境整備（調整）では，可能な限り注意を逸らすような余計な刺激を排除し，動作，作業をしやすい環境に整えることが重要である．
⚠ また，不注意による転倒を予防するために，目のつきやすい場所へ日常生活活動動作における注意点を記載した張り紙などを掲示する．

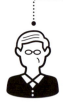

episode 6年前からパーキンソン病（Hoehn&Yahr分類：ステージⅣ）で当院かかりつけの82歳の男性．自宅内は辛うじで歩行可能であったが，ここ半年に限っても複数回の転倒歴を有していた．要介護区分は要介護3であり，訪問看護（訪問入浴），デイサービスを利用しながら自宅で生活していた．入院1日前より発熱，呼吸苦が認められ，X月Y日には誤嚥性肺炎の加療のため入院となった．X月Y日＋20日には退院が決定したものの，入院前と比べ日常生活活動能力が低下していた．そこで，退院後の転倒予防を目的に運動処方，生活指導，環境調整を行った．

📋 アセスメント

✓ パーキンソン病の症状は，姿勢反射障害，小刻み歩行，すくみ足が認められる．また，wearing off現象，on-off現象も認められ，午後4～6時にoff状態となることが多い（L-dopa 300mg/日 朝・昼・夕）．
✓ 認知機能はMini-Mental State Examination🚩で18点と認知機能低下を認め，病状的確に説明できない．入院生活では，反応性は乏しく，歩行に集中するとその他の刺激に注意が向かない（注意の転換），食事や更衣などの動作を途中でやめてしまう（注意の持続），などの所見が認められ，注意機能の低下が疑えた．また，記憶の低下が顕著に認められた．
✓ 握力は右16.1kgf，左18.1kgf．等尺性膝伸展筋力は右14.1kgf，左13.7kgfであった．
✓ 立位バランスとして，静止立位保持は10秒未満，片脚立位保持約1秒程度であった．
✓ 移動動作能力は片手のみ手すりを把持して25m程度の連続歩行が可能．小刻み歩行で足がすくむこともあり，日内での変動もあるが，「イチ・ニ・イチ・ニ」と外的刺激を入れることで監視下での歩行が可能であった．指示をしていないと手すりから手を離してしまうことが多く認められた．
✓ ベッドを置いてある居室からトイレまでは5m程度でありコードなどが横断している．手すりは住宅改修時に設置され常に手すりが伝えるようになっている．しかし，入院前はあまり手すりを使用していなかった（図1）．
✓ 家族は70歳代の妻と二人暮らし．妻の健康状態は良好であり，介護には積極的である．

用語解説：Mini-Mental State Examination
認知症の診断用に開発された認知機能評価である．30点満点の11の質問からなり，23点以下で正常と判断される[1]．

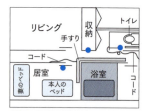

図1 自宅の間取り
● ：注意を促す張り紙

🏃 介入

筋力，バランス能力，移動能力に対して
本症例には，自主トレーニングによる転倒リスクも考慮し，家族や地域スタッフが見守る中で運動を行うように指導した．運動の内容はスクワット，踵上げなどの自重で行う筋力トレーニングと，歩行練習を行った．歩行練習はトイレまでを往復するように指導し，「少しきつい」程度で終了するように指導した．また，訪問リハの導入を提案し，運動療法の継続を支援した🚩．

認知機能低下に対する環境調整
本症例は歩行時に周囲の刺激に注意を向けることがしにくいため，廊下を横断

32. 神経筋疾患　病院→在宅

思考過程

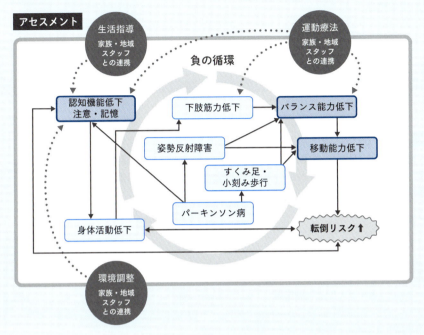

- パーキンソン病の症状である，姿勢反射障害，すくみ足，小刻み歩行により，バランス能力，移動能力が低下し，転倒リスクが高くなる．
- また，認知機能低下により転倒リスクはより高くなる．
- 転倒リスクが高くなることにより身体活動は低下し，その結果，身体機能のさらなる低下を招く．

するコードなどの障害物に躓き転倒する可能性が考えられた．そのため，コードをテープなどで固定し引っかからないように整理した．次に，手すりを離して歩行してしまうことが多かった．そのため，動線の壁に「手すりを持って歩く」と書いた紙を張り注意喚起できるような環境に整備した．また，ベッドに座った状態でよく見える位置に「動く前は家族を呼ぶ」と書かれた紙を張った．

認知機能低下に対する生活指導

　本症例は一度に処理できる情報量に乏しく，歩行時に余分な情報が加わることで転倒リスクが高くなると思われた．そのため，家族，地域スタッフには，話しかけるときは動作中でなく動作の開始前や終了後が良いこと，できるだけ自宅の整理整頓を行うことを指導した．

ワンポイントアドバイス

- 認知機能が低下することにより，大きな環境の変化に対応できない場合があるため，退院時の自宅環境の調整はできる限り慣れた生活空間から変化させないように心がける．
- 入院中の評価のみでは最適な自宅環境に整備することは困難であり，退院後に訪問リハのスタッフなど，地域スタッフが実際の生活環境で評価することが重要である．そのため，退院前から病院スタッフと地域スタッフで連携を図ることが望ましい．

[小山真吾]

エビデンス

パーキンソン病患者に対する運動療法の効果を検討したシステマティックレビューにおいて，転倒に対する効果は不十分であったと報告されている．しかし，転倒を繰り返すパーキンソン病患者のための個別ホームプログラムは実施していないものと比べ有意に転倒頻度が低率であったという報告や，筋力トレーニング，バランストレーニング，ストレッチ，歩行などを含んだプログラムを実施することで筋力，バランス能力，認知機能が改善したという報告もある．そのため，自宅で運動療法を継続する必要性は高いと思われる[2〜5]．

エビデンス

注意機能や記憶などの認知機能が低下すると障害物などに注意が向かず，転倒する恐れがある．注意機能が低下したものに対する環境整備はできるだけ簡潔に，自分の活動をきちんと確認するための注意書きなどを活用し生活を支援する[6]．

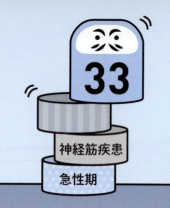

33 ギランバレー症候群を有する高齢者における転倒予防

神経筋疾患／急性期

> **要点整理**
> ⚠ ギランバレー症候群 Guillain Barré syndrome（GBS）の重症例における急性期では呼吸状態や易疲労性に留意しながらリハビリを進めていく．
> ⚠ 治療が著効する場合が多く，病態変化に応じ，病棟看護師の協力も得ながら離床時間の確保および動作能力向上を図っていくとよいが，膝折れや躓きによる転倒には注意する．

episode 68歳男性．入院の約1ヵ月前から両下肢の脱力感および労作時息切れ感が出現．入院2日前より症状が急速に進行し，歩行障害と呼吸機能障害の増悪を認め，緊急入院となった．同日より人工呼吸器管理となり，GBSの診断にて免疫グロブリン大量静注療法が開始された．3日後よりリハ開始となった．

アセスメント

- Hughesの重症度分類はGrade 3．
- EGRIS score（Erasmus GBS Respiratory Insufficiency Score）は5点．
- mEGODS（modified Erasmus GBS Outcome Scale）は入院時4点，7日目で3点．
- 日中は酸素6l（トラキマスク）にて管理中であり，右前腕に末梢ライン確保中．
- 病室内トイレ（約5m）への歩行時SpO_2 94％まで低下し，息切れ感は修正Borg Scale 4〜5まで増加．
- 深部腱反射は下肢に減弱・消失所見あり．病的反射は陰性．
- 感覚所見は，表在覚は両側末梢に鈍麻〜脱失所見を認め，足底圧覚は脱失．
- 筋力はMMTにて体幹2，下肢は2〜3で遠位部優位に低下．
- 易疲労のため端座位は約5分，車椅子座位は約15分が限度．
- 上肢支持にて立位は辛うじて可能だが，トイレ動作時ズボンの上げ下げは介助を要す．
- 病室内トイレまでは歩行器使用にて軽介助で歩行可能．

介入

呼吸機能低下，持久力低下，易疲労性に対して

呼吸状態や疲労度に留意しながら，徐々に離床時間の延長を図る．安全性が確認でき次第，病棟看護師とリハ以外の時間帯の過ごし方について検討する．有酸素運動として，ポータブルエルゴメーターを用いたエクササイズを行う．はじめは臥位もしくは座位の状態から実施し，徐々に負荷量を増やしていく．負荷量はSpO_2低下に留意しながら，息切れ感は修正Borg Scale 4，疲労感はVisual Analog Scale 4を目安に調整する．歩行練習を進めながら徐々にインターバル歩行エクササイズも取り入れていくとよい．

筋力低下に対して

筋力トレーニングは過負荷に注意しながら積極的に行う．翌日以降に症状の増悪を認めていないか，自覚症状も確認しながら進めていく．体幹筋に対しては端座位保持練習や，時間を増やしながら向上を図る．また，呼吸機能低下に対しては，呼吸訓練機器を用いた呼吸筋トレーニングも有効な場合もある．下肢筋力に対しては低下が著しい部位には自動介助にて低負荷・高頻度の運動を行う．

用語解説：Hughesの重症度分類
GBS患者に対する重症度の指標．Grade 0〜6の7段階で，高値ほど重症であることを意味する[1]．

用語解説：EGRISスコア
GBS患者に対する評価スケール．合計点が高値であるほど，人工呼吸器装着が必要になる可能性が高いことを意味する．5点以上では人工呼吸器装着の可能性が高い[2]．

思考過程

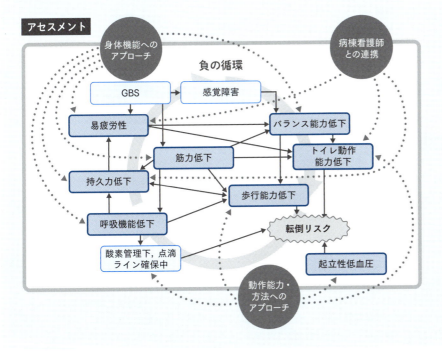

- 呼吸機能低下は持久力の低下および歩行能力低下を招く.
- 筋力低下は,多因子に負の影響を与え,転倒リスクの主たる要因となる.
- 起立性低血圧は,転倒リスクを高める.
- ライン類は動作時の転倒リスクを高める要因となっている.
- 身体機能面に対するアプローチは包括的に行う.また,安全な動作方法の指導を行いつつ向上を図る.
- 病棟看護師と連携を図り,離床時間を確保し,耐久性向上を図る.また,トイレ動作獲得を視野に,ポータブルトイレ導入について検討し,介助方法についても確認する.

また,可及的早期に自重負荷を強いられるような動作場面を増やしていけると向上に繋がりやすい.

トイレ動作能力低下に対して

易疲労性を考慮し,まずはベッドサイドにポータブルトイレの設置を検討する.実施にあたり,ライン類の取り扱いには注意し,患者にも指導する.ベッド柵や肘掛けに手を把持する位置や動作手順について実践を踏まえ指導する.監視時の立ち位置,ズボンの上げ下げの介助方法については病棟看護師と共有する.

歩行能力低下に対して

上肢支持の状態から練習を開始し,膝折れや躓きによる転倒に十分注意する.酸素架台やライン類の操作には十分配慮し,抜去事故や引っ掛かりによる転倒に注意する.躓きの予防のために短下肢装具の使用について検討する.体重免荷式歩行器は安全,かつ低負荷の設定で歩行エクササイズが行えるため有効である.

 ワンポイントアドバイス

- 軸索損傷型は脱髄型に比して機能的予後が不良である.病態を把握した上で,介入内容やゴール設定について十分に検討する.
- GBSは2〜4週で症候のピークを迎え,その後,回復が期待される場合が多い.しかし,一方で10%前後の患者で初回治療後に再増悪の可能性があるといわれている.アセスメントはより詳細に行い,医師と情報共有する.機能・動作変化など介入時に確認される所見も以降の治療戦略の一助となる場合も多い.

[阿部祐樹]

用語解説:mEGODS

GBS患者に対する全般な機能予後に関する評価スケール.入院時(9点満点)と,入院7日目(12点満点)に評価を行い,それぞれ値が大きいほど歩行不能である確率が高いことを意味する[3].

エビデンス

GBS患者において,サイクルエクササイズを週3回,12週間の頻度で実施すると,最大酸素摂取量が増加し,疲労感軽減,身体機能向上を認めたという報告がある[4].また,自転車エルゴメーターを用いた有酸素運動が呼吸機能および持久力向上に有効であったという報告や[5,7],疲労度軽減に有効であったという報告がある[6].さらに,歩行エクササイズが持久性向上に有効であったという報告もある[7].

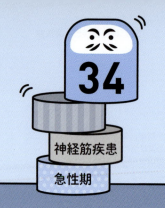

34 多発性硬化症を有する高齢者における転倒予防

神経筋疾患 / 急性期

要点整理
⚠ 多発性硬化症 multiple sclerosis（MS）は脳神経系，運動系，感覚系など多彩な症状を呈しうるため，評価は全般的に行い，転倒リスクにかかわる要因の把握に努める．
⚠ 転倒予防のための自宅環境の調整は重要ではあるが，まずはベッド周囲の環境設定について病棟看護師と一緒に検討を行う．

episode 78歳男性．約4年前に視力低下および複視にて発症．その後，徐々に下肢筋力低下が出現し，歩行も困難な状態となった．前医を受診し，MSを疑われた．入院加療にて徐々に症状が改善し，杖歩行まで可能となり自宅退院となった．その後，ADLは自立されていたが，約1ヵ月前から手指の痺れ，視力低下を自覚．歩行障害も出現した．精査加療目的に当院紹介受診．翌日よりリハ開始となった．

📝 アセスメント

- EDSS（Expanded Disability Status Scale）は 7.0.
- 疲労感は Visual Analog Scale にて安静時 58 mm.
- 視力は裸眼で右 0.3，左 0.02．複視あり．追視試験では眼球運動の円滑性低下と眼振を認める．
- 表在感覚は右側末梢に鈍麻を認め，右下肢足圧覚は中等度鈍麻．深部感覚は正常．
- 筋緊張は被動性検査にて，四肢は右側近位筋および体幹優位に軽度～中等度の筋固縮を認める．
- 運動失調により，右上下肢優位に動作の円滑性低下と中等度の測定過大を認める．
- 粗大筋力として，MMTは体幹2～3，下肢3～4，上肢4～5．
- 移乗動作は肘掛けなど使用にて近位監視．
- バランス能力として，開脚立位は自力で可．Mann 肢位保持は困難．姿勢反射障害は著明．Berg Balance Scale は 21 点．
- 移動は，歩行器使用のもと軽介助にて病室内トイレまで歩行可．T25-FWは歩行車使用にて 14.5 秒と低下．MSWS-12 は 58 点．
- ADLは座位にて行える項目は準備下にて可能．トイレ動作は近位監視にて可．
- 遠慮しがちで，ナースコールは押さない．

🏃 介入

視力低下，複視に対して
　視力低下および複視によって歩行やADLにどの程度の支障をきたしているか評価する．ベッド柵や手すりの掴み損ねがないか実際の動作場面で確認し，必要に応じて動作指導，環境設定を行い，病棟看護師と情報を共有する．

筋力低下に対して
　負荷量には注意しながら積極的に行う．体幹筋力低下に対しては，フレンケル体操やリーチ課題など協調性改善を目的とした運動失調に対するアプローチも併用するとよい．下肢の運動は特異性の原則の観点からも動作に直結しやすい，立ち上がり運動などで自重を利用した内容に徐々に切り替えていく．

持久力低下について
　急性期から負荷量に注意しながら持久力トレーニングを行う．体温上昇に伴う

用語解説：T25-FW（Timed 25 Foot Walk）
MS患者に対する歩行評価．約7.6mの歩行路を最大速度で歩行し，所要時間を計測する．

用語解説：MSWS-12（Twelve Item MS Waling Scale）
過去2週間における歩行障害に関する質問紙．12項目から構成されており計60点満点で，点数が高いほど歩行障害の程度が大きいことを意味する．

思考過程

アセスメント

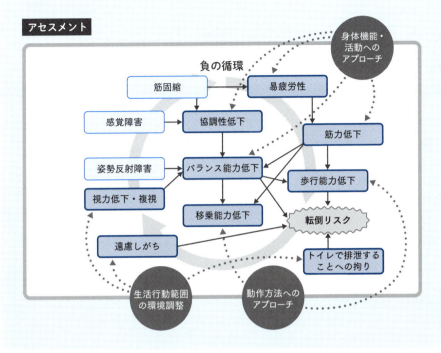

- 視力障害，易疲労性，筋力低下，錐体外路徴候，運動失調などの多様な因子によりバランス能力低下を招いている状態．機能障害に対するアプローチと同時に，適切かつ安全な動作練習・指導も行う．
- 遠慮しがちでナースコールを押さず，一人で勝手に歩いてトイレに行こうとする行為は，転倒リスクを高める要因となっている．
- トイレで排泄することへの強い拘りは，遠慮しがちな性格と相俟って転倒リスクを高めている．ベッド周囲の環境整備を行い，予防策を講じる．

神経症状の増悪（Uhthoff徴候）を回避するため着衣の工夫や空調管理を行う．易疲労性が強いため，歩行車などを併用し，負荷量を低く設定し，インターバル歩行トレーニングを行う．

バランス能力低下に対して

床上や座位でも実施可能なものがあれば，急性期から積極的に行う．立位でのバランストレーニングは平行棒内から開始し，動的な運動課題も積極的に取り入れていく．複視に伴う嘔気などの出現がないことを確認し，視覚遂行課題も併用する．両上肢支持のもと立位の状態から足底でボールを転がす運動は下肢の協調性向上および支持脚下肢の支持性向上に有効である．頭位変換を積極的に促す前庭リハは気分不快や嘔気の出現がない限りで積極的に行えるとよい．

自己管理能力の低下に対して

遠慮しがちでナースコールを押さないという本人の特徴を考慮し，病棟看護師と転倒予防策を講じる．離床センサー，衝撃吸収マットの導入を検討し，また，一人で移乗できないよう車椅子をベッドの近くに置かないなどの工夫も行う．

 ワンポイントアドバイス

- 疲労感は日内・日差変動を生じやすいためVisual Analogue Scaleなどを用いて疲労度を定期的に記録し，変化を捉えるとよい．
- Uhthoff徴候は，入浴によっても惹起されることから，高温入浴は避ける．

[阿部祐樹]

エビデンス

多発性硬化症では筋力トレーニングなどによって体温が上昇すると，神経症状の増悪（Uhthoff徴候）を生じさせる可能性が危惧されており，実施の際には注意が必要である[1]．一方で，積極的な筋力トレーニングは神経症状を増悪させることなくバランス能力の向上に効果を認めたという報告もある．また，過負荷の筋力増強トレーニングはoveruse weaknessを招くため，負荷量の設定には注意する必要があるが，積極的なレジスタンストレーニングは筋力，疲労，生活の質の改善に有効であると報告されている[2,3]．

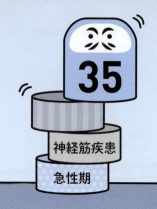

35 脊髄小脳変性症を有する高齢者における転倒予防

神経筋疾患／急性期

> **要点整理**
> ⚠ 脊髄小脳変性症 spinocerebellar degeneration (SCD) の病態特性を把握し，特に運動失調に対する介入を積極的に行い，転倒リスクの軽減を図る．
> ⚠ 退院後の生活を見据え，より具体的に安全な移動手段の検討および動作指導，ホームエクササイズ指導を行う．

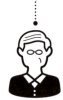

episode 65歳男性．約1年前よりふらつきやすさを自覚した．近医受診にて明らかな所見は見つからず，経過観察となった．その後，徐々にふらつきが増悪し，両下肢の突っ張り感と躓きやすさが出現したため，電車での通勤が困難な状態になった．前医からの紹介にて当院受診となり，同日より入院の運びとなり，翌日よりリハ開始となった．

📝 アセスメント

- 追視試験にて側方注視時に眼振出現．複視は認めないが，移乗動作時に眩暈の訴えあり．
- 感覚所見は正常．Romberg徴候は陰性．
- 筋緊張は Modified Ashworth Scale にて足関節背屈 2/2（Rt/Lt）と両側下腿三頭筋が亢進．
- 運動失調として，両下肢に中等度の測定過大，運動分解を認め，Mann 肢位は保持困難．
- Scale for the assessment and rating of ataxia (SARA) score 🚩 は12点．
- 粗大筋力として，握力（Rt/Lt）は42kg/38kg．MMT（Rt/Lt）は体幹3，下肢股関節周囲筋4/4，他5．
- バランス能力として，片脚立位は両側ともに困難．Berg Balance Scale は23点．
- 連続歩行距離はT字杖使用にて183mが限度，痙性により足部が床にすりやすい状況．
- 職業は経理でデスクワークが主体．定年退職後も再雇用にて仕事継続しており，早期復職の希望あり．通勤手段は電車．

介入

下肢の痙性に対して

　足関節の可動域の確保および痙性抑制を目的に下腿三頭筋に対してストレッチングを行う．静的ストレッチングのみならず，相反抑制の観点から拮抗筋の自動運動（足関節背屈運動）も併用するとよい．まだ痙性は比較的軽度であり，またぎ動作など足関節の背屈を強いられるような条件下での運動も行うとよい．

運動失調に伴うバランス能力の低下に対して

　体幹失調に対してはフレンケル体操や，リーチ運動課題などを利用した体幹エクササイズを行う．立位にて上肢支持のもと，バランスをとりながら足底でリズミカルにボールを前後に転がす運動やステッピングエクササイズなどの下肢の協調運動練習も行う．立ち上がりと歩きはじめの一連動作，歩行時の方向転換からの着座動作など生活場面で強いられるダイナミックな動作についても積極的に反復練習を行う🚩．

身体機能の維持に対して

　SCDは進行性の疾患であり，退院後の生活を見据えたかかわりが重要となる．

用語解説：SARA score

SCD患者に対する小脳性運動失調の評価スケール．歩行，立位，座位，言語障害，指追い試験，指鼻試験，手の回内外運動，踵すね試験の8項目から構成されており，40点満点で高値であれば運動失調が著しい状態であることを示す[1]．

70

35. 神経筋疾患 急性期

 思考過程

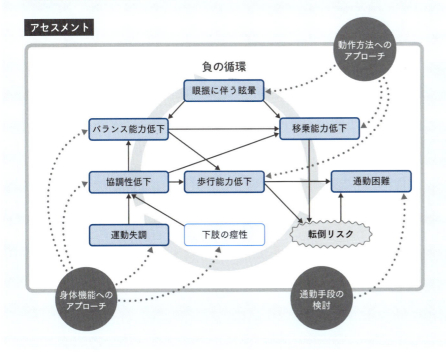

- 運動失調，下肢の痙性が協調性低下およびバランス能力の低下，移乗と歩行能力低下を招き，転倒リスクを高めている．
- 眼振に伴うめまいはバランス能力低下を招き歩行能力低下の要因となっている．また，移乗動作時の不安定性の要因ともなり，転倒リスクを高めている．
- 歩行能力低下が転倒リスクの増加を招き，さらに歩行持久性の低下が電車通勤を困難としている．
- アプローチは，身体機能（運動失調，協調性低下，バランス能力低下），動作練習（移乗・歩行能力低下），環境調整（歩行補助具や通勤手段）に分けられる．

退院後も身体活動量を確保できるか，また運動をいかに継続できるかがADL維持および転倒予防の観点からも非常に重要である．入院期間中から活動量の測定や自主トレーニングを行う機会を設け，習慣化を図ることができるとよい．

通勤手段の獲得に向けて

入院前は電車を利用し通勤されており，現状であれば歩行安定性および持久性に課題がある．疾患特性を踏まえ，歩行補助具を検討する．T字杖では安定性，持久性に課題を残すため，他の歩行補助具の使用も含め，実用的な歩行手段を検討する．さらに，電車を利用する場合，改札口でのICカードの扱い，階段やエスカレーターの利用，駅周囲や電車乗降車口の段差昇降などの応用動作が問題なく遂行することができるか具体的に評価し課題を明確にする．特に乗車時に周囲の人に配慮しながら座席に着座するまでの動作では最も不安定性を呈しやすく，注意が必要である．

 ワンポイントアドバイス

- SCD患者は歩行開始時や方向転換，静止立位の場面においても不安定性を呈しやすく，生活場面で想定しうる動作については徹底的に確認し，必要に応じて環境調整を行うとよい．進行疾患であることも考慮し，環境調整は今後の中期的な身体能力低下を見据えた設定を行えるとよい．

[阿部祐樹]

エビデンス

SCD患者に対するバランストレーニングはいくつかの報告でその有効性が検証されている．ステップ練習や静的・動的バランストレーニングなどの実施にてSARA scoreが有意な改善を認め，その後も効果が数週間持続し[2,3]，バランス能力の改善を認めたという報告がある[4]．眩暈や疲労度に応じて積極的に行えるとよい．

ワンポイントアドバイス

通勤の際の混雑時は，杖を用いていても周囲の人から気づかれにくい場合がある．衝突による転倒を回避することも考慮し，駅構内の移動ルートや休憩場所についても検討するとよい．ICカードをチャージする際や改札口で取り扱う際など，静止立位でも上肢支持がない場面においては不安定性を呈しやすく，転倒リスクが高い．ICカードを取り出す際の杖の取り扱い方，固定物への寄りかかり方など，ちょっとした動作方法を指導するだけでもリスクの軽減を図ることができる．

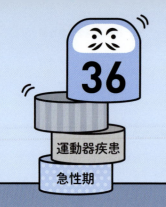

36 大腿骨頸部骨折（人工骨頭置換術後）患者における転倒予防
―術後早期からの介入―

> **要点整理**
> ⚠ 術後の離床遅延は機能回復を阻むため，なるべく早期から身体機能改善に向けた介入を行っていく．
> ⚠ 自宅環境を踏まえ，転倒予防に繋がる介入を行っていく．

episode 80歳代女性．要支援1．夫，息子夫婦と四人暮らし．受傷前のADLは自立していた．自宅でお茶を運んでいたところ，敷居に躓いて転倒し，左大腿骨頸部を骨折した．受傷2日後に左大腿骨人工骨頭置換術が施行され，術後翌日からリハビリ（理学療法，作業療法）が開始となった．術後2週で歩行器を使用して病棟内歩行が自立し，併せてトイレ動作が自立となった．今後は自宅退院に向け家屋の評価を行い，自宅環境での動作指導や必要性に応じて住宅改修を予定している．

アセスメント

- 患側股関節の屈曲，内転，内旋の複合動作は脱臼のリスクがあるため禁忌である．
- ここ数年，暗いところでは，目が見えづらくなってきたとの発言が聞かれている．
- 患側下肢筋力として，MMTは股関節屈曲，外転筋群が4レベル．膝伸展筋力は0.75Nm/kg．
- 患側下肢の周径は大腿部，下腿部ともに健側と比較して3cmほど大きく，浮腫が認められる．
- 患側下肢のバランス能力としてBerg Balance Scale（BBS）は34点．
- 患側下肢の疼痛は動作時，荷重時ともに軽度認められた．
- 歩行能力は歩行器を使用して屋内自立．T字杖を使用した歩行は近位監視レベルで連続40m．
- 5cmほどの段差昇降時などで，「転ぶのではないかと不安になる」との発言が聞かれている．
- 病棟生活は，入浴時の洗体動作のみ看護師が一部介助している．その他は自立している．
- 自宅は，廊下から居室に入る際などに高さ5cmの敷居がある．

介入

介入時期に対して

術後のリハビリは医師の指示を確認し，可能な限り術後翌日から開始する．内容は病室での関節可動域練習や患肢荷重，車椅子乗車練習である．

> **エビデンス**
> 大腿骨頸部骨折術後のリハビリにおいて，離床の遅延はその後の身体機能改善や生存率に影響すると報告されている[1]．

脱臼に対して

患側股関節の屈曲，内転，内旋の複合動作は脱臼のリスクがあり禁忌である．日常生活では，無意識のうちに禁忌動作をとってしまうこともあるため，禁忌動作に配慮した動作方法を提案する．本症例においては，起居時に側臥位をとらずに長座位をとった後でベッドから足を下ろすこと，靴を履く際は患側股関節を外旋位に保ったまま動作を行うことを指導する．

下肢筋力，バランス能力，疼痛に対して

術後2日目より下肢筋力トレーニング，バランス練習，歩行練習を行う．本症例において筋力トレーニングは，弱化した外転筋群に対する自動運動や抵抗運動，バランス練習は荷重練習を含めた重心移動を実施する．

> **エビデンス**
> 大腿骨頸部骨折術後のリハビリにおいて，大腿四頭筋の筋力強化練習やバランス能力に特化した練習が術後の移動能力に影響を与えたとの報告が散見されるものの，最良の運動プログラムの確立は今までのところ不十分である[2〜5]．

思考過程

アセスメント

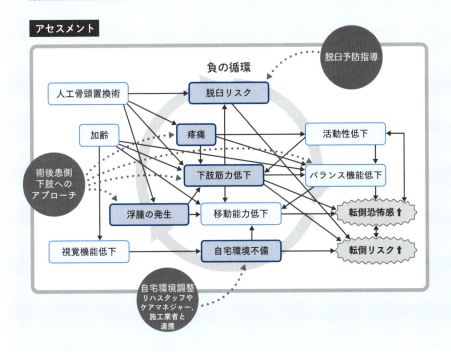

- 術後の筋力低下や患側下肢の浮腫は移動能力低下やバランス機能低下に繋がり、転倒恐怖感を高めるとともに転倒リスクを高める.
- 人工骨頭が脱臼してしまうと下肢の支持性がなくなり、転倒に至ることもある.
- 視覚機能の低下は、特に暗所で段差や床面の状況認識がし難くなることにより転倒リスクを高める.
- 介入としては、術後の患側下肢へのアプローチ（筋力・バランス向上、浮腫管理）だけでなく、脱臼リスクに対して日常生活動作指導を行うことで活動性を高め、移動能力の低下を防ぐ. また、退院に向けてはリハスタッフやケアマネジャー、施工業者などの他の専門職と連携を図りながら屋内外の段差昇降を中心に家屋環境を整える必要がある.

浮腫に対して

患側下肢の浮腫に関しては、メドマーなどを使用して浮腫の軽減に努める. また、患側下肢の自動運動は浮腫を軽減させる効果があるため、リハビリ以外の時間にベッド上でできる運動を指導する.

病室内の環境について

病室内の環境について、病棟看護師と相談しながら病室設備の配置を調整する. 本症例については、立ち上がりやすい高さにベッド高を調節するとともにL字柵を設置して立ち上がり時に身体を支えられるようにする. また、ティッシュなどの物品は座位の状態で手の届く位置に配置するよう心がける.

家屋環境に対して

自宅環境を聴取し、模擬的な環境を作り動作練習を実施する. 特に転倒の要因となった動作に対する練習は重要である. 本症例ではお茶を運ぶ際に敷居に躓いたため、同様の環境で反復的に練習する. また、敷居は蛍光テープで段差を目立たせるなどの環境調整も必要性に応じて実施する.

ワンポイントアドバイス

- 転倒の要因となった動作はできるだけ具体的に情報収集し、身体機能の改善のみならず、環境調整も検討しながら再転倒の予防に努める.
- 術後の日常生活動作には脱臼のリスクの高い動作が多いため、脱臼防止の動作指導は徹底して行う.

[筧　智裕]

エビデンス

病院内における転倒発生場所は病室ベッド周囲が最も多いとされている. 病室ベッド周囲の環境調整が転倒率を減少させるとのエビデンスは示されていないが、患者個々の状態に応じたベッド周囲環境の調整は重要である[6,7].

ワンポイントアドバイス

高齢者では視覚機能が低下するといわれ、コントラストや明暗が認知されにくい. 自宅環境では、敷居などちょっとした段差に躓いて転倒する例も少なくないため、段差がはっきりとわかるようにするなどの指導が必要である.

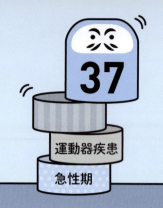

37 長期の免荷期間を要した大腿骨近位部骨折患者における転倒予防

運動器疾患 / 急性期

> **要点整理**
> ⚠ 免荷期間でも，医師からの指示を確認したうえで関節可動域練習や筋力トレーニングを実施し，身体機能低下を最小限に留めることで転倒予防に繋がる．
> ⚠ 免荷期間に伴う不活動が引き起こす低栄養なども考慮して介入する．

episode 60歳代男性．介護保険は未申請．妻，息子家族と5人暮らし．受傷前のADLは自立していた．自宅近くの路上で転倒し，右大腿骨転子部を骨折した．主治医と本人で今後の治療方針を話し合い，手術は行わず保存的加療で進めることとなった．入院翌日よりリハビリ（理学療法，作業療法）を開始したが，主治医からは，受傷後3週間はベッド上安静，受傷後4週目から車椅子乗車および患側股関節の関節可動域練習を開始，受傷後6週目から全荷重開始との指示があった．

📋 アセスメント（受傷後6週目）

- ✓ 3週間のベッド上安静によって，食欲は減退し，約4kgの体重減少（減少後BMI：19.0）がみられた．
- ✓ 両上肢の筋力に著明な低下はみられなかったが，健側下肢の筋力は股関節屈曲，外転ともにMMT 4レベル，患側下肢の筋力は股関節屈曲，外転筋群ともにMMT 3レベルと低下がみられた．
- ✓ 動作時および荷重時には骨折部に軽度の疼痛がある．
- ✓ 全般的認知機能としてMini Mental State Examination（MMSE）は26点．
- ✓ バランス能力としてBerg Balance Scale（BBS）は22点．
- ✓ 動作能力として，起き上がりは自力で可能であるが，立ち上がりは手すりを使用して軽介助である．
- ✓ 歩行は車輪つき歩行器を使用して連続10mほど可能であるが，歩行器を支える介助が必要であり，転倒に対して恐怖感も抱いている．
- ✓ 病棟での日常生活は，車椅子やトイレなどの移乗時に時折身体を軽く支える介助が必要であった．

🏃 介入

患側下肢機能に対して

免荷期間中に関しては，医師から関節可動域練習（自動運動もしくは他動運動）や筋力トレーニングの開始の許可がされれば，患側下肢機能に対する介入を開始する．本症例は，医師より関節可動域練習，股関節周囲筋の筋力強化は受傷4週後より開始との指示があった．具体的には，患肢の動作痛を確認したうえで患側股関節の屈曲や外転などの自動運動を実施する．

患側下肢の荷重開始となる受傷6週目からは，両下肢支持下でのバランス練習や歩行練習を開始する．なお，それぞれの練習は荷重時痛や疲労度を考慮したうえで，負荷量や実施時間などを段階的に決めていく ．

疼痛コントロールに対して

医師から消炎鎮痛薬が処方されている場合，病棟看護師と相談してリハビリを実施する前に服用する．消炎鎮痛薬を服用してリハビリを実施することで，疼痛を比較的抑えた状態でトレーニングをすることができる．服用する時間はリハビ

> **エビデンス**
> 大腿骨頚部骨折後の入院患者に対するリハビリにおいて，患側股関節周囲の非荷重運動は，患側荷重運動と比較して，その後の筋力，バランス，歩行に同様の効果が得られることが報告されている[1]．

思考過程

アセスメント

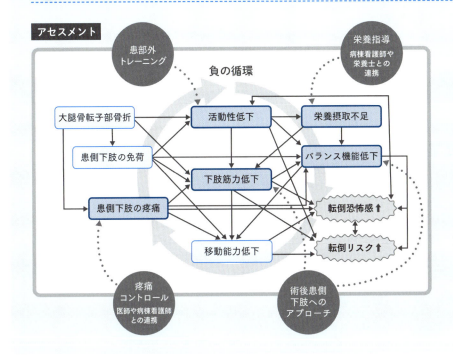

負の循環

- 患側下肢の免荷期間はベッド上安静を強いられることにより直接的な下肢筋力低下を引き起こしたり，食欲減退に伴う栄養摂取不足から二次的な筋力低下も引き起こしたりすることになる．
- 下肢筋力低下や疼痛はバランス機能低下や移動能力を介して，転倒恐怖感を高めるとともに転倒リスクを高める．
- 介入としては，免荷期間でも患部外トレーニングを積極的に行い，身体機能の低下を最小限に留めるよう配慮する．また，疼痛コントロールや不活動に伴う栄養摂取不良に対し，医師，病棟看護師，管理栄養士などと相談して十分な指導を行う必要がある．

リを実施する30〜60分前が望ましい．

患部外トレーニングに対して

患部外トレーニングは，介入早期より積極的に開始する．具体的には，健側股関節に対するレジスタンストレーニングや上肢に対する握力強化訓練を実施し，車椅子乗車が許可となる受傷3週後からはプッシュアップ動作や健側下肢のバランス練習なども追加して実施する．可能であれば，松葉杖を用いた歩行の練習も取り入れていく．

栄養摂取に関して

臥床傾向により食欲が減退しており，全量摂取が困難な場合には病棟看護師や管理栄養士と相談し，ゼリーなどを用いて効率的にアミノ酸や糖質を摂取するとともに，主菜も意識して摂取するように心がける．

ワンポイントアドバイス

- 介入内容に制限がある期間でも，健側下肢や両上肢など患部外のトレーニングを積極的に行うことで，よりスムーズな機能再獲得に繋がる．
- 免荷期間でも，松葉杖を使用した歩行など移動可能な方法を検討することで不活動状態の軽減に繋げる．
- 不活動状態で食欲が乏しい時は，アミノ酸や糖質，たんぱく質を効率よく摂取できる方法を管理栄養士と検討する．

［筧　智裕］

エビデンス

骨折の疼痛コントロールに対する薬物療法は，本邦ではロキソプロフェンナトリウムなどの非ステロイド性鎮痛消炎薬（NSAIDs）が用いられることが多い．ロキソプロフェンナトリウムの最高血中濃度到達時間（tmax）は平均0.63時間（38分）との報告がある．しかしながら，NSAIDsの長期的な服用は骨吸収を促進するとの報告も散見されるため，医師の指示を確認しながら進める必要がある[2, 3]．

ワンポイントアドバイス

免荷期間中の立ち上がりや移乗は，一側下肢で行わなければならないため，上肢での支持が必須である．そのため，健側下肢のみならず，上肢の筋力を強化することは重要であり，その後の歩行や車椅子の移乗の際により安定した動作の獲得に繋がる．

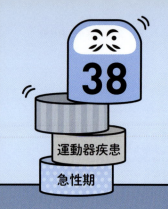

38 認知症を有する大腿骨近位部骨折患者における転倒予防

運動器疾患／急性期

> **要点整理**
> ⚠ 認知症を有する患者の行動特性を理解し、転倒の危険性がより低い方法を検討する．
> ⚠ 認知症を有する患者の転倒予防には、病院に在籍するさまざまな職種のスタッフや家族が情報を共有し、多角的な援助が必要である．

episode 80歳代男性．要介護2．妻と二人暮らし．受傷前のADLは自立していたが，会話内容に時折つじつまの合わないことが増えた．自宅トイレで転倒し，右大腿骨転子部を骨折した．受傷2日後に観血的整復固定術（γ-nail）が施行され，術後翌日よりリハビリ（理学療法，作業療法）が開始された．術後4週で歩行器歩行が可能となったが，やや安定性に欠け，病棟スタッフの付き添いが必要であった．なお術後2週間の間に車椅子への移乗に介助が必要な時期に一人で乗り移ろうとして，看護師に呼び止められたことが複数回あった．今後は自宅退院に向け家屋の評価を行い，自宅環境での動作指導や必要性に応じて住宅改修を予定している．

📋 アセスメント（術後2週）

✓ 患側下肢筋力として，MMTは股関節屈曲，外転筋群が4レベル．膝伸展筋力は0.3Nm/kg．
✓ 患側下肢のバランス能力としてBerg Balance Scale (BBS) は22点．
✓ Mini-Mental State Examination (MMSE) は19/30点．
✓ 歩行能力は歩行器を使用しているが、両上肢で体重を支える割合が多いため、やや不安定となり付き添いが必要である．T字杖を使用した歩行は軽介助レベルで連続10m程度である．
✓ 病棟での日常生活動作は、トイレや着替えに口頭指示が必要であるが直接的な介助は行っていない．
✓ 昼夜を問わず、時折一人で起き上がり、ベッドから降りるなど安静度が守られないことがある．
✓ 自宅環境として、妻がおり、本症例が日中独居になることはない．入院前は布団を使用していた．

用語解説：Mini-Mental State Examination (MMSE)

MMSEは認知機能の指標である．記憶、見当識、計算、語想起、構成概念などをスクリーニング的に検査する．なお、MMSEは30点を満点とし、一般的には24点未満が認知機能低下と定義されている[1]．

エビデンス

大腿骨近位部骨折患者における術後の個別的なリハビリは、認知機能低下を呈した患者でも、歩行能力や日常生活活動能力の向上に寄与するとされ、リハプログラムから除外すべきではないとの見解が示されている[2]．

介入

下肢筋力、バランス能力に対して

下肢筋力トレーニング、バランス練習、歩行練習を行う．本症例に対して筋力トレーニングは、セラピストが横につき、動作模倣をする形で自動運動を中心に行う．認知症のため自主トレーニングが難しく、予想できない行動をとる可能性もあるため、すぐに対応できるよう個別対応をとって実施する．

歩行補助具の選定に対して

歩行補助具は患者の行動特性を理解して選定する．本症例は車椅子への移乗が自立していない時期に、ナースコールが押せず一人で乗り移ろうとしたことが複数回あった．車椅子の移乗はブレーキをかけ忘れることなどにより、操作が習熟していないと転倒に繋がる可能性が非常に高い．そのため車椅子は使用せず、車輪つき歩行器を用いて病棟スタッフからの声かけを徹底するようにした．

認知症に対する多角的リハ

認知症状は場所、時間、相手などによって大きく変化する．病院に在籍する

38. 運動器疾患　急性期

思考過程

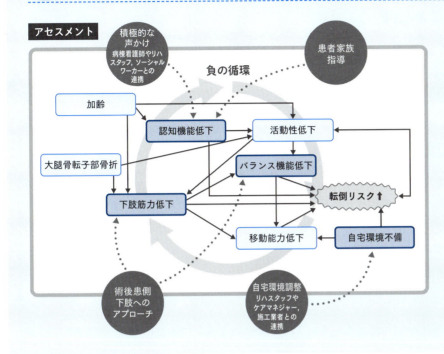

- 術後の筋力低下は移動能力低下やバランス機能低下に繋がり，転倒リスクを高める．
- 認知機能低下は注意散漫さや危険認識不足から転倒リスクを高める．また，意欲低下から筋力，バランス能力低下を招き，結果的に転倒リスクを高める．
- 介入としては，術後の患側下肢へのアプローチ（筋力・バランス向上，浮腫管理）だけでなく，病院に在籍する多くの職種が互いに情報を共有し，患者個々の特性に応じて多角的に対応することが重要である．また退院後，在宅生活へスムーズに移行するためにも，患者家族へ認知機能低下に対する情報提供や対応方法を提案する必要がある．

多くの職種が互いに情報を共有し，個々の特性を理解したうえで対応に臨むことが必要である．本症例は，軽度の記憶障害と見当識障害を有し，一人で動き出してしまう場面が多々みられた．抑制帯など身体拘束も検討されたが，身体拘束はかえって認知症状を増悪してしまうことも多い．そのため，病室はナースステーションから監視しやすい場所に配置し，行動抑制はせずに積極的な声かけするなど環境を調整するとともに，本人の欲求に合わせて歩行練習を実施する🚩．

患者家族，自宅環境に対して

患者家族が患者本人の認知機能低下に対して理解を深めるために，病棟での行動の特徴を患者家族に説明する．また，患者の行動を抑制することはかえって認知機能低下を招くことに繋がる可能性もあるため，極端な抑制はせずに患者の行動に注意するよう提案する．自宅環境では，布団から立ち上がることが困難であるため，ベッドの導入を勧め，居間から見える位置に配置するよう提案する．

ワンポイントアドバイス

- 車椅子の操作に関連した転倒は非常に多いため，認知機能を考慮して移動方法を検討する必要がある．
- 認知症を有する患者に対して声かけや行動の観察を行いやすいように，部屋の配置はナースステーションの近くにすると良い．

[筧　智裕]

エビデンス

多角的リハ multidisciplinary rehabilitation は軽度・中等度の認知症を有する患者に有効とされている．しかしながら，歩行能力や活動性に対する介入の効果としては，有効視する報告もあるが，一定の見解は得られていない[3~5]．

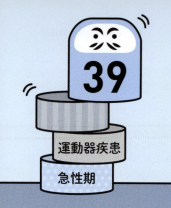

39 重度の円背を有する大腿骨近位部骨折患者における転倒予防

運動器疾患 / 急性期

> **要点整理**
> ⚠ 術後のリハ介入では，ベッド上安静の時期から廃用症候群の予防が必要となる．そのため，早期より離床を目的に介入することが必要である．
> ⚠ 術後は，術側の下肢筋力が低下することで，立ち上がり・移乗時の膝折れによる転倒に注意が必要である．

episode 87歳女性．平成〇年×月△日自宅にて食器を運んでいる際につまずき転倒，受傷した．診断名は左大腿骨頸部骨折であり，△＋1日手術目的で当院に入院した．△＋2日，人工骨頭置換術を施行した．荷重制限はなく，術後翌日より離床開始し，ROM練習，筋力強化練習，早期の荷重練習を開始．痛みの訴えが強く，起きることを拒否する場面もあった．

アセスメント

✓ 身体機能面として
疼痛検査(Numerical Rating Scale：NRS)：安静時より術創部にあり，NRS 7．動作時 NRS 9．
関節可動域検査(Range Of Motion：ROM)：左股関節屈曲20°，伸展−10°，外転5°，膝関節屈曲25°，伸展0°．右股関節・膝関節には制限なし．

✓ 筋力検査(Manual Muscle Test：MMT)：股関節伸展左2・右3，外転左1・右2，膝関節伸展左2・右4．

✓ 動作能力として，寝返りから端座位まで中等度介助，立ち上がりや移乗動作でも同様に疼痛を回避するように殿部が後方へ引け，方向転換時に膝折れをする場面があり，重度の介助が必要であった．座位・立位姿勢から，脊椎の後弯が強く円背姿勢(wall-occiput distance：WOD) WOD では30cmであった．

✓ バランス能力として，立位保持は重度であり，後方へふらつく場面がみられていた．
歩行能力は，平行棒内1往復程度，両上肢優位であり，左下肢荷重時に疼痛回避動作と膝折れがあり，重度介助であった．

✓ 認知機能面(Mini-Mental State Examination：MMSE)として，MMSE 28点であった．

介入

疼痛コントロールについて
　手術中より鎮痛剤を投与し，疼痛コントロールする．炎症所見に対し，アイスパックを使用した．また，周辺部位の筋の緊張を抑制するために，リラクゼーションや足底をベッドに接地した状態で，膝・股関節屈曲方向への関節可動域練習を実施した．抵抗量としては，本人の痛みへの恐怖心を考慮し，自分のペースで動かせるように自動運動から開始し，本人の様子をみながら自動介助運動に切り替えて実施した．

筋力強化について
　術後早期より離床を促し，左下肢への荷重を行った．疼痛回避により，左への荷重が不十分となるため，マット上でも大殿筋・中殿筋・大腿四頭筋の筋力強化練習を進め，抵抗量は自動介助運動から徐々に抵抗運動へ変更した．また，重度の円背に対しては，腰背部の筋力強化を実施した．

用語解説：wall-occiput distance（以下WOD）

WODは被験者に，踵部，背部，背中を壁に接して，耳介と眼を結ぶラインが水平となるように直立をとらせ，検者が壁から後頭隆起までの距離を測定．WODは0.5cm単位で測定するが，後頭隆起が壁に接していることができない時(WOD 0.5cm以上)を円背と判定する[1]．

39. 運動器疾患　急性期

思考過程

アセスメント

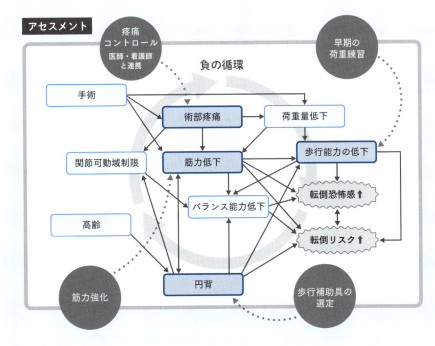

- 手術により，術部の疼痛，荷重量低下や筋力低下から転倒リスクが高まっている．
- ベッド上で過ごす時間が増え，二次的に廃用症候群となり転倒の危険性を高める可能性がある．
- 重度の円背により，後方へのバランスが低下し，転倒のリスクを高める要因となっている．
- 介入としては，疼痛コントロールに加え，術側下肢の筋力向上，残存能力の維持向上を目的に筋力強化を実施する．また疼痛や転倒恐怖感が強くなることにより，術側の荷重量が減少することで歩行能力の低下を引き起こすことが考えられる．そのため，術後早期より荷重練習を実施し，転倒恐怖感を減少させることが必要である．

早期の荷重練習

　早期より，平行棒内歩行練習を開始した．痛みや恐怖心により，術側への荷重が不十分なことや荷重時の膝折れに対しては，立位練習やステップ練習にて徐々に荷重を行う．また痛みへの恐怖心が強い症例に対しては，どのような動き，どのような動作をすると痛みが出現するのかを，本人に理解してもらうことが重要である🔽．

歩行補助具の選定について

　円背により，歩行時のバランスの崩れによる転倒の危険性がある．歩行器使用により支持基底面が広がり安定性の向上が図れる．また，円背が軽減しアライメントが修正され，殿部への筋出力の向上につながると考えている🔽．

ワンポイントアドバイス

- 疼痛コントロールにて，疼痛を抑制することができ，早期より荷重練習や歩行練習を実施し，回復を早めることができる．
- 重度の円背患者では，バランス機能や歩行能力の低下があるため，身体機能面の改善を図るだけでなく，歩行器などの環境設定も含めた転倒予防が効果的である．

［田口涼太］

エビデンス

ガイドラインでは，セメント使用あるいは良好なプレスフィット固定ができたセメント非使用の人工骨頭置換術では早期全荷重を推奨するとされている[2]．術後早期の荷重（早期荷重とは術後3日以内の全荷重を示す）により，股関節伸展筋力やバランス機能の向上を認め，術後4ヵ月には約36％が歩行自立となる[3]．また荷重開始を早期に行うことにより，自宅復帰も多く，入院期間の減少も報告されている[4]．

エビデンス

円背姿勢は，年齢が同じ正常女性よりも，股関節でのバランス戦略（ヒップストラテジー）をとり，重心の揺れが大きいことがいわれている[5]．

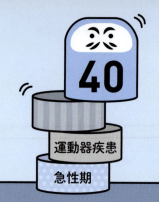

40 人工股関節全置換術後症例における転倒予防
―早期退院に向けての対応―

要点整理
- ⚠ 早期退院に向けて，安定した杖歩行，階段昇降動作の獲得を目標に介入する．
- ⚠ 動作能力低下の要因を明らかにし，適切な介入を行うことで，転倒予防につなげる．

episode 60歳女性．〇年×月に右変形性股関節症のため，右人工股関節全置換術を施行した．この患者は，5年前から変形性股関節症を発症し，鼠径部痛を呈しながら日常生活を過ごしていた．加えて，排泄機能低下により頻尿であり，排泄回数は多いと訴えていた．
　手術翌日より，リハビリを開始した．経過は順調であったが，術後3日目のトイレ移動中（歩行器歩行）にバランスを崩し転倒した．転倒による外傷はなく，術後1週で歩行器歩行が自立した．現在，歩行中には術側下肢が非術側下肢に比べ長く感じると訴えがあった．

📋 アセスメント
- ✓ せっかちな性格であり，指示を出す前に動いてしまう傾向にあった．
- ✓ 医師情報より，術側股関節の過度な屈曲，内転，内旋位が，股関節の脱臼肢位となる．
- ✓ 看護師情報から，術後3日目の転倒は，トイレへの移動中に排泄に間に合わないかと焦ってしまい，バランスを崩したために起こった．
- ✓ 術側股外転筋力低下（MMT：2），体幹筋力（MMT：2）．
- ✓ 術側の腸骨稜が非術側に比べて下がっていることから，骨盤のアライメント不良による見かけ上の脚長差を生じている．
- ✓ 術側の腸脛靱帯，大腿直筋の短縮あり．
- ✓ 歩行練習中に，術側股関節の荷重時痛の訴えあり（VAS：4/10）．
- ✓ 歩行時に，術側股関節外転位での歩容がみられる．
- ✓ functional balance scale：36点．病棟内歩行移動に見守りを要する．
- ✓ 歩行練習，階段練習中に転倒恐怖感の訴えあり．

エビデンス
人工股関節全置換術後早期における股関節周囲筋への筋力強化トレーニングは，システマティックレビューにより身体機能改善に効果があるといわれており，疼痛に応じてトレーニングを実施する[1]．また，筋力強化トレーニングと徒手療法を併用した介入が，見かけ上の脚長差や疼痛に効果があると報告されている[2]．

エビデンス
歩行やバランス機能に特化したトレーニングは，介入研究により歩行能力や筋力の改善に効果があると報告されている[3]．

 ## 介入

筋力強化トレーニングと徒手療法について
　早期より疼痛に応じて下肢・体幹に対して筋力強化トレーニングを実施する．また，体幹と下肢を協調させた術側への荷重トレーニングと，股関節周囲筋の伸張性改善を目的とした徒手療法を併用することで見かけ上の脚長差の改善を図る🚩．

運動療法について
　動作能力改善を目的に，バランス機能や異常歩容に介入する．介入時には転倒の危険性があるため，必ず安全な環境を設定して実施する🚩．

40. 運動器疾患　急性期

 思考過程

アセスメント

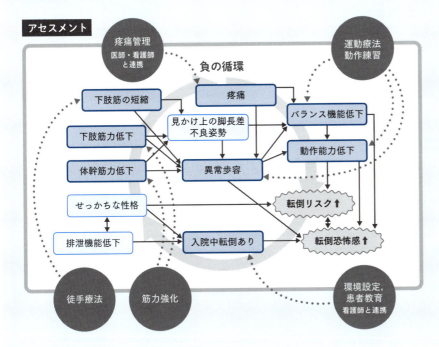

- せっかちな性格が，拙劣な動作を生み出し，転倒リスクを高める．
- 術後3日目に転倒を経験したことから，転倒恐怖感を高めるとともに，転倒リスクを高める．
- 異常歩容やバランス機能低下をきたすことで，転倒リスクや転倒恐怖感を高める．
- 見かけ上の脚長差や不良姿勢により，バランス機能低下を生じさせ，転倒恐怖感を高める．
- 疼痛により逃避動作を生じることで，転倒リスクを高める．
- 介入は，下肢・体幹の機能障害への徒手療法や筋力強化，異常歩容やバランス機能，動作能力低下への運動療法や動作練習を行う．また，医師や看護師と連携し，疼痛管理と病棟内の環境設定を行う．

動作練習について

早期退院に向けて，安全な杖歩行動作と階段昇降動作などを獲得する．動作指導する際には，股関節の脱臼肢位を考慮して指導内容を決める(図1)．

疼痛管理について

多職種で情報交換を行い，疼痛管理を実施する(アイシング・下肢挙上・鎮痛薬の調整など)．

環境設定・患者教育について

環境設定は，病棟看護師と相談し，病室をトイレに近い場所に変更する．

患者教育は，術前から開始し，安全動作や危険動作を指導する．また，せっかちな性格を持つ患者に対して，一つの動作ごとに指示を出し，動作の順序や方法を指導する．次第に，患者が動作を覚え始めたら，指示を減らしていき，最終的に指示がなく安全に動作可能であるか確認する．

 ワンポイントアドバイス

- せっかちな性格を持つ患者には，患者教育をわかりやすく丁寧に行う．
- クリニカルパスで設定された入院期間を考慮し，退院に向けた安全な動作を獲得できるように介入を行う．

[田中友也]

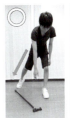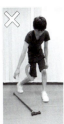

図1 脱臼肢位を考慮した動作指導(例：床の物を拾う動作)
床の物を拾う動作では，術側股関節を伸展・外転位にさせて行う．術側股関節が過剰な屈曲・内転・内旋位をとらないよう注意する．

エビデンス

トイレ内での動作，トイレまでの移動中に転倒発生が多いと報告されている[4]．そのため，看護師と連携し，トイレ動作が安全に行えるか評価する．

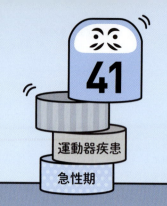

41 人工膝関節全置換術後症例における転倒予防
―術後早期離床から院内歩行移動獲得まで―

要点整理
⚠ 早期離床から院内歩行移動を獲得するために，術後の身体状態を把握しながら，介入を行う．
⚠ 多職種での情報交換を行い，転倒の予防を図る．

episode 75歳女性．○年×月に右変形性膝関節症のため，右人工膝関節全置換術を施行した．この患者は，10年前より変形性膝関節症と診断され，膝痛を呈しながら日常生活を過ごしていた．過去1年以内には，数回の転倒歴があった．術前評価では，杖歩行は自立しているが，バランス能力の低下をきたしており，転倒を起こしやすい身体状態であった．

手術翌日より，早期離床と歩行器歩行移動獲得を目標にリハビリを開始した．手術後は，鎮痛目的である大腿神経カテーテルや尿道カテーテル，点滴などのライン類がつながっている．また，術後の血液データで，ヘモグロビンや赤血球数の数値が術前と比べ低下していた．

📝 アセスメント

- カルテ情報から，術前と比較しヘモグロビンの数値が低下していること（術前13.1g/dl→術後1日目10.8g/dl）や，水分のin-outバランスより尿量が減少していることから，循環血液量の低下が考えられた．そのため，起立性低血圧の症状を起こす可能性がある．
- 看護師情報から，術直後より嘔吐とめまいの訴えが止まらなかったが，経過とともに症状は改善傾向にある．また，術前と比べ，血圧の低下がみられる．
- 患者との意思疎通は可能であり，介入者からの指示も理解している．
- 足関節底背屈，母趾伸展の自動運動は可能であり，腓骨神経の固有領域の感覚も正常であることから，腓骨神経麻痺🏴の症状はみられない．
- 術側膝関節に安静時痛の訴えはないが，動作時痛の訴えあり（VAS：5/10）．
- 右大腿部前面の触覚鈍麻（術側下肢／非術側下肢：7/10）と膝伸展筋力低下（MMT：1）がみられる．

 介入

運動療法について
術後早期では，疼痛や腫脹による関節原生筋抑制によって，膝伸展筋力低下を引き起こす．この問題に対して，神経筋電気刺激を併用して運動療法を行うことで，運動単位の発火を促通させ，膝伸展筋力の改善を図る🏴．

ベッドサイドでのケア
術後早期では，手術侵襲により急性炎症を引き起こす．炎症症状に対して，アイシング，圧迫，下肢挙上を十分に行い，症状の改善を図る．さらに，看護師と連携し，継続したベッドサイドでのケアを行う．

段階的な離床とバイタルサインの測定について
離床を行う際には，バイタルサインを測定し，循環動態の変動を把握しながら，ギャッジアップ→端座位→立位→歩行のように順に離床を進めていく🏴．

用語解説：腓骨神経麻痺
腓骨頭部で神経が長時間圧迫されることにより発生する．主な症状は，腓骨神経固有領域の知覚異常，母趾伸展筋力低下，放散痛である．

エビデンス
人工膝関節全置換術後早期における神経筋電気刺激の効果は，介入研究により効果があると報告されている[1]．

41. 運動器疾患　急性期

思考過程

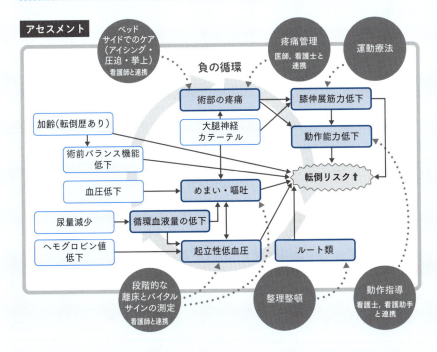

- 術前の転倒歴や身体機能低下は，術後の回復に影響を与えるため，転倒リスクを高める．
- 大腿神経カテーテルは，疼痛管理のために行われるが，嘔吐やめまいを引き起こすことや，膝伸展筋力を抑制し，荷重時に膝折れを引き起こすことで，転倒リスクを高める．
- 術後の疼痛は，膝伸展筋力を抑制することや，動作時の疼痛逃避動作を引き起こすことから転倒リスクを高める．
- 多くのルート類が乱雑した状態で，離床を行うと，テーブルや柵などに引っかかる可能性があるため，転倒リスクにつながる．
- 循環動態の変動により起立性低血圧を招き，転倒リスクを高める．
- 早期離床の介入は，多職種の連携のもと，疼痛管理，段階的な離床，ベッドサイドでのケア，動作指導が行われる．

動作指導について
　安全な疼痛回避動作の指導と歩行動作を指導する．また，看護師や看護助手とも連携し，医療スタッフが統一した動作方法を病棟でも指導する．
疼痛管理について
　強い疼痛によって逃避動作を生じることで，動作中にバランスを崩す可能性がある．そのため，多職種で情報交換を行い，鎮痛薬の調節やベッドサイドでのケアを含めた疼痛管理を行う．
ルート類の整理整頓について
　術後は，大腿神経カテーテル，尿道カテーテル，点滴，心電図モニターなどが患者につながっており，それらがベッド周りの柵やテーブルに引っかからないように整理する．

ワンポイントアドバイス

- 患者は手術に対して多くの不安を抱きやすい．そのため，術前や離床開始する際には，十分な説明と同意のもと進めていく．
- 患者の身体状態が変化しやすい時期のため，必ず情報収集を行う．

[田中友也]

エビデンス

収縮期血圧が30mmHg以上低下や自覚症状(めまい，嘔吐)の訴えがあれば，離床を終了または休憩する．また，自覚症状の訴えがなくても，収縮期血圧が20mmHg以上低下している場合，起立性低血圧を起こしている可能性があるので注意する[2]．

エビデンス

多数のルートは，長さやその位置関係を把握して，離床と歩行動作練習を行う．また，できる限りルート類を減らした方が管理しやすくなる．

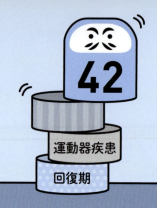

42 大腿切断患者における転倒予防
―回復期の対応を中心に―

要点整理
⚠ 身体機能の改善と義足のアライメント調整により転倒を予防し，大腿義足での病棟内歩行自立を目標に介入する．
⚠ 回復期病棟入院中から患者教育を行うことで，義足の管理や装着方法を習慣づけさせることが重要である．

episode 57歳女性．X月Y日に交通外傷により右大腿切断術施行された．Y＋30日，義足歩行の獲得を目標に回復期リハ病棟へ転棟となる．入院から30日（切断術後60日）は，断端形成と筋力強化を図った．断端形成後，練習用義足を採型し，義足装着練習，荷重練習，歩行練習を平行棒内から開始した．次に，病棟内での平行棒歩行の自主トレを開始したが，膝折れを起こすことが多く，転倒の危険性を認めた．また，義足装着に不慣れであり，安全に荷重できる位置に義足が装着できないことも転倒リスクを高めていた．そこで，義足装着方法の確立，筋力強化，義足アライメント🟦の調整を行い，安全な義足歩行の獲得を目標に介入した．

📝 アセスメント

✓ 身体機能　関節可動域　右股関節：伸展10°，屈曲90°，外転40°，内転20°．
　　　　　　　　　　左下肢および両側上肢には可動域制限なし．
　　　　　筋力（MMT）　右下肢 Grade 3，左下肢 Grade 4，（握力）右21 kgf／左19 kgf．
✓ バランス能力：非切断側片脚立位保持：10秒，ホッピング：3回．
✓ 動作能力：両松葉杖にて病棟内自立しているが，バランス不良による不安感がありトイレや食事など病棟での日常生活では車椅子で移動していることが多い．
✓ 義足：シリコンライナー式で，キャッチピンを使用してライナーと義足を連結させるタイプ．
　　　　膝継手：多軸膝継手（Ottobock社：3R-106），足継手：単軸足部．
✓ 義足装着：シリコンライナー装着時にキャッチピンの向きと大腿軸が不一致となり，立位で足部が回旋するなど安全に荷重できる位置で義足が装着できないことも転倒リスクの要因であった．

 介入

切断側筋力低下に対して
　セラバンドを用いた自主トレーニングを指導し，切断側の筋力強化を図る．股関節伸展筋力は，歩行時の立脚初期での膝継手の随意制御に必要であり，筋力の強化と股関節伸展可動域の維持・拡大を目的に腹臥位で練習する．また，股関節外転筋力の低下は立脚期に側方への不安定性につながり，転倒のリスクとなる．そのため，側臥位での筋力強化を図る．

筋力低下，バランス能力低下に対して
　ベッドサイドでの筋力強化運動を切断側だけでなく，非切断側についても同様に図ることが重要である．本症例は，両側松葉杖で病棟内自立しているが，日常生活では車椅子を使用していることが多く，非切断側の下肢筋力やバランス能力の低下，切断側の股関節屈曲拘縮につながる可能性が高かった．そこで，より安定性の高いpick up歩行器を導入し，トイレや食堂までの移動を実施した．🟦

エビデンス
義足歩行の獲得には前後方向だけでなく，切断側，健側方向へのスムーズな重心移動能力や義足側での片脚立位保持能力が必要となる[1,2]．また，Wongら[3]は，下肢切断患者の歩行能力に対する運動の影響を調べたシステマティックレビューで，筋力強化，バランス訓練，歩行訓練，および機能訓練プログラムは，下肢切断術を行っている小児から大人までの歩行能力の改善を示した，と報告している．

84

思考過程

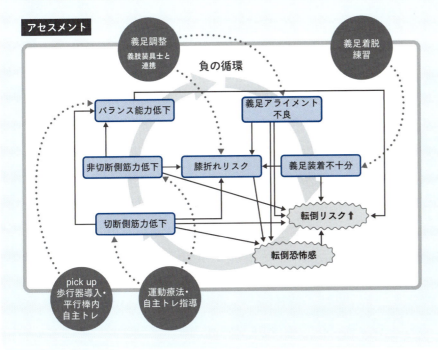

- 切断側筋力低下(特に股関節伸展筋力)はバランス能力低下や膝折れの原因となり,転倒恐怖感を高めると同時に直接的な転倒リスクとなる.
- 非切断側筋力の低下はバランス能力低下や転倒リスクを高める.
- 義足のアライメント不良は膝折れの原因となり,直接的な転倒リスクとなる.
- 義足の装着が不十分であると,下肢筋力が義足に伝わらず,膝折れのリスクや転倒恐怖感を高め,転倒リスクとなる.
- 介入としては,切断側の筋力強化に加えて,非切断側の筋力強化,バランス練習を実施し,膝折れを防止することが必要である.
- 義肢装具士と連携して義足のアライメントを調整することで膝折れを防止する.

義足アライメント不良に対して

静的アライメントはソケットの初期屈曲角度に問題はないが,荷重線よりもわずかに膝継手が前方に位置していた.また,動的アライメントでは,平行棒内にてpre-swingからinitial swingでの膝折れ感があり,initial contactで踵接地できずに膝折れを起こすことが多かった.そこで,義肢装具士と連携し,膝継手の位置を荷重線よりも後方となるように設定を変更した.静的アライメントの改善により,動的アライメントでの膝折れによる転倒を予防することができ,病棟内歩行自立となった.

義足装着不十分に対して

シリコンライナー装着時にキャッチピンの向きが大腿軸と一致せず,ソケット装着時に不適合が生じていた.そこで,キャッチピンの向きに注意してライナーを装着した状態を写真に撮り,注意事項を明記して説明書を作成した.反復して着脱練習することで,安全に荷重できる位置で義足装着が可能となった.

用語解説:アライメント

義足におけるアライメントとは,義足を構成する各部品(膝継手や足継手,パイプ)および断端と義足の相対的な位置関係であり,その配列のことを意味する.大転子(T),膝継手(K),足継手(A)を結ぶ線(TKA線)よりも膝継手が前方に位置する場合には膝折れの原因となる(図1).

 ワンポイントアドバイス

- 股関節伸展筋力の低下や,荷重線よりも膝継手が前方に位置するなどの義足アライメントの不良は膝折れによる転倒につながるため改善する必要がある.
- 日常的に義足を装着する習慣をつけることで,義足の操作性や力の伝達性が向上し,転倒予防につながる.

[小川秀幸]

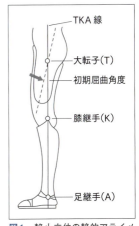

図1 静止立位の静的アライメント

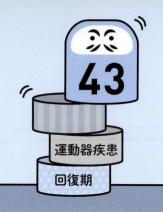

43 不全四肢麻痺患者における転倒予防

運動器疾患 / 回復期

要点整理
- ⚠ 転倒の主要因となる運動麻痺などの身体機能低下やバランス能力低下を中心に介入を進めていく．
- ⚠ 機能改善へのアプローチだけではなく，ベッド周辺環境にも着目して転倒予防に努める．

episode 62歳男性．両親との三人暮らし．夜間自転車走行中に転倒し非骨傷性の頸髄損傷（残存高位C5）を受傷した．保存的加療を行い，28病日後に当院に転院，翌日よりリハ開始となった．起立性低血圧などの自律神経症状も安定しており，両側上下肢に不全麻痺を呈していたものの，初回介入時より平行棒内歩行練習が可能，47病日より両側ロフストランド杖歩行練習へと移行した．今回，病棟内日常生活の自立を目指し評価および介入を行った．

📝 アセスメント（74病日）

- ✓ 身体機能として，改良Frankel分類は両側ともD1．両側ともMMTで股関節周囲筋が3レベル，膝関節伸展筋は4レベルと筋出力に不均衡がみられる．感覚障害は触覚痛覚ともC6レベル以下軽度鈍麻あり，しびれのような異常感覚はみられない．
- ✓ バランス機能として，上肢支持なく立位保持可能であるが，片脚立位は左右とも不可能であった．
- ✓ 移動能力としては，両側ロフストランド杖を使用し，見守りにて100m程度歩行可能なレベル．方向転換時に左右動揺が大きくなりやすく，見守りが必要であった．
- ✓ 受傷時の検査にて頭部外傷はなく，その後も認知機能低下などはみられていない．
- ✓ もともと自宅では整理整頓ができておらず，病室内にも物が多く両親が面会時に片づけを行っている．
- ✓ リハビリの時間以外はベッド上にいることが多く，自主トレーニングを行う姿も少ない．

介入

身体機能低下に対して
　運動麻痺や廃用症候群により弱化した筋を中心にトレーニングを実施する．股関節周囲筋については腹臥位での自動介助運動から始め，自動運動，抵抗運動へと難易度を変更していく．また，感覚入力を行うため荷重下での筋力強化を実施する．ブリッジ動作や膝立ち肢位を利用して股関節周囲の筋力強化を行う．

身体活動量低下に対して
　歩行する機会を増やすため，病室環境や病棟内での練習環境を整える．見守りの原因となっている方向転換時のふらつきを軽減させるため，動線上の方向転換が少なくなるようベッド配置を検討する．併せて，看護師や家族に歩行時の注意点について指導を行い，両側ロフストランド杖での病棟内歩行練習の機会を増やし活動量の確保を目指していく．練習を行う際には，本人のモチベーション維持向上に繋がるように，声かけをすることも大切である．

動作能力低下に対して
　バランス機能および歩行能力向上を目的に介入する．不全四肢麻痺者は残存

用語解説：残存高位
脊髄損傷の損傷レベルの表示は，残存している最下位レベルを表示する．すなわち，残存高位C5とはC5レベルまでの機能は残存し，C6レベル以下の機能が麻痺している状態を指す．

エビデンス
側坐核はモチベーションを制御するといわれており，機能回復早期（損傷後1週間～3ヵ月）において，運動野における高い周波数帯域の電気的な活動を促進させ，運動機能の回復に貢献しているとの報告[1]がある．

43. 運動器疾患　回復期

 思考過程

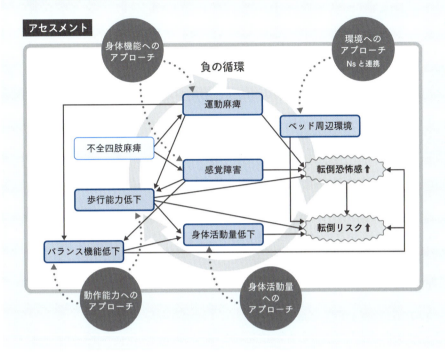

- 不全四肢麻痺による運動麻痺や感覚障害の影響により，バランス機能や歩行能力の低下が認められる．
- バランス機能や歩行能力の低下により，転倒恐怖感を増加させるだけではなく自立度の制約により活動量低下が生じ転倒リスクを高める．
- 病室内の環境の整理が不十分となり，転倒リスクを高める要因となる．
- 介入としては，身体機能向上や動作能力の向上だけではなく，環境の整備を行うとともに活動量低下を予防する必要がある．

高位以下の感覚障害があるため，バランス練習では足底感覚や体性感覚を意識した練習を実施する．また，歩行練習にはbody weight supported treadmill training（BWSTT）を使用し，転倒のリスクを軽減させた状態で進めていく．併せて，病棟での練習を積極的に行い，実環境に合わせた練習を展開する．

病室内環境に対して

病室内の物を少なくし，整理整頓できるように配慮する．もともと整理整頓がむずかしい本症例においては，なるべく物を持ち込まないように指導を行い，スペースを確保する．また，看護師と連携し動線上に物が置かれていないかなど随時チェックしていく．

 ワンポイントアドバイス

- 身体機能の改善に対して介入するだけではなく，実際の環境下での反復練習とそれを行える環境を整えていくことも重要である．
- 回復期の時期ではリハビリの動機づけを行い，積極的に取り組んでもらえるように，患者の趣味を取り入れるなどモチベーション向上に繋がる練習内容に工夫することも大切である．

［西尾尚倫］

用語解説：body weight supported treadmill training（BWSTT）

BWSTTとは，ハーネスを用いて身体を上方に懸垂し，体重の一部を免荷した状態でトレッドミル上で歩行する練習のこと．

エビデンス

亜急性期の不全脊髄損傷者を対象としたBWSTTの介入に関するシステマティックレビュー[2]によると，対照群と比較して歩行速度などで有意な改善があるとの報告がある．一方で，BWSTTの効果についてのエビデンスについては限られており，さらなる検討が必要であるとも報告されているため，BWSTTを行う際には，十分に評価したうえで進める必要がある．

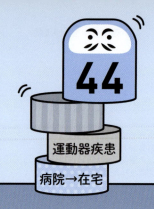

44 高度関節リウマチ患者における転倒予防

要点整理
⚠ 関節変形や骨の脆弱性に伴う筋力低下に対して，十分に評価したうえで機能低下を最小限に留めるよう介入する．

⚠ 関節リウマチは栄養障害になりやすいことを念頭におき，転倒予防に繋がるよう介入する．

episode 70歳代女性．要介護1．30歳頃に関節リウマチを発症した．Steinbrockerの分類でStage Ⅲ，Class Ⅱであり，両手指には高度の関節変形が認められ，両下肢の各関節も軽度から中等度の関節可動域制限を呈している．1ヵ月ほど前にリウマチ性の炎症所見および関節疼痛が増悪し，入院となった．薬物治療により炎症や疼痛は治まり，日常生活は起居動作に支持物を要する以外には問題なく遂行可能となった．今後，退院を検討しているが，以前よりも歩きにくくなったとの訴えがあり，在宅環境調整を含めた介入を行っている．

📋 アセスメント

✓ 関節リウマチの状態評価としてSteinbrockerの分類でStage Ⅲ，Class Ⅱ．両手指に骨破壊が認められ，両手ともに母指のZ変形，示指から小指にかけては尺側偏位を呈している．

✓ 関節の疼痛・腫脹・発赤については，入院前からも両手関節を中心に2ヵ月に一度程度の頻度で生じている．

✓ 関節可動域は，両股関節は屈曲60°，両膝関節屈曲75°，両足関節背屈0°の制限があり，また脊柱の屈曲・伸展にも中等度の制限がある．

✓ 筋力は四肢ともにMMT 4レベル．握力は両側ともに手指の高度変形のため，測定が困難である．

✓ 歩行は独歩にて自立レベルであるが，立ち上がり時や歩き始めに時折ふらつく場面が見受けられ，いつか転ぶのではないかと不安に感じている．

✓ 基本動作に関して，自宅では一般的なベッドを使用しているが支持物はなく，起居には介助を要していた．また，高さが30cm程度で立ち上がりにも難渋していた．

✓ 日常生活活動に大きな制限はみられない．

✓ 入院中から朝方にリウマチ症状が強く，朝食では食事量が落ちてきているとの訴えがある．

✓ 家屋構造として，トイレ，浴室に手すりが設置済みである．

介入

運動療法について

下肢筋力低下に対して，該当する関節に炎症所見がないことを確認したうえで，筋力トレーニングを行う．運動によって痛みが出ない範囲を確認しながら，愛護的な等張性運動（関節を動かしながら筋を収縮させる）を実施する．炎症所見が認められる時期は，等尺性運動（関節を動かさずに筋を収縮させる）に留めておく🚩．

栄養障害に対して

関節リウマチは低栄養になりやすいことを教育するとともに，管理栄養士と相談しながら，たんぱく質の摂取量を増やす．本症例では朝方にリウマチ症状が強

> **エビデンス**
> 関節リウマチ患者における運動療法は，筋力の向上や日常生活動作能力障害の改善に対して一貫して効果が認められている．また，運動負荷による関節破壊の進行や痛み，疾患活動性の増加などの有害性は認められなかった[1,2]．

思考過程

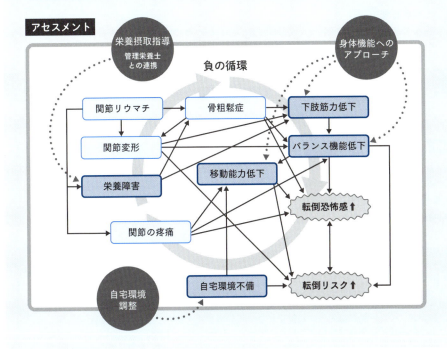

- 関節リウマチによって関節変形や栄養障害，骨粗鬆症が生じ，下肢筋力が低下することで転倒恐怖感と転倒リスクが高まる．
- 関節の痛みや転倒恐怖感を有することで，活動性は低下し，さらなる筋力低下や移動能力低下を招く悪循環となる．
- 寝室のベッドは現状の能力に見合っておらず，起居に介助を要しており，高さが30cmと低いため，立ち上がりにも難渋している．そのため，転倒リスクが高い．
- 介入としては，身体機能の向上だけではなく，栄養摂取面指導や生活環境の調整を行うことで，転倒リスクを軽減する．そのためには，リハスタッフのみならず，管理栄養士やケアマネジャー，福祉用具の業者とも連携を図る必要がある．

く，朝食の摂取量が減少しやすいため，家族の協力を仰ぎながら食事量の増加を図る🗨．

福祉ベッド導入について

ケアマネジャーと福祉ベッドの導入の必要性を共有する．本事例は支持物がない状況では起居動作に介助を要していること，一般的なベッド高では低いため，立ち上がりに難渋していることから，ベッド柵などの支持物があり，高さが調整できるベッドが必要である．よって，デモ品を利用してベッド柵につかまることで起居動作が可能かどうかを確認するとともに，本事例が立ち上がりやすいベッドの高さに調整する．

ワンポイントアドバイス

- 関節リウマチ患者に対する運動療法は一定の効果が認められているが，炎症所見など関節の状態に合わせて考慮する必要がある．
- 運動療法だけではなく，栄養状態の確認や生活状況見直しなども併せて行うことが大切である．
- 歩行補助具を選定する場合，T字杖は手関節に負担をかけてしまう場合もあるため，患者本人の状態によっては，肘支持型杖（図1）などの歩行補助具も検討する．

［筧　智裕］

エビデンス

関節リウマチは，炎症性物資の増加による過剰なたんぱく質代謝のために，アルブミンが低値をとることが多いとされている．また，ビタミンCや青魚などに多く含まれるω-3脂肪酸などの抗酸化物質はリウマチの炎症を抑える役割があるとされ，積極的な摂取が推奨されている[3,4]．

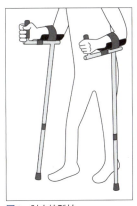

図1　肘支持型杖

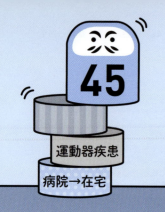

45 自宅退院に際して移乗方法を検討した不全四肢麻痺症例

運動器疾患
病院→在宅

要点整理
⚠ 移乗動作の阻害要因である身体機能低下やバランス機能低下に対して介入を行う．
⚠ 身体機能の改善だけではなく，福祉用具や環境調整といった側面からも，転倒予防に努める．

episode 78歳男性．妻と息子家族と同居している．歩行中に転倒し受傷，MRIにてC3/4レベルの脊髄圧迫がみられ，同日に後方除圧固定術を実施した．その後，32病日に当院に転入院し，翌日よりリハ開始となった．リハ開始時点では端座位保持に介助を要し，移乗動作は二人介助であった．退院時期となると端座位保持は自立し，車椅子の駆動も屋内自立となった．しかし，移乗動作は支持物があれば立位を経由して可能であったが，時折膝折れがあることから見守りであった．今回，福祉用具を導入し環境調整を行い，自宅退院する方向となった．

📋 アセスメント

✓ 身体機能として，ASIA Impairment Scale (AIS) はC．改良Frankel分類で右C2，左C1．ROMでは体幹伸展や回旋，肩関節屈曲，股関節伸展の可動域制限を認め，立位では前傾姿勢を呈していた．下肢伸展運動は伸展痙性による動作パターンとなりやすく，MMTで両側4レベルはあるものの，股関節周囲筋は2～3レベルであった．握力は右9kgf，左6kgf．感覚は表在・深部感覚ともC4レベル以下が中等度純麻であった．筋緊張は腹斜筋群に低緊張を認めた．
✓ バランス機能は，端座位保持が上肢支持なく自立可能，立位保持は支持物を把持して数十秒可能．
✓ 移動能力は，標準普通型車椅子を使用し両上肢駆動で屋内自立レベル．移乗動作は，支持物を把持して見守りにて可能．ただし，フットサポートに足をぶつけることや，朝方は力が入りにくく，不十分な立位姿勢のままで移乗すること，膝折れを起こすことがあるため日常的には介助が必要．
✓ Mini-Mental State Examination (MMSE) は27点で，認知機能低下はみられない．
✓ 自宅は持ち家の平屋で，屋内は全面バリアフリーであった．ベッドや車椅子は介護保険を利用しレンタルする予定となっている．

用語解説：ASIA Impairment Scale (AIS)

ASIA Impairment Scale (AIS) におけるCは不全損傷にあたり，神経学的レベルより下位に運動機能は残存しているが，主要筋群の半分以上が筋力3以下となっている状態[1]．

エビデンス

体幹のインナーマッスルトレーニングが，不全脊髄損傷の下肢機能や脊柱の歪みの改善に役立つとの報告がある[2]．

🏃 介入

身体機能低下に対して

　体幹および股関節の可動域改善，筋力強化を進める．本症例では，体幹および股関節伸展制限のため前傾姿勢を呈していた．また，股関節周囲筋の筋力低下もみられ，姿勢保持が困難となっていた．そのため，体幹および股関節の伸展可動域改善とともに股関節伸展筋を中心としたレジスタンストレーニングを実施し，姿勢改善を進めることがよい．併せて，体幹のインナーマッスルに対して腹式呼吸などを利用しトレーニングをすることも，姿勢改善に重要である．

動作能力低下に対して

　立ち上がりや立位バランス練習では，重心移動を意識して練習する．重心移動を意識する際には，足圧中心の軌跡を視覚フィードバックしながら進めるとよい．なお，バランス練習を進めるうえで，本症例のように左右での機能レベルに差が

90

45. 運動器疾患 病院→在宅

 思考過程

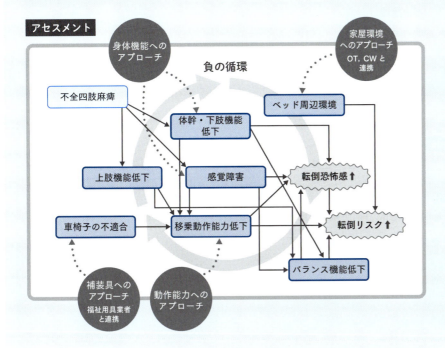

- 不全四肢麻痺の影響による上下肢・体幹機能の低下や感覚障害により，バランス機能や移乗動作能力の低下を引き起こす．
- バランス機能や移乗動作能力の低下により，転倒恐怖感が増加し転倒リスクも高まる．
- ベッド周辺の不整環境や車椅子の不適合などの影響で，転倒リスクが高まる．
- 介入としては，上下肢・体幹機能低下や感覚障害に対するアプローチだけではなく，福祉用具などの導入を行い，適切な環境設定を行っていく必要がある．

生じている症例は多い．そのため，健側として扱う下肢も機能低下を起こしていることも多いため留意する必要がある．

補装具や環境設定について

OTやCW，福祉用具業者と連携し，補助具や福祉用具の選定を行う．本症例は立位経由で移乗動作を行っているが，足の踏み替え時にフットサポートに足をぶつけることや不十分な体勢での移乗となることが多い．そのため，フットサポートのスイングアウトやアームサポート跳ね上げの機構がついたモジュラー型車椅子(図1)に変更することや，ベッドの手すりの高さも工夫する．また，朝方に多い膝折れの対策として，移乗方法を側方移乗に切り替えることも検討する．

エビデンス

足圧中心をコントロールするゲームによる視覚フィードバックが，不全脊髄損傷者の姿勢コントロールの改善に寄与したと報告されている[3]．

ワンポイントアドバイス

- 高齢の不全脊髄損傷者は，受傷により出現した病態のほかにも，加齢による身体的変化・身体機能低下を有していることにも留意する．
- 移乗方法を検討する場合，当事者の機能を最大限に生かすことができるよう，適宜動作方法の検討や福祉用具の選定を行っていくことが重要である．

[西尾尚倫]

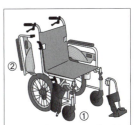

フットサポートのスイングアウト(①)およびアームサポート跳ね上げ(②)機構

図1 モジュラー型車椅子

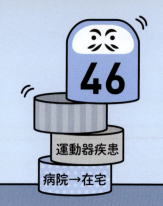

46 自宅退院に際して移動方法を検討した大腿切断症例

運動器疾患
病院→在宅

> **要点整理**
> ⚠ 転倒の主要因となる切断肢・非切断肢の機能改善を目的に介入を行っていく．
> ⚠ 自宅周辺の環境を考慮したうえで，環境調整や義足の調整も行い，転倒予防を行っていく．

episode 65歳女性．夫と二人の娘との四人暮らし．外出時の交通事故で右下肢を複雑骨折，同日に大腿切断となった．34病日に当院に転入院し，翌日よりリハビリを開始した．義足を使用した歩行練習は転院約1ヵ月後より開始し，退院時にはT字杖を使用し屋外歩行監視となった．夫は仕事のため日中おらず，退院後は一人で生活することが想定され，自宅周辺の安全な移動方法の検討を行った．

📝 アセスメント

✓ 身体機能として，ROMは，股関節伸展が右0°，左10°と制限を認めた．下肢筋力は，股関節伸展および外転のMMTが右3，左4と，切断側に筋力低下を認めた．左側の大腿長は40cm，断端長は32cmであった．大腿周径（退院時／転院後約1ヵ月時）は断端部が32.0/33.0cm，断端部から5cmが35.0/38.0cm，断端部から10cmが38.5/41.0cmと退院後細くなっている．幻肢痛や断端痛などはみられない．

✓ 義足はライナー式で，キャッチピンを使用し装着するタイプを使用している．義足管理は自己にて可能．義足作成時より断端部が細くなり，義足との不適合がみられた．

✓ バランス機能としては，義足非装着時の左右片脚立位保持は1分程度可能．

✓ 移動能力としては，義足装着してT字杖歩行監視，屋外を連続200m程度歩行可能であった．義足非装着では，両松葉杖を使用し自立歩行可能であった．義足歩行はリハ場面と看護師監視での移動のみ許可されており，日中は義足を外してベッド上に座っていることが多かった．

✓ 認知機能低下および精神機能低下はみられなかった．

✓ 自宅はマンションの5階でエレベーターはあり，屋内は全面バリアフリーであった．近くのスーパーまでは自宅から100m程度であるが，坂道や横断歩道を渡る必要がある．

介入

身体機能低下に対して

切断側股関節の可動域改善および筋力強化，非切断側の筋力強化を実施する．特に切断側の股関節伸展筋力は，歩行立脚初期での膝継手の随意制御能力に加え，前方への推進力を得るために必要である．また，切断側の股関節外転筋力も，立脚期の側方安定性を向上させるために重要である．本症例は，日中ベッド上で座っており，股関節屈曲拘縮を起こす可能性がある．そのため，ベッド上でうつ伏せをとるようにし，股関節伸展可動域の維持向上に努める．

動作能力低下に対して

非切断側の片脚立位バランス能力の向上，および義足装着下での歩行練習を増やしていく．非切断側の片脚立位バランス練習は，静的バランスだけではなく，ボール投げなどの動的バランスや片脚ホップなどのステップ練習を行っていく．義足歩行練習は，義足側立脚初期での膝継手の随意制御および重心の前方への

用語解説：断端長
大腿切断の場合，坐骨結節から断端末までの長さを示す．大腿切断者では断端が57%以上であれば，断端長の違いによる歩行への影響は少ないとされている[1]．

用語解説：幻肢痛
幻肢痛は切断により失った部分に感覚を感じ，その部位に痛みを感じることを指す．下肢切断者の80%に生じ，年齢が高いほど高頻度に生じるとされている[2]．しかし幻肢痛は，痛みの強さと精神機能に影響を受けやすく，社会的支援によって改善する場合がある[3]．

思考過程

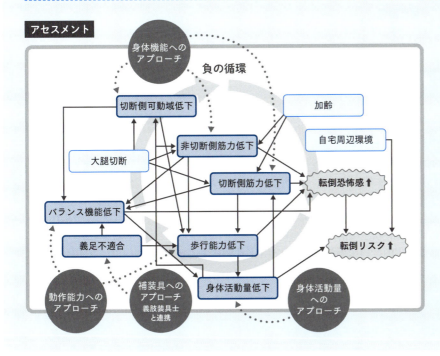

- 加齢による影響に加え，活動量低下などが原因で切断側および非切断側の筋力低下や切断側の可動域制限を引き起こしている．
- 可動域制限や筋力低下はバランス機能や歩行能力の低下を引き起こし，活動量を低下させるだけではなく転倒恐怖感を高め，転倒リスクを増加させる．
- 義足の不適合が生じることで，バランス機能や歩行能力が低下する．
- 介入としては，可動域向上や筋力強化だけではなく，適切に義足のアライメントを調整し，活動量が確保できる生活スタイルを提案することが必要となる．

推進力を発生させることを重点に練習を行う．その後，自宅環境を模倣した設定で繰り返し練習を行い，義足コントロールを習熟させることが大切である．

身体活動量低下に対して

可能な範囲で離床を促し，体力向上に努める．また，本症例は義足歩行が自立していないが，義足非装着下での両松葉杖歩行は自立していた．そのため，両松葉杖歩行を促し，心肺機能向上を図ることが重要である．また，義足歩行の安定性向上に伴い，病棟での歩行自立に向けた支援も進めていく．

義足調整について

義肢装具士と連携し，義足の適合やアライメント調整を実施する．膝継手の随意制御が困難な場合は，膝継手のアライメント調整を行い，膝折れしにくい環境設定を行う．ソケットとの不適合は力の伝達が困難となるため，断端袋などで調整することも重要である．

 ワンポイントアドバイス

- 高齢下肢切断者は，加齢に伴う生理的変化に加え，糖尿病性神経障害などを合併していることがあるため，非切断側の機能も注意して評価する．
- 義足の不適合により傷ができ，義足を履かず活動量が低下し，廃用を生じて歩行困難となる場合もあるため，断端ケアも十分に指導する．

［西尾尚倫］

> **エビデンス**
> 大腿切断者は下腿切断者よりも義足装着が困難であり，転倒回数も有意に多いといわれている[4]．また，大腿切断者は健常者と比べ，スリップでの転倒リスクが高いとされ，切断側および非切断側の大殿筋の機能がバランス修正に寄与していると報告されている[5]．

> **エビデンス**
> 非切断側の片脚立位能力は，義足歩行獲得の予後予測因子としてきわめて重要であるとの報告がある[6]．

> **エビデンス**
> 大腿切断者は健常者と比較して，歩行時のエネルギーコストがかなり増加する，快適歩行速度が遅い，外出時の移動距離に制約が出るとの報告がある[7]．

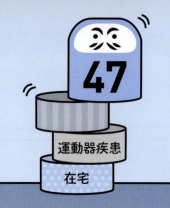

47 痙性麻痺による下肢のつっぱりが強い不全四肢麻痺患者における転倒予防

運動器疾患 / 在宅

要点整理
- ⚠ 脊髄損傷者の多くにみられる痙性麻痺に対して、運動療法を中心に介入を行っていく。
- ⚠ 身体機能の状態に合わせて補装具の処方や環境整備を行い、転倒予防に取り組む。

episode 51歳男性。一人暮らし。運転手として働いていたが、飲酒後に転倒して非骨傷性の頸髄損傷を受傷（元々受傷前より頸椎ヘルニアがあり、転倒にて悪化）し、C4/5前方固定術を実施された。その後、40病日に当センターへ転院し、3ヵ月程度リハビリを実施した。退院時期には両側ロフストランド杖を使用し歩行可能となったが、下肢のつっぱりにより、立ち上がりや方向転換時に後方へのふらつきがみられ、見守りを外せない状況であった。自宅近くに身内はおらず、単身で生活をする必要があり、自立した歩行の獲得が必要であったため評価および介入を行った。

📝 アセスメント

- ✓ 身体機能として、ASIA Impairment Scale (AIS) 💬 はD。ROMでは体幹回旋に制限を認めた。筋力はMMTで股関節伸展や外転が3レベル、握力は右16kgf、左5kgfであった。感覚は表在・深部感覚ともC5レベル以下が中等度鈍麻であった。
- ✓ Modified Ashworth Scale (MAS) では、両側下腿三頭筋が1+と軽度の筋緊張亢進を示した。また、立ち上がりや歩行動作時に下肢伸展筋の痙性による動作パターンがみられた。
- ✓ バランス機能として、Berg Balance Scale (BBS) にて41/56点であり、立ち上がりや360°方向転換時などで減点がみられた。
- ✓ 移動能力としては、両側ロフストランド杖を使用し見守りにて連続200m程度屋外歩行可能であった。手すりを使用すれば、段差昇降可能なレベルであった。
- ✓ 認知機能、精神機能は特に異常はなく、車椅子を使用した病棟内の基本的ADLは自立していた。
- ✓ 自宅はアパートの1Fで屋内はバリアフリー、玄関上がり框に10cmほどの段差がある。近くのスーパーは往復300m程度の距離にあるが、横断歩道の利用や上り坂を歩く必要がある。

 介入

身体機能低下に対して

体幹機能改善および痙性筋のストレッチを行う。不全四肢麻痺患者は頸部や体幹の可動域が低下しバランス機能が低下することが多い。その際にバランス反応として痙性を助長することがある。自己管理を想定し、端座位など安定した姿勢で可動域練習や寝返り動作など基本動作から介入する。また、痙性筋の筋短縮により痙性を助長することも多いため、十分な伸張性を確保する💬。

動作能力低下に対して

痙性筋優位の動作パターンの是正を目的に行う。本症例では、立ち上がりに下肢伸展筋の痙性による動作パターンがみられた。そのため、座面高を調整し弱化した筋が活動しやすい環境を設定し正常な動作パターンの学習を促す。また、BWSTTでの歩行練習を行い、下肢の痙性を軽減させていくことも行っていく💬。

用語解説：ASIA Impairment Scale (AIS)

アメリカ脊髄障害協会による機能障害尺度で、脊髄障害のレベル・不全の程度・キーマッスルの筋力により、A（完全損傷）～E（正常）に分類される[1]。

思考過程

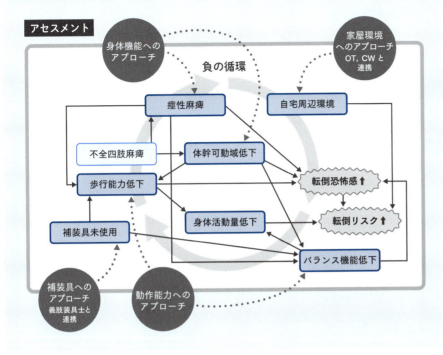

- 体幹の可動域低下だけではなく，痙性麻痺による筋緊張亢進がバランス機能や歩行能力低下に影響を与えている．
- バランス機能や歩行能力の低下により，転倒リスクが高まるだけではなく，活動量低下を介しても転倒リスクを増加させる．
- また，自宅の出入り口の不整備や自宅周辺環境も転倒リスクを高める要因となっている．
- 介入としては，体幹の可動域向上などの身体機能へのアプローチや動作方法へのアプローチだけではなく，環境調整や模擬環境での練習，歩行能力改善のために必要な補装具の処方も行っていく．

補装具について

下肢伸展筋の痙性が強い場合，必要に応じて補装具の使用を検討する．本症例の場合，歩行立脚期において下腿三頭筋の痙性が出現し，足関節底屈位による後方へのバランス不良を呈しやすい．そのため，義肢装具士と連携し足関節底屈制動を有するプラスチック短下肢装具を検討し，歩行練習をするのが望ましい．

環境へのアプローチについて

上がり框の段差昇降に対し，手すりの設置を検討する．不全四肢麻痺者については，両側上肢の機能障害があるため，形状や設置位置には配慮が必要となる．また，自宅周辺環境での移動能力を向上させるため，模擬環境での練習を多く取り入れて練習を進めていく．

ワンポイントアドバイス

- 筋の柔軟性低下や活動性低下から生じる痙性麻痺を抑制することが重要である．
- セラピストの介入だけではなく，自己の身体に対してセルフマネージメントができるよう，指導していくことが重要となる．

[西尾尚倫]

> **エビデンス**
> 筋紡錘は痙性に大きな役割を果たす感覚受容器で，筋の伸張を検出する．Maierらは，ネコの一側足関節を底屈位でギプス固定し不動化の状態を作り，腓腹筋内側頭の求心性神経活動の変化を検討したところ，不動後は筋紡錘の感受性が増加すると報告している[2]．そのため，筋の短縮は筋紡錘の感受性を増加させ，痙性を亢進させる可能性があるため，筋の伸張性の確保は重要である．

> **エビデンス**
> ハーネスを用いて身体を上方に懸垂し，体重の一部を免荷した状態でトレッドミル上での歩行練習（BWSTT）が，足クローヌスや大腿四頭筋の痙性を軽減させると報告されている[3]．

> **エビデンス**
> 不全損傷患者を対象に短下肢装具を用いた場合，下垂足を呈する患者の歩行速度，歩幅，歩行率，6分間歩行距離に改善が認められたとの報告がある[4,5]．

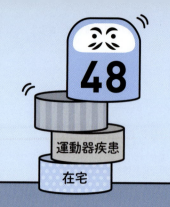

48 異常感覚を有する不全四肢麻痺患者における転倒予防

運動器疾患 / 在宅

> **要点整理**
> ⚠ 身体機能低下だけではなく，脊髄損傷者の多くが経験する異常感覚や疼痛が転倒リスクを高めることがある．
> ⚠ 理学療法側面での介入だけではなく，医師など多職種との連携をしつつ，異常感覚への介入を行っていく．

episode 67歳女性．夫との二人暮らし．登山中に前方へ転倒し頭部を強打，非骨傷性の頸髄損傷を受傷した．27病日に当院転入院し，翌日よりリハビリを開始した．転入院時よりC6レベル以下にしびれを伴う異常感覚があり，特に四肢末端部に強く現れていた．退院時期には左片側ロフストランド杖を使用し屋外歩行可能となったが，しびれは残存していた．退院後，四肢末端部に針を刺すような痛みが強くなり，歩行する機会が減少，家にこもりがちとなっていた．

📝 アセスメント

- 身体機能として，ASIA Impairment Scale (AIS)はD．ROMでは体幹回旋と足関節背屈に制限を認めた．筋力はMMTで股関節周囲筋が3レベル，握力は右1kgf，左7kgfであった．
- 感覚は表在・深部感覚ともC6レベル以下が中等度鈍麻であり，四肢末端部に針を刺すような異常感覚を伴う疼痛がみられた．
- バランス機能として，片脚立位保持が右不可，左3秒程度であった．
- 移動能力としては，左片側ロフストランド杖を使用し屋外歩行自立であった．最大歩行速度は0.9m/s，6分間歩行距離は240mであった．段差昇降能力は手すりを使用し見守りレベルであった．
- 最近は四肢末端部に針を刺すような痛みが強くなり，外出する頻度が減少している．
- Mini-Mental State Examination (MMSE)は30点で，認知機能低下はみられない．
- 自宅は2階建てで居室は1F，屋内は全面バリアフリーであった．玄関上がり框に20cmほどの段差があるが，手すりを使用し見守りにて昇降可能．屋外は整地されている．

介入

身体機能低下に対して

レジスタンストレーニングを実施する．レジスタンストレーニングとしては，筋の伸張と短縮を繰り返すような反復練習を取り入れる．また，上下肢の交叉性の運動を実施し，体幹の可動域改善にも繋げていく．ただし，本症例のように四肢末梢部に異常感覚を有する症例の場合，セラピストによる抵抗が刺激となることもあるため，足底などに余分な刺激を入力しないように注意する．場合によっては，自動運動を中心に負荷を調整することや立ち上がりなどの動作の反復練習などでトレーニングをすることもよい．

動作能力低下に対して

四つ這いや膝立ちなどの練習を実施し，間接的に動作能力の向上を図る．感覚障害が強く，末梢部に異常感覚のある本症例の場合，末梢部に強い刺激が入力されない肢位を選択する．その中で，関節位置覚や筋の固有感覚へ入力をすることがよい．また，体重が重く過負荷となる場合は，バランスボールなどを使用し

用語解説：異常感覚
髄節レベルよりも下位に痛みを有する患者では，正常な感覚入力がなされない視床の活動が亢進し，その視床部位が異常感覚を引き起こしていると報告されている[1]．

用語解説：ASIA Impairment Scale (AIS)
アメリカ脊髄障害協会による機能障害尺度で，脊髄障害のレベル・不全の程度・キーマッスルの筋力により，A（完全損傷）〜E（正常）に分類される[2]．

48. 運動器疾患　在宅

　思考過程

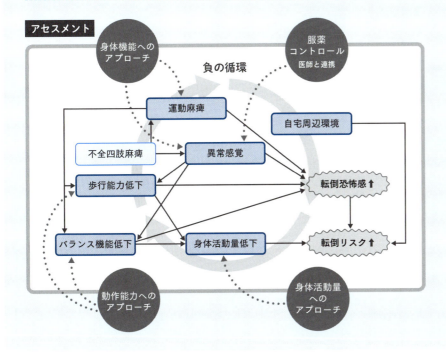

- 不全四肢麻痺の影響により運動麻痺が生じるだけでなく, 異常感覚の出現によりバランス機能や歩行能力低下が生じる.
- バランス機能や歩行能力の低下が, 転倒恐怖感を高め転倒リスクを増加させる.
- 身体活動量低下により生じる廃用症候群も, 転倒リスクを高める.
- 介入としては, 運動麻痺や異常感覚を改善させるだけではなく, 異常感覚に対しては医師と連携し適切な服薬管理なども行っていく. 併せて, 活動量向上を目指していく.

免荷しながら進めていくなどの工夫をする▼.

服薬について

　運動療法で介入を進める一方で, 医師と連携しながら服薬コントロールも行っていく. 本症例においては, 神経障害性疼痛に対し有効とされるプレガバリンが処方された. なお, 副作用としてめまいや眠気, 意識消失などがあり, 転倒リスクが増加する可能性があるため, 内服後の変化に注意を払う必要がある.

身体活動量低下に対して

　異常感覚や痛みなどにより活動量が低下するため, 症状が落ち着いている際にはできるだけ活動するように心がけてもらうよう指導する. また, 異常感覚や疼痛は他者に理解されにくいことも多いため, 家族を含め周囲の理解も促すようにしていくことが重要となる▼.

　ワンポイントアドバイス

- 異常感覚や疼痛は外見から見えるものではないため, 複数の医療者でも標準的な疼痛評価ができるフェイススケールなどのスケールを用い, 本人に状況を聴取しながら注意して進めていくことが大切である.
- 身体的側面だけではなく, 精神的側面にも目を向けてアプローチしていくことが重要である.

[西尾尚倫]

エビデンス

筋の伸張-短縮サイクルを反復させるプライオメトリックトレーニングでのレジスタンストレーニングが, 慢性期不全脊髄損傷者の膝関節伸展筋や足関節底屈筋のピークトルクを改善する効果があると報告されている[3].

エビデンス

不全脊髄損傷の静的立位バランスには体性感覚や視覚の障害が影響している. そのため, 固有感覚や下肢筋力の向上を図り, 姿勢コントロールを改善していく必要がある[4].

ワンポイントアドバイス

異常感覚や疼痛などが慢性的に続く場合, 精神的にも疲労してくることも多い. そのため, 周囲の精神的サポートが活動量向上に寄与する可能性がある.

97

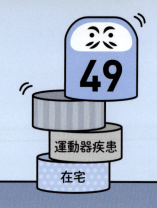

49 中心性頸髄損傷患者における転倒予防

要点整理
⚠ 筋力低下と感覚障害が，自宅環境での行動にどのような影響を与えるかを十分に想定し評価する．
⚠ 自宅構造を踏まえ，転倒予防に繋がる介入を行う．

episode 70歳代男性．妻と二人暮らし．仕事中に足を踏み外して転倒した．その後四肢の運動麻痺，感覚障害を呈した．救急搬送され中心性頸髄損傷（C5・6レベル）の診断にてリハビリ（理学療法・作業療法）を実施した．2ヵ月後には両上肢優位に筋力低下と感覚障害が残存しているものの，独歩が可能となった．要介護1を取得し自宅退院となった．医師からは自宅でも1～2ヵ月間はポリネックカラーを装着することを指示された．自宅退院後には，より安定した在宅生活の獲得を目的に訪問リハが開始された．

アセスメント

✓ 筋力は両肘伸展筋群がMMT 3レベル，その他はMMT 4レベル．握力は右13 kgf，左が9.2 kgfであった．両下肢は股関節外転筋群がMMT 3＋レベル，その他はMMT 4レベルであった．
✓ 感覚機能は両手指に軽度の痺れが残存している．また足底の表在感覚は軽度の低下が認められる．
✓ バランス能力としてBerg Balance Scale（BBS）は47点．
✓ 膀胱・直腸機能に問題はない．
✓ 認知機能に問題はない．
✓ 移動能力として，歩行は独歩が可能であるがやや不安定であり，患者本人はいつか転ぶかもしれないと不安を感じている．今まで自宅内の移動時にはスリッパを履くことも多かった．
✓ 日常生活では，浴室床が滑りやすいことを不安に感じ，入浴時のみ妻の監視を要している．
✓ ポリネックカラーを装着していることで足元が見え難い状況となっている．
✓ 在宅環境として，今回の退院時に浴室壁に手すりを設置したとのことである．その他の場所に手すりの設置はない．脱衣所から浴室は5 cmほどの段差がある．また，居間にはカーペットが敷いてある．

介入

筋力低下，バランス能力低下に対して
　四肢の筋力低下に対して，筋力トレーニングを行う．本症例において筋力トレーニングは，自動運動やセラバンドなどを用いた抵抗運動を行い，特に筋力が低下している肘関節伸展筋群や股関節外転筋群に対しては，セルフエクササイズも指導する．バランス練習は荷重練習を含めた重心移動を実施する．

自宅内での歩行に対して
　自宅内での歩行は，極力裸足もしくはルームシューズの使用を勧める．本事例のリビングにはカーペットが敷いてあったが，カーペットの端で躓き転倒してしまう可能性もあり，取り除くことも提案する．📌

ポリネックカラーの使用に関して
　患者本人や家族に対して，ポリネックカラーを使用していることにより，足元

ワンポイントアドバイス

自宅環境における床面は，フローリングや畳，カーペットなどさまざまである．足底の感覚が乏しいことで，床面の変化を足底から捉え難くなったり，カーペットの端に躓いたりして転倒に至ることもある．また，屋内の歩行において靴下のみでの歩行は滑りやすく危険である．そのため屋内の歩行では，極力裸足もしくはルームシューズの使用が望まれる．

49. 運動器疾患　在宅

思考過程

アセスメント

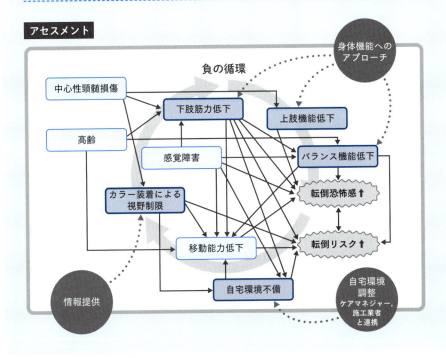

- 筋力低下や感覚障害は直接的，またはバランス能力低下や移動能力低下を介して二次的に転倒恐怖感を高めるとともに転倒リスクを高める．
- 上肢機能低下により，バランスを崩した時に手が出せないことで転倒恐怖感が高まる．
- カラー装着により頸部の可動域が制限されているため，足元が見え難く転倒リスクに繋がる．
- 在宅環境について，リビングにはカーペットが敷いてあり，躓く危険性があり，転倒リスクを高める要因となる．
- 介入としては，身体機能の向上（筋力・バランス能力の改善）だけでなく，在宅環境における転倒危険箇所の改善案を示し，ケアマネジャー，施工業者などの専門職と協力しながら外的要因による転倒リスクを下げる．

が見え難くなっていること，それにより床の状況がわかり難くなっていることを伝える．また，頸椎カラーを外した後も，頸部の可動域制限が残存していることで視野が狭くなっている可能性も併せて伝える．環境調整では，自宅の床面には植物や背の低い物品などは極力直接置かないようすることや床面にコード電源を剥き出しにしないこと，整理整頓をしてゴミなどが散らからないようにすることなどを提案する☜．

自宅浴室環境に対して

本事例は足底の感覚が乏しく，床が滑りやすい浴室環境においては転倒の危険性が高いため，浴室床の調整を検討する．タイルでは濡れると滑りやすいため，浴室床一面すのこを敷くことを勧める．すのこを敷くことで，滑りにくくなると同時に脱衣所との段差も解消することもできる☜．

ワンポイントアドバイス

- 中心性頸髄損傷は上肢優位の筋力低下が主症状であるが，下肢の感覚低下が日常生活に及ぼす影響についても考慮する必要がある．
- 家屋環境の調整に関しては，同居者の生活のしやすさや介護負担も考慮して検討する必要がある．

［筧　智裕］

ワンポイントアドバイス

ポリネックカラーは，頸部の過度な運動を制限し，頸椎，頸髄を保護する役目を担っている．その一方で，頸部の運動が制限され，足元が見え難くなっている状況でもある．そのため，床面の状況がわかり難く，物に引っかかり転倒に至ることも考えられる．よって，床面は極力整理して，障害物をなくすことが重要である．

ワンポイントアドバイス

浴室環境は床が濡れていることで滑りやすく，非常に転倒しやすい環境である．脱衣所と浴室に段差がある場合は，浴室床に脱衣所床と同じ高さのすのこを敷くことで滑りにくい環境を作ることができる．浴室床の一部だけすのこを敷く形にすると，すのこ自体が滑ってしまうため，浴室床一面すのこを敷くことを提案することが望ましい．

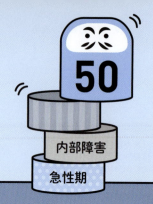

50 徐脈性不整脈を有する心疾患患者における転倒予防

内部障害 / 急性期

> **要点整理**
> ⚠ 徐脈性不整脈に伴う症状を理解し，転倒リスクのアセスメントおよび介入を実施する．
> ⚠ 徐脈性不整脈に対するリスク管理をしたうえで，身体機能面への介入を実施する．

episode 87歳女性．独居．日常生活活動は自立．既往に高血圧症があり，降圧薬を服用している．3日前から気分不快や，動悸のあとにふらつきを自覚していた．2日前にはふらつきが強く転倒しそうになった．その後も気分不快が持続したため，救急要請．入院時の心電図検査にて心拍数が35bpmであり，洞不全症候群（Rubenstein分類📖：Ⅰ群）の診断で入院となった．ペースメーカーの植え込みは拒否しており，原因と考えられる降圧薬の服用を中止して経過観察となっている．第2病日に医師より日常生活活動能力低下を予防するためのリハビリの依頼があった．

📋 アセスメント

- バイタルサインは，下記参照．
    - 第2病日（臥位）
        - 血圧 93/60mmHg，心拍数 38bpm（洞調律）
        - ＊気分不快あり，医師と相談してリハビリは休止．
    - 第3病日（臥位→座位→歩行50m）
        - 血圧 100/60 → 102/56 → 120/54mmHg，心拍数 43 → 45 → 50bpm（洞調律）
        - ＊動悸なし，めまい，ふらつきなし．
- 認知機能としては，Mini Mental State Examination（MMSE）が26点，精神機能には明らかな異常が見受けられない．
- 筋力として，握力は利き手で16.9kgf．
- バランス機能として，閉脚立位は10秒可能，片脚立位は不可能．
- 移動能力として，快適歩行速度は0.78m/秒，歩行時は杖を使用している．
- 心臓の状態としては，入院時のbrain natriuretic peptideが250.6pg/dl，超音波検査の左室駆出率は60%，明らかな壁運動異常は認められていない．
- 薬剤は，入院前にビソプロロール（β遮断薬）を1日2.5mg服用していたが，入院後より中止．
- 安静度は，リハビリ開始時（第2病日）でベッド上となっている．

 介入

洞不全症候群，徐脈に対して

医師と薬剤調整の相談をする．本症例では，β遮断薬を中止することで，心拍数が上昇することを期待した．第2病日は安静時の心拍数が38bpmであったが，第3病日に安静時の心拍数が43bpmまで上昇したため，離床を開始とした．

身体活動量低下に対して

医師，看護師と連携して安静度の調整をする．安静度の調整に際しては，身体機能に加えて歩行中のバイタルサインの変化や動悸の有無を評価し，日常生活

50. 内部障害　急性期

思考過程

アセスメント

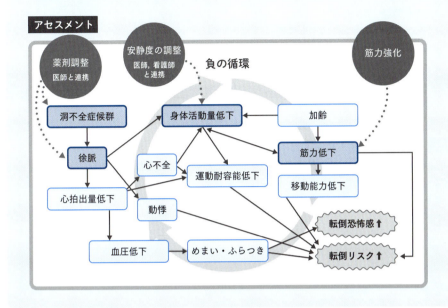

- 洞不全症候群による徐脈は，心不全症状や動悸症状，めまいやふらつきといった症状を呈する可能性があり，転倒恐怖感や転倒リスクが高くなる．
- 徐脈の加療に伴う身体活動量の低下は，筋力や移動能力を低下させ，転倒リスクを高める可能性がある．
- 介入としては，心電図によって安静時および運動時の心拍数を評価し，徐脈に対するリスク管理をしたうえで，安静度の調整と身体機能に対するトレーニングを実施する．

における歩行の可否を判定する．本症例では，第3病日に心拍数が40 bpm以上を維持でき，歩行時に血圧や心拍数の増加がみられ，めまいやふらつきといった症状もなく経過したため，看護師付き添いのもとで室内およびトイレへの歩行を開始した．また，心電図モニターによる管理を終日実施し，看護師には徐脈のイベントの有無の確認を依頼する．安静度の調整後にも徐脈や心不全症状の出現がないことを確認し，さらなる活動量増加や自立歩行の可否を検討する．

筋力低下に対して

レジスタンストレーニングを実施する．開始基準は，心拍数が40 bpm以上を維持できていることとする．内容としては，座位での膝伸展運動や立位でのカーフレイズ，スクワットを各10回2セット実施する．トレーニング中は，心電図モニターを確認し，めまいやふらつきといった症状に注意する．また，トレーニング前後での血圧や心拍数の変化を評価し，トレーニングに伴う血圧や心拍数の増加の有無を確認する．トレーニングは，徐脈やめまい，ふらつきが生じた場合，早急に臥位がとれるように，ベッドサイドにて開始とする．

ワンポイントアドバイス

- 徐脈の原因には，薬剤の他に，電解質異常や甲状腺機能低下症があげられ，血液生化学データ(血清カリウム値や甲状腺ホルモンなど)にも注意する．
- 洞不全症候群の他にも，徐脈性不整脈は，めまいやふらつきといった症状を呈する可能性があるため注意する．

[石山大介]

用語解説：Rubenstein分類（図1）

洞不全症候群の分類であり，I群からⅢ群に分けられる．I群は原因不明の著しい持続性洞徐脈（心拍数＜50bpm），Ⅱ群は洞停止あるいは洞房ブロック，Ⅲ群は徐脈頻脈症候群となる[1]．

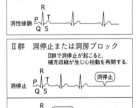

図1　Rubenstein分類

エビデンス

心拍数が40bpm未満となる場合や，3秒以上の洞停止がある場合は，心拍出量が低下し，めまいやふらつき，失神を呈するリスクがあるため，ペースメーカーの植え込みが考慮される[2,3]．

101

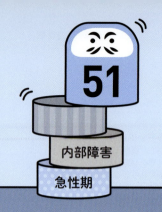

51 頻脈性不整脈を有する心疾患患者における転倒予防

内部障害／急性期

要点整理
- 頻脈性不整脈に伴う症状を理解し，転倒リスクのアセスメントおよび介入を実施する．
- 頻脈性不整脈に対するリスク管理をしたうえで，身体機能面への介入を実施する．

episode 84歳男性．妻，長女と三人暮らし．日常生活活動は自立している．1ヵ月前より労作時に動悸があった．最近では，安静時にも動悸があるため受診したところ，心電図で心拍数が150 bpm前後の心房細動を認め，入院加療となった．入院後，薬剤による治療が開始され，第3病日よりリハビリが開始となった．

📝 アセスメント

- 筋力として，握力は利き手で23.9 kgf，立ち上がりは上肢支持なしで40 cm高より可能．
- バランス機能として，片脚立位時間は左右脚ともに3秒程度．
- 移動能力として，快適歩行速度は1.10 m/秒．
- バイタルサイン（安静時→歩行100 m）は，下記参照．
  （第3病日）血圧 114/60→100/60 mmHg，心拍数 100～110→140～150 bpm．
  ＊動悸あり，ふらつきあり．心電図は心房細動．
  （第4病日）血圧 102/60→112/56 mmHg，心拍数 90～100→120～130 bpm．
  ＊動悸なし，ふらつきなし．心電図は心房細動．
- 認知機能としては，Mini Mental State Examination（MMSE）が26点．
- 心臓の状態としては，入院時のbrain natriuretic peptideが369.4 pg/dl，超音波検査の左室駆出率は36%で，軽度の僧帽弁閉鎖不全症がある．心内血栓は認められていない．
- 薬剤は，ビソプロロール（β遮断薬）とアピキサバン（抗凝固薬）を内服している．ビソプロロールは第3病日まで1日1.25 mgを服薬していたが，第4病日より1日2.5 mgに増量している．
- 安静度は，リハ開始時（第3病日）が車椅子であり，食事やトイレ以外は臥床している．

用語解説：心房細動（図1）

心房内に流れる電気信号の乱れによって起きる不整脈の一種．心房細動では，心房が局所的に250～350 bpmまたはそれ以上の高頻度で興奮するようになる．統率のない速い不規則な心房興奮のため心電図でP波は消失し，有効な心房収縮もみられなくなる．このため心室充満に対する心房寄与は消失し心拍出量は減少するので，高齢者やすでに心疾患を有する例では，血行動態を悪化させ心不全の増悪因子となる．また，心房収縮の消失は心房内の血流低下をきたし，血栓形成の原因となる[1]．

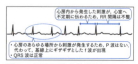

図1 心房細動の心電図

🏃 介入

心房細動，頻脈に対して

医師と薬剤調整の相談をする．本症例では，第3病日にて安静時の心拍数は調節されつつあったが，歩行時には著しい頻脈と動悸を呈する傾向があった．そこで医師と相談のもとβ遮断薬を増量させることとなった．

安静，身体活動量低下に対して

安静度の調整をする．安静度の調整に際しては，身体機能の評価に加えて歩行におけるバイタルサインの変化や動悸の有無を評価し，日常生活における歩行の可否を判定する．本症例では，第4病日に心拍数が調節されたため，看護師付き添いのもとで室内およびトイレへの歩行を開始した．また，心電図モニターによる管理を終日実施し，看護師には頻脈のイベントの有無の確認を依頼する．安静度変更に伴う頻脈の誘発や心不全症状の出現がないことを確認し，さらなる活動量増加や自立歩行の可否を検討する．本症例は，日中にも臥床傾向となることが多かったため，座位時間を徐々に延長するように指導する．

思考過程

アセスメント

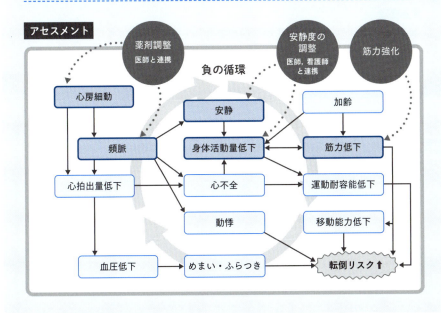

- 頻脈性心房細動は，心拍出量を低下させるため，心不全症状や動悸症状，血圧低下によるめまいやふらつき症状を呈する可能性があり転倒リスクが高くなる．
- 不用意な身体活動量の増加は，頻脈を誘発する可能性がある．その反面で，過度の安静は，廃用症候群を引き起こし，筋力や移動能力を低下させ，転倒リスクを高める可能性がある．
- 介入としては，心電図によって安静時および運動時の心拍数を評価し，頻脈に対するリスク管理をしたうえで，安静度の調整と身体機能に対するトレーニングを実施する．

筋力低下に対して

レジスタンストレーニングを実施する．内容としては，座位での膝伸展運動や立位でのカーフレイズ運動，スクワット運動を各10回2セット実施する．筋収縮の際は，頻脈を誘発させないように呼気を意識させる．トレーニング中は，心電図モニターを確認する．安静時に心拍数が110 bpmを超えるようであれば，その日の運動療法は，中止するか，より低負荷なトレーニングメニューに変更する．また，トレーニング時に心拍数が持続的に130 bpm以上になる場合は中止とする．翌日に疲労感が残存した際にも運動強度を軽くしたメニューを考慮する．

 ワンポイントアドバイス

- 心房細動を有する者は，抗凝固薬を服用することが多い．抗凝固薬服用中の転倒は，大出血のリスクがあるため，より注意が必要である．
- 心房細動の他にも，表1にあげられている頻脈性不整脈は，脳血流量を低下させる可能性があるため，転倒リスクに注意する必要性がある．

表1 不整脈と血流の平均減少量（単位：%）

不整脈	冠血流量	脳血流量	腎血流量	腸間膜血流量
上室性期外収縮の頻発	5	7	10	—
心室性期外収縮の頻発	25	12	8	—
上室性頻拍	35	14	18	28
頻脈性心房細動	40	23	20	34
心室性頻拍	60	40〜75	60	

(Aroson R：Hemodynamic consequences of cardiac arrhythmias. Cardiovascular Reviews & Reports 2：603-609, 1981)

［石山大介］

エビデンス

心拍数の調節は，緩やかな目標心拍数（安静時心拍数110 bpm未満）で開始し，自覚症状や心機能の改善がみられない場合は，より厳密な目標（安静時心拍数80 bpm未満，中等度運動時心拍数110 bpm）とすることが推奨されている[2,3]．また，心房細動中に130 bpm以上の心拍数が持続すると，左室拡張不全が生じうっ血性心不全を惹起する．器質的心疾患がなくても，高頻度の心拍数の心房細動が持続すると心不全となる．これを予防するために心房細動中の心拍数を130 bpm以上にしないことが重要である[2,4]．

エビデンス

心房細動患者に対する運動療法のシステマティックレビューでは，運動療法が運動耐容能を改善させる可能性が示唆されている．急性期における運動療法の有効性については，エビデンスに乏しいが，心不全症状と心拍数コントロールに注意したうえで，運動療法の導入を考慮することは重要と考えられる[5]．

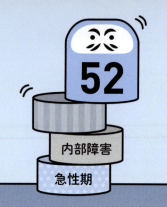

52 急性心不全患者における転倒予防

内部障害 / 急性期

> **要点整理**
> ⚠ 急性心不全の病態を理解し，薬剤や酸素療法といった治療の影響も考慮した転倒リスクのアセスメントおよび介入を実施する．
> ⚠ 急性心不全の治療経過に合わせて，身体機能面への介入を調整する．

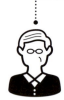

episode 75歳男性．独居．日常生活活動は自立している．1週間前より労作時の息切れと下腿浮腫を自覚し，安静時にも息切れが生じたため救急要請．胸部X線像で肺うっ血所見を認め，急性心不全の診断で入院となる．入院時に四肢冷感といった低灌流所見と浮腫や起座呼吸▼といったうっ血所見がみられ，Noria-Stevenson分類のProfile Cに該当．入院後は強心薬や血管拡張薬，利尿薬などの治療が開始され，安静時の息切れが軽快した第3病日よりリハビリが開始となった．

📋 アセスメント

✓ バイタルサインの経過は**表1**を参照．
✓ 筋力はMMT（右/左）で腸腰筋が4/4，大腿四頭筋が4/4，前脛骨筋が5/5．
✓ 日常生活活動能力は，移乗が見守りで可能，歩行は点滴スタンドを使用して見守りで可能．歩行は安定しているものの点滴スタンドの扱いには慣れていない様子であり，キャスターが障害物に衝突することや，チューブ類が引っかかりそうになることが見受けられる．
✓ 認知機能としては，Mini Mental State Examination（MMSE）が25点．
✓ 心不全の状態としてはbrain natriuretic peptideが入院時1,210.5 pg/dl，心臓超音波検査における左室駆出率が40％，壁運動はびまん性に低下している．
✓ 薬剤は，静脈内注入療法として入院から第2病日まで強心薬を使用，また入院から第4病日までカルペリチド（血管拡張・利尿薬）を使用している．
✓ 安静度は，第2病日までベッド上，第3病日のリハビリ介入後より端座位，第5病日のリハビリ介入後より室内付き添い歩行となっている．

表1 バイタルサインの経過（酸素療法は鼻カニュラを使用）

第4病日	端座位	歩行10m	安静3分後	備考
血圧(mmHg)	104/56	72/50	84/50	体重：56.5kg 尿量：1,980ml/日 薬剤：カルペリチド 歩行時にめまいあり
心拍数(bpm)	84	92	94	
心電図	洞調律	心室期外収縮あり	洞調律	
酸素飽和度	98%(1l)	94%(1l)	96%(1l)	
第5病日	端座位	歩行10m	安静3分後	備考
血圧(mmHg)	102/54	98/52	96/52	体重：55.5kg 尿量：1,520ml/日 薬剤：静注薬なし 安静度は室内歩行に変更
心拍数(bpm)	85	96	90	
心電図	洞調律	洞調律	洞調律	
酸素飽和度	98%(1l)	95%(1l)	97%(1l)	

介入

筋力低下に対して

レジスタンストレーニングを実施する．歩行が困難であった第4病日ではベッド上トレーニング（徒手抵抗でのレッグプレスなど）を実施し，歩行が可能となっ

用語解説：起座呼吸
呼吸困難が臥位で増強し，起座位または半座位で軽減するという臨床的徴候．

思考過程

アセスメント

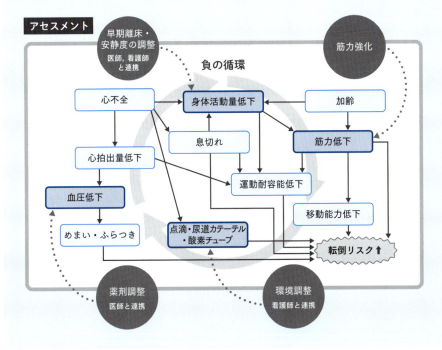

- 加齢に加え，治療に伴う安静で筋力低下が認められる．
- 心拍出量低下は，労作時の息切れや血圧低下によるめまい・ふらつきの原因となるため，転倒リスクが高まる．
- 点滴や酸素，尿道カテーテルといったチューブ類が多い環境は，移乗や移動時に引っかかる可能性が高まるため，転倒リスクに影響を及ぼしている．
- 介入としては，心不全の治療経過を確認しながら，早期離床，歩行への安静度変更を目指す．血行動態が安定すれば筋力強化も実施する．離床に際して血圧低下が制限因子となる場合は，薬剤調整について医師と相談する．また，チューブ類を整理し，引っかかりによる転倒を予防する．

た第5病日では立位トレーニング（カーフレイズなど）を実施する．

身体活動量低下に対して
　安静度の拡大を図る．安静度は，1日ごとに端座位，室内歩行，病棟内歩行へと拡大を目指す．安静度の拡大に際しては，バイタルサインを確認し，運動による血行動態の不安定化や重症不整脈がないことを確認する．

血圧低下に対して
　医師と薬剤調整の相談をする．本症例では，第4病日の血圧低下に対し，血管拡張や利尿作用のあるカルペリチドを終了することとなった．ただし，これらの薬剤は心不全治療に際して重要な役割を持つため，治療経過を留意しておく．

点滴，酸素チューブ，尿道カテーテルに対して
　看護師と連携して環境調整を実施する．チューブ類については，一つの点滴スタンドに酸素ボンベや畜尿バッグがまとめて接続できるホルダーを利用する．

 ワンポイントアドバイス

- 急性心不全の治療では，利尿薬を使用することが多く，排尿が頻回になる可能性がある．そのため尿道カテーテルは，血行動態や歩行が安定した後に抜去することが望ましく，抜去の可否は医師，看護師とよく相談する．患者の状態に合わせて尿器やポータブルトイレの使用についても考慮する．

[石山大介]

エビデンス

急性心不全に対する理学療法・運動療法は，肺うっ血や発熱などのために安静時にも呼吸困難感などの症状がある場合や，鼠径部から大動脈内バルーンパンピング intra aortic balloon pumping（IABP）などが挿入されている場合には絶対安静につき理学療法・運動療法は推奨されないが，安静時の症状がなければ，静注薬投与中であっても低強度の理学療法・運動療法が可能であり，ベッド上で例えばゴムチューブやボールを用いたレジスタンストレーニングを行うことが推奨される[1]．レジスタンストレーニングに際して，心臓に負担がかかりやすい等尺性運動は避けた方がよい．

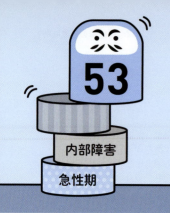

53 虚血性心疾患患者における転倒予防

内部障害 / 急性期

> **要点整理**
> ⚠ 労作時の狭心痛による身体活動量低下が，転倒リスクの負の循環の中心となる．
> ⚠ 狭心症の再発により再び負の循環に陥ることのないよう，術後は冠危険因子の是正にも着目し包括的に介入する．

episode 75歳男性．3年ほど前より駅の階段を早足で上る際に息切れと心窩部痛を自覚していた．以降徐々に労作閾値の低下があり，現在は100〜200m程度の平地歩行で同様の症状を生じる状態．トレッドミル運動負荷心電図検査で明らかなST低下を認め，冠動脈造影による精査で狭窄病変を認めたため，労作性狭心症に対するPCI目的にて入院となる．退院後のリハ指導のため術後より介入．

📝 アセスメント

〈術前〉
- ✓ 併存疾患として，糖尿病，高血圧症，脂質異常症を有している．
- ✓ 狭心症の状態として，CCS分類🚩Ⅲ度．通常速度で100〜200m程度の平地歩行や20段程度の階段昇段で狭心痛が生じる．
- ✓ 左冠動脈主幹部(#5 75%)と左回旋枝遠位部(#13 90%)に高度狭窄が認められる．
- ✓ 心エコー所見として，左室駆出率74%，左房径32mm，壁運動正常，有意な弁膜症なし．
- ✓ 入院時の随時尿による1日推定食塩摂取量11.5g．
- ✓ 嗜好として，喫煙は入院直前も20本/日程度．飲酒は機会飲酒程度．
- ✓ 日常生活活動動作はすべて自立．
- ✓ 最近は，狭心痛のために意識的に外出を控えていた．

〈術後2日目〉
- ✓ 冠動脈造影検査において，#5 75%→0%，#13 90%→0%と狭窄病変は解除されている．
- ✓ 筋力として，握力は20/18 kgf (Rt./Lt.)，5回立ち座りテストは14.9秒．
- ✓ バランス能力として，片脚立位が21/15秒(Rt./Lt.)．
- ✓ 歩行能力として，杖なしでの屋外歩行が自立．4m歩行速度は1.2m/sec．

🏃 介入

運動耐容能低下に対して
　有酸素運動を施行する．具体的には，運動種目はウォーキングとし，運動強度はBorgスケールで11〜13（楽である〜ややきつい），運動時間は15〜30分，週3〜5回の頻度で行う[2]．

筋力低下に対して
　レジスタンストレーニングを実施する．トレーニングの種類は下肢筋力の増強を目的とした種目を選択する．具体的な方法としては，立位でのスクワット運動やカーフレイズ運動，ヒップエクステンション運動，座位でのゴムチューブを使用した股関節外転運動を行う🚩．

用語解説：CCS分類
(Canadian cardiovascular society classification)

カナダ心臓血管学会による，虚血性心疾患患者の自覚症状に基づいた重症度分類である．日常の生活活動に制限のないⅠ度から，どのような身体活動でも狭心症状が生じるⅣ度までの4段階に分類される[1]．

思考過程

アセスメント

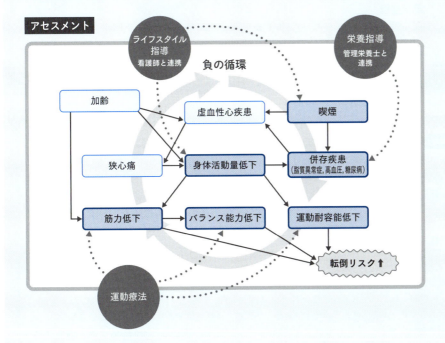

- 冠動脈が狭窄することにより，冠血流予備能が低下する．そのため，運動負荷により心筋酸素需要量が増えるにもかかわらず，心筋に血液を灌流させる拡張期時間が減少することにより（心拍数が上昇すると拡張期が短くなる）心筋虚血が生じ，労作時の狭心痛が出現する．
- 労作時の狭心痛により身体活動量や運動耐容能が低下し，加齢に伴う身体機能の低下を修飾することが転倒リスクの負の循環の中心となる．
- 喫煙や栄養バランスの不良が冠動脈病変の進展と身体機能に影響を与えている．
- 介入としては，有酸素運動やレジスタンストレーニングによる身体機能の改善に主眼を置く．また，冠危険因子の是正にも着目し，再発予防の観点から多職種による包括的なアプローチを行う．

ライフスタイルに対して

退院後は禁煙するよう指導する．また，運動療法を行わない日にも買い物や散歩などで少しの時間でも外出をすることを提案し，一日中家の中にいる日を可能な限り作らないようにする．

食事指導に対して

1日推定食塩摂取量が11.5gと多く，今後は減塩が重要である．具体的には，一食の中で塩分の濃いものと薄いもののメリハリをつけること，塩蔵品の摂取を控え味つけに使用できる塩分を確保すること，出汁や酢など塩分以外で味に変化をつけることなどを提案する．また，野菜や油脂の摂取などに関しても指導を行う．

 ワンポイントアドバイス

- 狭心痛は，明らかに心疾患を疑わせる部位ではなく，心窩部などに生じることが多い．また，放散痛と呼ばれるように，頸部や肩，腕，歯など狭心痛を疑わせるには遠い部位に生じることもあるため，注意が必要である．
- 心筋酸素消費量を抑えるために降圧薬が処方される場合が多く，過剰な血圧低下に注意が必要である．退院後は血圧測定を習慣化させ，めまいの出現に注意するよう指導する．また，狭心発作時に使用するニトログリセリンは急激に血圧を低下させるため，必ず座位や臥位で使用する必要がある．

[板垣篤典]

エビデンス

筋力の増強により，バランス能力が向上するとともに，同一労作時の心負荷が軽減することで運動耐容能や身体活動量の改善も期待できる．また，わが国の虚血性心疾患患者を対象としたKamiyaら[3]の報告では，下肢筋力低下により生命予後の悪化を認めるとしている．この報告は，虚血性心疾患患者に対するレジスタンストレーニングの重要性を支持するものである．具体的な方法として，運動負荷は有酸素運動同様Borgスケール11～13を基準とし，反復回数は8～15回，セット数は1～3，運動頻度は週2～3回とすることが推奨されている[2]．

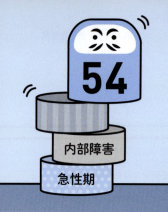

54 心臓外科手術患者における転倒予防

内部障害／急性期

要点整理
⚠ 心臓外科手術という大きな身体侵襲から生じうる心身機能の変化とそれに伴う転倒リスクを事前に予測し，予防的視点より介入する．

⚠ 運動機能のみではなく精神機能や栄養摂取状況などにも目を向け，患者の生活を包括的にマネジメントできるよう多職種と積極的に連携する．

episode 78歳男性．3年ほど前より労作時の息切れを自覚するようになり，徐々に増悪傾向にあった．半年ほど前より，階段昇降での動悸，息切れを強く自覚するようになり近医受診．僧帽弁閉鎖不全による心不全症状を疑われ，当院紹介となった．精査の結果，重度僧帽弁閉鎖不全症を認め，手術の方針となる．術前の日常生活活動はすべて自立していた．術前評価，および術翌日からの離床を含めたリハ介入開始．

📝 アセスメント

〈術前〉
- ✓ 筋力として，握力は19/16kgf（Rt./Lt.），5回立ち座りテストは13.8秒．
- ✓ バランス機能として，タンデム立位が10秒以上保持可能．
- ✓ 歩行能力として，4m快適歩行速度が4.5秒．杖なしで歩行可能であり，ふらつきは目立たない．
- ✓ 運動耐容能は，無酸素性代謝閾値が10.8ml/min/kg（同年代健常者平均の65％），最高酸素摂取量が13.8ml/min/kg（同年代健常者平均の64％）と低下を認める．
- ✓ 認知機能として，Mini Mental State Examination（MMSE）が27点．物忘れの自覚はある．
- ✓ 心機能として，左室駆出率65％，左房径48mm，僧帽弁逆流量87ml（逆流率62％）．
- ✓ 心不全所見として，NYHA分類がⅡ度．階段や坂道で息切れが生じる．

〈術後〉
- ✓ 術後ベッド上でドレーンや点滴を引っ張る様子あり．また，看護師の指示を理解することが困難であり，モニター音などで容易に注意がそらされる状態．ICDSC💬にて4点であり，せん妄症状を呈していると判断できる．

 介入

術後筋力低下に対して
身体機能低下の予防を目的に，術翌日より歩行を含む離床練習を開始する．加えて，レジスタンストレーニングを実施する．スクワットやカーフレイズなど，心臓に対して過負荷にならないよう自重での抗重力筋強化を中心として行う💬．

せん妄に対して
1日に最低2回，歩行やレジスタンストレーニングなどを行い活動性を維持する．また，病棟看護師と協力し，日中の座位時間を計画的に確保したり，部屋に太陽光を取り入れるなど生活にリズムをつける．さらに，夜間は暗く静寂な環境を提供することや，必要があれば暖かい飲み物，リラックスできる音楽などにより熟眠を得られるよう配慮する．

用語解説：ICDSC (Intensive Care Delirium Screening Checklist)
ICUでのせん妄評価法として国際的に認められたチェックリストであり，メタアナリシスにおいて精神科医の診断と比較して高い感度と特異度を有していることが確認されている[1]．

思考過程

アセスメント

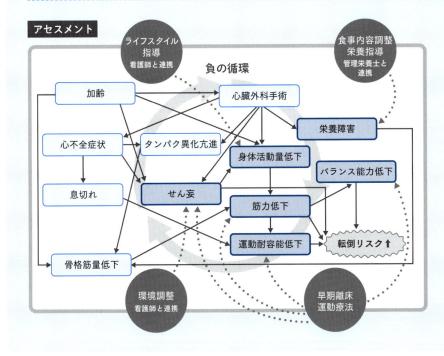

- 術前からの低身体機能に加え，手術侵襲に伴う筋たんぱく異化亢進，栄養障害などが原因で下肢筋力をさらに低下させる．
- 術後の炎症反応や心不全症状により息切れが生じ，身体活動量や運動耐容能を低下させることが転倒リスクに影響を与えている．
- 心臓外科手術に高率に合併するせん妄症状が転倒リスクをさらに修飾する．
- 介入としては，心臓外科後に生じる筋力低下やせん妄症状を最小限に抑制するよう，可及的早期より離床練習とレジスタンストレーニングを行う．さらに入院環境や生活リズムの調整，栄養摂取状況の改善など多職種と積極的に連携をとりながら患者の生活を包括的にマネジメントする．

身体活動量低下に対して

歩行自立後は，運動療法室での有酸素運動を開始するとともに，「1日1,300歩は病棟内を歩く」など具体的な目標を提示して活動量の維持・向上に努める．また，退院後も運動療法を自己管理できるよう，「2日に1回，30分間のウォーキング」など個々に合わせた実現可能な具体的目標を退院までに設定し指導する[5]．

術後の栄養と食事摂取に対して

術後は食欲がなく，なかなか食事摂取量が増えない場合が多い．そのような場合には，管理栄養師と協力し，麺類など食べやすいよう食形態を変更する．また，嗜好調査を行い，少しでも食べたいと思える食事を提供できるよう調整する．シャーベットなど口当たりがよくさっぱりとしたものを用意することで食事摂取量が増えることも多い．食事摂取量を増やすことがむずかしい場合には，栄養補助食品の利用なども検討する☞．

ワンポイントアドバイス

- せん妄患者の離床において，どんな睡眠薬や鎮静薬をいつ使用しているかは重要な情報である．作用時間が長いものを使用している場合や，使用した時間が遅い場合介入時に覚醒が不十分な場合があり，転倒リスクがさらに上がってしまうために注意が必要である．

［板垣篤典］

エビデンス

心臓外科手術は外科手術の中でも特に身体侵襲が大きく，術後の炎症反応は全身に及ぶ．骨格筋に関して，術後の炎症性サイトカイン産生量と筋たんぱく異化量は正相関することが知られている[2]．よって，術後に筋力が低下する可能性が高いことに留意しつつも，その低下を抑制する手段を検討する必要がある．レジスタンストレーニングに関して，心血管疾患患者ではBorg指数11〜13と「ややつらい」を上限とすることが推奨されており[3]，反復回数は10〜15回，同一種目を2〜4セット繰り返すと効果が高いとされる[4]．

エビデンス

術後の炎症反応や心不全症状により食思が低下する症例は多い．また，循環動態にかかわらず術後は消化管運動が低下することも報告されている[6]．心臓外科患者の栄養状態は術後の身体機能回復に影響を及ぼす[7]ことから，運動療法の効率を保つためにも食事の摂取状況に対しても目を向ける必要がある．

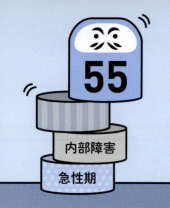

55 閉塞性動脈硬化症における転倒予防

内部障害
急性期

要点整理
- 間欠性跛行による身体活動量低下が転倒の主要因である筋力低下を惹起させているため，これらの改善に主眼を置いて介入する．
- 動脈硬化に寄与するリスクファクターの改善にも着目して介入する．

episode 75歳男性．一人暮らし．10年前より近医にて閉塞性動脈硬化症の診断を受けていた．内服と生活指導による内科的治療を継続してきたが，禁煙や脂質管理は徹底できていなかった．昨年末から間欠性跛行の症状が悪化（Fontain分類 Ⅱb度）したために，積極的な外出を避けていた．今回は外科的治療施行目的に当院紹介受診，造影CTにより右膝窩動脈閉塞，左腸骨動脈閉塞を認めたため，左腸骨動脈-大腿動脈，右大腿-膝窩動脈バイパス術を施行される．術後よりリハ介入開始．

📝 アセスメント
- 筋力として，握力は23/20 kgf（Rt./Lt.），等尺性膝伸展筋力は1.2/1.1 N·m（Rt./Lt.）．
- バランス能力として，片脚立位時間が16.1/13.3秒（Rt./Lt.）．
- 歩行能力として，杖なしでの屋外歩行が自立．しかし，間欠性跛行の出現のため連続歩行は150 m程度に制限されている．
- 併存疾患として，糖尿病，高血圧症，脂質異常症を有している．
- 下肢血流評価として，術前足関節上腕血圧比 ankle brachial index（ABI）🚩は右0.67，左0.71．術後右0.90，左0.91である．
- 食事はスーパーの惣菜を利用することが多く，塩分や脂質の割合は多め．
- 嗜好として，喫煙は以前より本数を減らしているものの入院直前も20本/日程度．飲酒は機会飲酒程度．
- 一日を通して家にいる時間が長く，日中はテレビを見るなどして過ごしていることが多い．

 介入

間欠性跛行に対して
側副血行路や骨格筋における酸化代謝能力の改善を目的に歩行練習を実施する．運動の頻度は週3回以上，間欠性跛行による痛みの症状が中等度になるまで歩行を行い（跛行出現時で中断するとトレーニング効果は現れづらい），その後痛みが治まるまで中断，その後同様に中等度の痛みが出現するまで歩行することを繰り返す．これを合計30〜60分程度行う[1]．

筋力低下に対して
レジスタンストレーニングを実施する．トレーニングの種類は下肢筋力の増強を目的としたものを選択する．具体的な方法としては，自重負荷でのスクワット運動やカーフレイズ運動，ゴムチューブを使用した股関節外転運動を行う🚩．

ライフスタイルに対して
今後禁煙するよう指導する．必要性があれば，禁煙外来を利用するなどして必

用語解説：足関節上腕血圧比 ankle brachial index（ABI）

足首と上腕の血圧を測定し，その比率（足首収縮期血圧/上腕収縮期血圧）を計算したもの．この値が低いほど動脈硬化が重度であることを意味する．0.9未満が閉塞性動脈硬化症の疑い，0.8未満が閉塞性動脈硬化症の可能性が強いと判断される．

思考過程

アセスメント

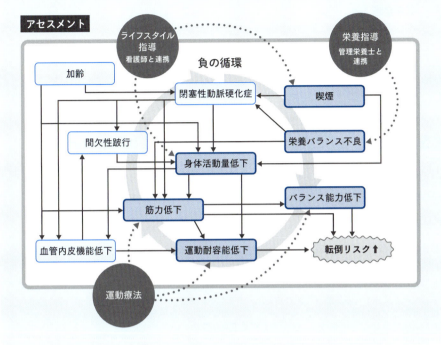

- 動脈硬化により動脈の狭窄や閉塞をきたすことで，運動時の下肢血流増加が制限される．つまり，運動時の骨格筋血流増加が不十分になり，酸素供給と筋代謝の不均衡が生じることで間欠性跛行が出現する．
- 間欠性跛行により身体活動量や運動耐容能が低下し，さらに加齢に伴う下肢筋力の低下を修飾することが転倒リスクを増大させる．
- 喫煙や栄養バランスの不良が動脈硬化病変の進展と身体機能に影響を与えている．
- 介入としては，有酸素運動やレジスタンストレーニングにより，連続歩行距離の拡大と筋力，バランス能力を向上させることに主眼を置く．また，動脈硬化に寄与するリスクファクターの是正にも着目したアプローチが必要である．

ず禁煙を達成させる．また，今までの座りがちな生活から少しずつ外出頻度を増やすよう指導する．具体的には，2日に1回は近所の公園に散歩に出かけるなど生活の中に運動の習慣を作るよう指導する．

食事療法に対して

1日1食程度は自炊をできるよう，管理栄養士と協力し電子レンジや缶詰などを利用した簡単な料理を指導する．また，減塩や栄養バランスを考慮した宅配食の利用も推奨される．スーパーの惣菜を利用する場合，炭水化物や脂質が過多であることが多く，ご飯を残したり揚げ物の衣を一部外すなどの工夫が必要である．

 ワンポイントアドバイス

- 閉塞性動脈硬化症患者は，基本的には全身の血管のアテローム性動脈硬化症疾患の超ハイリスク患者であることを認識し，動脈硬化に寄与するリスクファクターの改善にも着目をする必要がある．
- 糖尿病の併存率が非常に高く，末梢神経障害を有している症例が一定数存在する．しかしながら，自覚症状に乏しく見逃される場合があるため，介入時にチェックをすることが重要である．

[板垣篤典]

エビデンス

閉塞性動脈硬化症患者に対するレジスタンストレーニングのエビデンスは十分ではないものの，末梢動脈疾患患者の下肢筋力は低下していることが報告されており[2]，さらに筋断面積の減少と脂肪組織の筋組織への浸潤を認めることも報告をされている[2,3]．このような筋特性の変化は，動作筋の虚血や跛行痛を惹起させ，転倒のリスクにも繋がることから，閉塞性動脈硬化症患者に対するレジスタンストレーニングは重要と考えられる．

エビデンス

食事療法は，運動，禁煙指導と同様に動脈硬化危険因子是正のための重要な要素である[4]．しかしながら，本症例は高齢男性の一人暮らしであり，厳格な食事療法の遂行は困難と考えられる．そのため，ある程度の調理済み食品の利用は許容しながら，減塩や栄養バランスの改善に関して実現可能な目標を管理栄養士と協力して指導する．

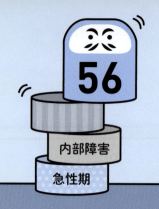

56 失神歴がある患者における転倒予防

内部障害 / 急性期

> **要点整理**
> ⚠ 失神の病態を理解し，その予防および回避を目的とした指導を行う．
> ⚠ 失神のリスクに配慮したうえで，身体機能の強化も併せて行う．

episode 71歳男性．妻と二人暮らし．日常生活は自立している．半年間で外出中における失神が3回あり，精査目的に入院となる．ヘッドアップティルト試験を実施した結果，血管迷走神経性失神（血管抑制型）と診断される．退院に際して，医師より失神および転倒を予防するための指導の依頼があり，介入を行った．

📝 アセスメント

- 筋力として，握力は利き手で26 kgf，5回立ち座りテストは9.2秒．
- バランス機能として，片脚立位時間は左右脚ともに10秒程度．
- 移動能力としては，最大歩行速度が1.6 m/秒．
- 運動耐容能としては，6分間歩行距離が650 m，その際のバイタルサインの変化（安静時→歩行後）は，血圧が130/68 mmHg→160/56 mmHg，心拍数が66拍/分→108拍/分，自覚症状はBorg指数で11（楽である），歩行時および歩行後に前駆症状は認めない．
- 体格・形態としては，Body Mass Indexが22.5 kg/m^2，下腿最大周径が両側とも32.0 cm．
- 認知機能は，Mini Mental State Examination（MMSE）が28点，著明な精神機能の異常は認めない．
- 薬剤は，降圧薬（β遮断薬），血管収縮薬（α刺激薬），脂質異常症用薬が処方されている．
- 生活習慣としては，もともと外出を頻繁に行っていたが，失神を起こすようになってから，頻度が低くなった．外出する際に，水分を携帯する習慣はなく，口渇を自覚した際に適宜購入していた．飲酒は，機会飲酒のみであった．
- 失神の前駆症状としては，めまいが生じる傾向がある．

用語解説：ヘッドアップティルト試験

失神の原因を調べるための検査．対象者に検査台上で仰臥位をとらせ，検査台を起こして他動的に傾斜（60〜80°）をつける．そのときの血圧や心拍数，失神の徴候などを確認し，自律神経の働きを評価する．失神を起こりやすくする薬剤を使用して検査を行う場合もある．

エビデンス

起立調節訓練は毎日継続させることで失神発作の再発が長期にわたって予防される．1日1回のトレーニングが有効性と継続性の面から血管迷走神経性失神の治療手段としてふさわしいとされている[1]．

介入

自律神経の調節異常に対して

起立調節訓練法を実施する．起立調節訓練法は，両足を壁の前方15〜20 cmに出し，殿部，背中，頭部で後ろの壁に寄りかかる姿勢を30分継続する．これを1日に1回，毎日繰り返す．訓練中は，下肢を動かさないようにし，静脈還流を増加させないことで，血管が収縮しやすくなる．訓練中に気分不快や，動悸，めまいを感じた場合はその時点で中止し，症状などを医師に報告する．

失神誘発因子に対して

失神を誘発する因子として，脱水や長時間の立位などがあげられるため，これらに対して生活指導を行う．日頃から十分に水分を摂取するようにし，外出時には水分を携帯するように指導する．外出については，電車やバスなどを待つ際に，可能であれば座って待つように指導する．また，アルコール多飲なども失神の誘因になりうるため過度の飲酒は控えるように指導する．

思考過程

アセスメント

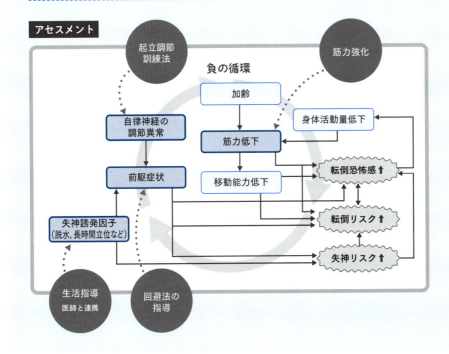

- 自律神経の調節異常や脱水，長時間の立位などは，失神や前駆症状による転倒のリスクを高めている．
- 失神や転倒リスクが高くなると転倒恐怖感も高くなり，身体活動を制限する傾向が強くなる．身体活動量が低下すると，筋力が低下して，転倒リスクがさらに高くなるという負の循環を招く．
- 介入としては，自律神経の調節機能を高めるための起立調節訓練法や，失神の誘因を回避するための生活指導，前駆症状が生じた際の失神回避法を指導し，失神リスクを軽減させるとともに，身体機能を維持させるための筋力強化を併せて行う．

前駆症状に対して

失神回避法を指導する．前駆症状（めまいや悪心など）を自覚した場合，しゃがみ込むことや横になることが効果的である．それ以外にも，両手を組み，引っ張ることや，足を交差させ，両足を押しつけること，なども効果的である（図1）．

筋力低下に対して

レジスタンストレーニングを実施する．トレーニングは，失神発作や前駆症状に伴う転倒を回避するために，座位や臥位で実施できるものを選択する．具体的な方法としては，座位でのレッグレイズ（5秒間で挙上，5秒で下制を10回3セット），座位での足関節底屈運動を実施する（10回3セット）．

ワンポイントアドバイス

- 失神の原因はさまざまであるため，介入は医師と相談のうえで実施する．
- 失神には薬剤が影響することもあるため，誘因となる薬剤（α遮断薬，硝酸薬，利尿薬など）の有無は把握しておくとよい．

［石山大介］

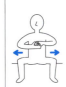
両手を組み，引っ張る

足を交差させ，両足を押しつける

かがんでお腹に力を入れる　足を組み両足を押しつけお腹に力を入れる

図1　失神回避法

エビデンス

下腿三頭筋は，下肢の静脈還流を促す作用があり，立位時の血圧維持に寄与している．Kobayashiらは下腿の最大周径(cm)を身長(m)で除したcalf mass indexという指標を開発し，地域在住高齢者では21.2を下回ると立位時に血圧が低下しやすいことを報告している[2]．

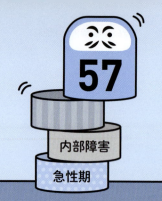

57 慢性閉塞性肺疾患急性増悪患者における転倒予防
―入院後，初回離床を中心に―

内部障害／急性期

> **要点整理**
> ⚠ 身体機能だけでなく，呼吸循環反応や環境も含めて転倒リスクをアセスメントする．
> ⚠ 転倒の負の連鎖を断ち切るため多職種・家族との連携を積極的に行う．

episode Gold分類🚩，Stage ⅢのCOPDで当院かかりつけの74歳の女性．X月Y日に呼吸苦が増大し移動困難となったため当院に救急搬送．COPD急性増悪，Ⅱ型呼吸不全の診断で入院加療となった．入院後，ステロイド，気管支拡張薬，抗生剤，酸素療法で加療を行い全身状態は改善傾向であったが，せん妄を併発し，第4病日よりリハビリ開始となった．今回は初回離床時の転倒リスクについてアセスメント，介入を行った．

📝 アセスメント

- ✓ 意識状態は Glasgow Coma Scale にて E4V4M6 であった．傾眠傾向，失見当識が認められた．
- ✓ せん妄 The Confusion Assessment Method🚩 にて陽性であった．異常行動に日内変動があり，注意散漫であり他のことに気を取られる状況が認められた．
- ✓ 安静時の動脈血酸素飽和度(SpO_2)は鼻カニュラ 2l/分にて 95％，1l/分では 94％であった．歩行時は 25m歩行直後，鼻カニュラ 1l/分にて 90％まで低下を認めた．
- ✓ 呼吸数は安静時24回/分，25m歩行直後20回/分であった．
- ✓ 呼吸苦は修正Borg scaleにて Central 7（とても強い），Local 4（多少強い）であった．
- ✓ 動脈血はpH 7.34，PaO_2 95.2mmHg，$PaCO_2$ 75.0mmHg，HCO_3 39.7mmolであった．
- ✓ 血圧は安静時BP120/70mmHg，25m歩行直後BP124/72mmHgであった．
- ✓ 脈拍は安静時HR104bpm，25m歩行直後HR110bpmであった．
- ✓ 歩行能力は呼吸苦のため25m歩行が限界であった．ふらつきが強く軽介助が必要であった．
- ✓ 病室からトイレまでの距離は片道50m程度であった．
- ✓ 投薬状況は夜間不穏時にリスペリドンを内服していた（昨晩内服あり）．

用語解説：Gold分類
主としてスパイロメトリーの結果で分類するCOPDの病期分類[1]．

用語解説：The Confusion Assessment Method
せん妄をスクリーニングするための評価指標[2]．

 介入

筋力低下，バランス能力低下，歩行能力低下に対して
　筋力トレーニング，呼吸体操を含んだ呼吸リハに加え，バランストレーニングを行った．具体的な方法は，呼吸循環反応や自覚的疲労感を目安に運動負荷は漸増させた🚩．

せん妄に対して
　本症例のせん妄誘発因子は，入院加療による安静，夜間の感覚過剰・遮断による影響が強いと考えられた．そのため介入は，日中できるだけベッド上にならないように車椅子で生活してもらうための取り組み，夜間のアラーム音があり不眠の状態であったため耳栓を使用した．また，精神的な不安も考慮して，家族に日中はできる限り付き添いをしてもらうよう依頼した．

思考過程

アセスメント

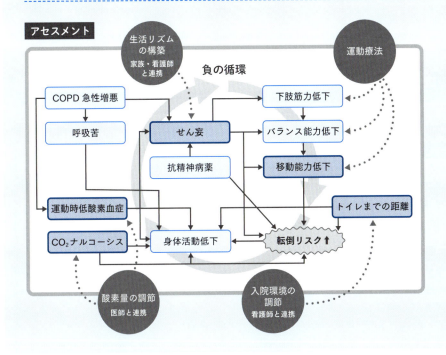

- COPD急性増悪患者の場合，入院加療に伴う安静に加え運動時低酸素血症により身体活動の低下，せん妄の合併，身体機能の低下をきたし，転倒リスクがさらに増加するという悪循環に陥りやすい．
- せん妄時，転倒リスクを上げるとされる抗精神病薬を使用され日中の転倒リスクは高くなる．軽度の意識障害を呈するため身体機能の低下，身体活動の低下を助長する．
- トイレまでの距離が現状の能力で到達できない距離の場合，転倒リスクを高める可能性があり，その結果，車椅子移動となってしまうため身体活動低下を助長する．
- 運動時低酸素血症により身体活動は制限され，CO_2ナルコーシスによる意識障害のため，転倒リスクは高くなる可能性がある．

運動時低酸素血症，CO_2ナルコーシスに対して

医師の指示のもと酸素化評価を実施した結果，安静時のSpO_2は1lでも94％を保てており呼吸苦の増大はなかった．病室からトイレまでの歩行で酸素化を評価したところSpO_2は90％を保てていたが，呼吸苦が強く25mで中止となった．また動脈血では$PaCO_2$が高値であった．これらの結果より安静時は酸素投与量を1l，トイレ歩行時のみ2lで管理し，身体活動の改善を図った．

病棟環境に対して

病室からトイレまでの距離は約50mであったが，呼吸苦があり25mしか歩行ができなかった．50mの歩行が困難なためトイレまで車椅子で移動すると身体活動の改善が見込めない．そこで，病棟看護師と相談し，歩行の距離が25m以下となる病室へ変更し，看護師の付き添いのもと歩行することとなった．

 ワンポイントアドバイス

- 身体活動量を高める取り組みを行うことで，転倒リスクの負の連鎖から抜け出すことが重要である．
- 酸素投与量の調節は医師と相談しながら実施し，目的動作での低酸素血症，CO_2ナルコーシスに注意して調節することが重要である．

[小山真吾]

エビデンス

COPD急性増悪患者に対する呼吸リハの効果にはまだ一貫性もなく，具体的な介入方法も定まっていないのが現状である．安定期のCOPDを対象とした6週間の呼吸リハとバランストレーニングはバランス能力の改善効果があったという報告はあり，入院中から長期的な転倒予防を見据えた呼吸リハを行う必要性は高いと思われる[3,4]．

エビデンス

転倒は，個人の内的な因子以外に環境や目的，課題によってもリスクは変化するとされている．転倒予防のシステマティックレビューでは，転倒リスク要因をアセスメントし環境調節，目的，課題を修正することで転倒発生に効果があると報告されている[5]．

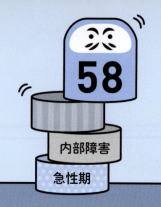

58 糖尿病性神経障害患者における転倒予防

> **要点整理**
> ⚠ 糖尿病性の神経障害があることを患者に自覚させ，日常生活における注意点を指導する．
> ⚠ 血糖コントロールを行えば糖尿病性神経障害の進行を抑制できることを患者に指導する．

episode 75歳男性．運動機能は低下しているが，介護保険は未申請．50歳から健康診断で血糖値が高いことを指摘されていたが精査は行わず放置していた．腰部痛で整形外科受診した際に血液検査で血糖値300 mg/dl以上と高値を呈しており，専門医を受診．初回受診時にHbA1c 9.5％であり，糖尿病確定診断となり糖尿病教育入院となった．

📝 アセスメント

- ✓ 生化学データ（血糖の指標）　HbA1c 9.5％　朝食前血糖154 mg/dl
- ✓ 身長169 cm　体重85 kg　BMI：29.8 kg/m²　軽度肥満
- ✓ 糖尿病性末梢神経障害所見　痺れ：なし
- ✓ モノフィラメント5.07　母趾・母趾球・小趾球すべて触知不可．
- ✓ 振動覚（両側内踝）：5.1秒/6.9秒　アキレス腱反射左右ともに消失
- ✓ 関節可動域　足関節背屈R5°，L5°　母趾可動性乏しい
- ✓ 履物はサンダルを履いており，自宅では裸足で過ごしていることが多い．
- ✓ 足部の痛みに自覚がなく出血により初めて傷の存在に気がついた．
- ✓ 身体機能　握力右：32.2 kg/左：30 kg　膝伸展筋力右：21.1 kgf/左：19.0 kgf
- ✓ 片脚立位時間右：7.5秒/左：8.0秒　腹囲108 cm
- ✓ 屋内外ともにフリーハンド歩行可能　10 m歩行（快適歩行）：1.03 m/sec　STEP 20歩
- ✓ 運動習慣はないがウォーキングには意欲的な発言あり．現在1日の歩数は3,000歩前後

 介入

糖尿病性末梢神経障害について

　糖尿病性末梢神経障害に対する検査結果をフィードバックすることで，末梢神経障害を自覚させる．また末梢神経障害を有する患者は痛覚も鈍麻している場合があり，怪我に気づかないことも多い．そのため，サンダルのような不安定で素足の露出が多いものは避け，靴下を履き，スニーカーなどの通気性が良く，踵に余りがなく足趾が当たらないものを選択するように履物の指導を行う．そして糖尿病性末梢神経障害は，厳格な血糖コントロールを続ければ神経障害の進行を抑制できることを患者に伝える🚩．

身体活動量低下に対して

　ウォーキングに対して意欲的であり，まずは現状の活動量から2,000歩増やし5,000歩を目指してウォーキングを開始してもらう．最終的に8,000～10,000歩を目標とする．活動量増加のためには助言だけでは効果が乏しいため，歩数計や

思考過程

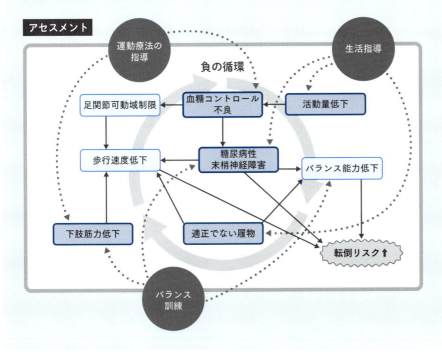

- 血糖コントロール不良・喫煙により糖尿病性末梢神経障害が進行する．
- 末梢神経障害が進行することで歩行速度の低下・バランス能力の低下を助長し転倒リスクを高める．
- 末梢神経障害を有する患者は感覚障害からサンダルなどの脱げやすい履物ではバランス能力低下や歩行速度低下を招き，転倒リスクを高めている．

活動量計を持ってもらうことが活動量増加に効果的である．
バランス機能低下に対して
　神経障害によって低下した歩行速度とバランス能力低下は継続したバランス訓練により改善するため，有酸素運動だけではなく自宅で継続できるバランス訓練を書面にして指導する．バランス訓練は後方に椅子などの座れる場所を用意し，棚やテーブルなど動かないものを掴みながら30～60秒程度片足立ちを保つなどの訓練から開始する．

ワンポイントアドバイス

- 糖尿病性末梢神経障害を有する患者に対しては末梢神経障害を自覚してもらい，足病変が悪化しないような生活指導が必要である．
- 患者には良好な血糖コントロールを続ければ末梢神経障害の進行を抑制できることを伝え，運動療法の動機づけとしてもらう．

［谷　直樹］

エビデンス

インスリン強化療法（HbA1c 7％）と従来治療群（HbA1c 9％）では強化療法群で神経伝達速度が有意に改善し，振動覚閾値の悪化が優位に少なかった[1]．

エビデンス

コントロール群・運動療法教育プログラム群・運動療法教育プログラム＋活動量計群の3群では教育プログラム＋活動量計を持った群で耐糖能改善に有効であると示唆された[2]．
1日当たりの歩数が10,000歩以上の者は1日当たりの歩数が10,000歩以下の者に比べて内臓脂肪が高い場合でもインスリン抵抗性がより低値であった[3]．

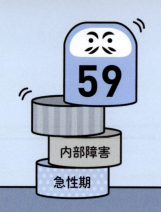

糖尿病性足病変を有する患者における転倒予防
―免荷装具着用下の転倒について―

> **要点整理**
> ⚠ 糖尿病性足病変を有する患者は，糖尿病性神経障害による下肢筋力低下や立位バランス不良を有している場合が多く存在する．
> ⚠ 糖尿病性足病変の治療において，創部への荷重は創部治癒遅延に直結するため，歩容指導や除圧装具を使用した歩行能力改善と転倒予防を並行していく必要がある．

episode 70歳男性．独居，介護保険 未申請．10年間の糖尿病罹患歴があり，下肢虚血による右母趾切断の既往のある患者．屋外歩行時には杖を必要としていた．○年×月，右母趾球の胼胝部位に潰瘍を認め，入院．胼胝・潰瘍の治療と並行して，潰瘍への荷重を避けるための免荷サンダルを処方され，歩行練習が開始となった．今後は免荷サンダル（図1，2）で除圧をしながら病院内の歩行能力改善を図る必要がある．

📝 アセスメント

- 両側足背動脈ともに触知不可　ABI：右0.5／左0.8
- 筋力　MMT股関節屈曲 右4／左4　伸展 右3／左4　外転 右3／左4
  　　　膝関節伸展 右4／左5　足関節背屈 右3／左4
- ROM（passive）　股関節伸展 右0°／左10°　足関節背屈 右0°／左5°
- 身体所見　両側ともに crow toe を認めている．特に右足趾の第2〜5趾は自動運動も行えない状態．
- 糖尿病性神経障害のため両アキレス腱反射は消失し，モノフィラメント5.07も両足底で触知不可
- バランス能力　セミタンデム立位8秒　タンデム立位不可　片脚立位 右0秒／左3秒
- 右利きのためか右手で杖を使用し，右足と杖を同時に出しながら歩行を行っている．左右ともに下肢振り出し時に足底面をするように歩行しており，右下肢立脚時に疼痛逃避性跛行がみられている．
- 独居のため創傷管理や除圧サンダルの使用方法を獲得しなければならない．

介入

歩行練習について

右母趾切断の既往・足関節背屈制限から右前足部に胼胝が形成され，今回の潰瘍形成に至ったと考えられる．足部の部分切断は切断部近位の足底圧を上昇させるため，右足趾に荷重がかからないよう免荷サンダルの使用と左手での杖の使用・右下肢先行の揃え型歩行を指導する．免荷装具の使用自体が環境変化となり転倒リスクが高まるため，免荷装具の使用に慣れる必要がある．まずは平行棒や手すりのような固定された場所での訓練が必要である．

足関節・足趾の可動域制限について

距腿関節，距骨下関節，第1中足趾節関節に対して週2回以上の関節可動域練習を行う．免荷が必要な部分に関しては徒手で行うか，もしくはタオルなどを用いたセルフエクササイズを指導し，継続させる必要がある．

身体活動量について

身体活動量を増やして廃用症候群を予防するよう指導する必要がある．歩数

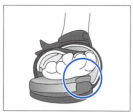

図1　免荷サンダル

図2　免荷サンダル使用例

59. 内部障害　急性期

思考過程

アセスメント

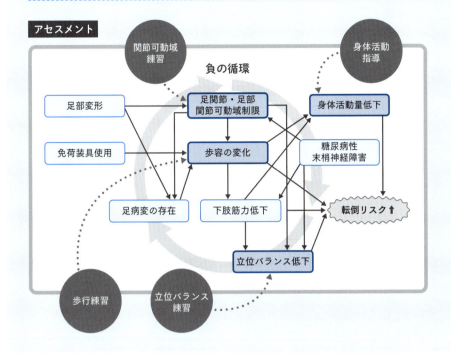

- 糖尿病性末梢神経障害は足関節・足部の関節可動域制限や足部変形を引き起こし，つまずきによる転倒リスクを増加させる．
- 糖尿病性末梢神経障害による感覚障害は石床面の状況を把握しづらくしており転倒のリスクを高めている．
- 下肢筋力低下や免荷装具を使用しての歩行によって身体活動量低下・下肢筋力低下を引き起こし，転倒リスクを増加させる．
- 糖尿病性末梢神経障害によって下肢筋力低下，足関節・足部の関節可動域制限を引き起こし，さらに不慣れな免荷装具の使用は立位バランス低下に繋がる．

計を用いて身体活動量を把握し，正しく免荷装具が装着されているか，正しい歩容で歩行できているか，足病変が悪化していないかをともに日々確認する必要がある．足病変が悪化している際には，免荷装具の状態や身体活動量を減らすかどうかなど，医師に確認する必要がある．

立位バランス能力低下に対して

タンデム立位，片足立ち，横歩きや後ろ歩きなどを平行棒内などの安全性の確保された場所で行う．なお，練習の際に免荷すべき部分に荷重がかかっていないかを確認する．

ワンポイントアドバイス

- 免荷装具を使用する事自体が環境の変化となり転倒リスクが高まる旨を，患者に十分に説明する必要がある．
- 糖尿病性足病変は長期間の治療が予測されるため，自主練習の指導や定期的な身体機能評価が重要である．

［谷　直樹］

用語解説：ABI（Ankle Brachial Pressure Index）

ABIは下肢動脈の狭窄・閉塞を評価する指標．
ABI＝足部の最高血圧÷上腕の最高血圧

用語解説：crow toe

中足趾節関節が過伸展位・近位趾節間関節と遠位趾節間関節がともに屈曲位にある状態．

エビデンス

糖尿病性足病変を有する患者は糖尿病性神経障害のみの患者に比較して身体活動量が少なく歩行速度が遅い．活動量の増加により潰瘍の治癒遅延や新たな潰瘍形成を危惧されるが，正しい装具やフットウエアで免荷を達成することができれば，潰瘍形成を助長することはない[1, 2]．

119

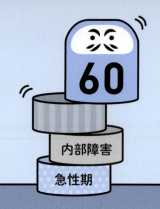

60 慢性腎臓病，尿毒症患者における転倒予防

> **要点整理**
> ⚠ 慢性腎臓病や尿毒症の病態を把握し，症状の変化に合わせ療養環境の調整を行うことで転倒リスクの軽減を図る．
> ⚠ チームアプローチにて再増悪予防を見据えた介入を実施する．

episode 75歳女性．腎硬化症を原疾患とする慢性腎臓病chronic kidney disease（CKD）と診断され，1年前から腎臓・高血圧内科外来に通院中であった．入院前のADLは自立していたが，服薬管理や食事療法のコンプライアンスは不良であった．1ヵ月前から著明な血圧上昇，下腿浮腫を認め，1週間前から食思不振，嘔気嘔吐，倦怠感，つじつまの合わない発言が増加したため救急外来を受診．腎機能低下，体重増加を認めており，CKD急性増悪，尿毒症の診断にて緊急入院となった．

📋 アセスメント（リハ介入開始時→介入2週後にて記載）

- ✓ **意識状態** Glasgow Coma Scale（GCS）：E4V4M5-6→E4V5M6
- ✓ **認知機能** Mini-Mental State Examination（MMSE）：20点→26点
  介入初期は注意散漫であり，歩行時に周囲の物につまずくことが多くみられた．
- ✓ **循環状態** 血圧：170/90mmHg，心拍数：90回/分→血圧：132/72mmHg，心拍数：85回/分
- ✓ **身体所見** 下腿浮腫著明，下腿疼痛あり，表在感覚鈍麻は認めず，視力障害，網膜症の指摘はなし→下腿浮腫，疼痛ともに改善．
- ✓ **身体機能** 上下肢筋力はMMT左右4レベル，バランスは片脚立位保持困難．
  →筋力は著変なし，片脚立位保持時間は左右とも5秒可能．
- ✓ **歩行能力** ふらつき著明であり，歩行介助が必要→T字杖を使用して50m歩行自立．
- ✓ **病棟安静度** トイレまで付き添い歩行→病棟内歩行自立．
- ✓ **療養環境** トイレ時のナースコール使用の指示に従わず離床センサー使用．また，浮腫の影響で普段履いている靴が入らず，踵を踏んでいる状況→自立歩行可能となり離床センサー撤去，また浮腫の改善に伴い靴はサイズが合わなくなり歩行時に脱げそうな状況．

 介入

筋力低下，バランス機能低下，移動能力低下に対して

リハ介入初期は腎機能増悪期であり，血圧高値や倦怠感も強かったが，臥床による廃用症候群を予防するために，病棟での離床など軽労作の活動を実施した．腎機能および尿毒症状の改善が得られた後は，リハ室へ移行し，実施内容はウォーミングアップ目的にストレッチングを，その後筋力トレーニングやバランストレーニング，歩行練習を行った．

尿毒症症状，注意機能の変化に対して

入院初期は尿毒症症状の一つと考えられる尿毒症性脳症にて，注意機能は低下しており，指示理解は困難な状態であった．そのため，歩行時のふらつきが著明にもかかわらずナースコールを押さず一人で歩行してしまい，非常に転倒リスクが高い状況であった．そこで，医師・看護師と協議しベッドサイドにナース

エビデンス

尿毒症性脳症は急性あるいは慢性腎不全で腎機能低下が増悪する際に発症する代謝障害の一つである[1]．初期には意欲低下，倦怠感，注意障害などがみられる．発症前の認知機能が正常でも，急速に進行することもあり，状態に合わせた環境調整を行うことが必要となる．
適切な大きさの靴を選ぶことも転倒予防には重要であるが，CKD患者では下腿浮腫の変動により大きさが合わなくなることも多い．変動を見越し，大きさの異なる靴を用意しておくことも有用である．

60. 内部障害　急性期

 思考過程

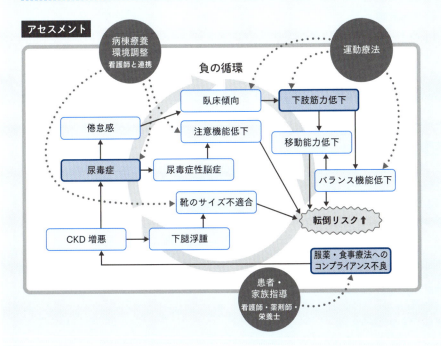

- 筋力低下，バランス機能低下，またこれらに伴う移動能力の低下は転倒リスクを高める．
- 尿毒症性脳症に伴う注意機能低下をきたし，転倒リスクを高める．
- CKDの増悪・改善に伴い下腿の浮腫の増減をきたす．それにより靴のサイズの不適合となることが歩行中に靴が脱げてしまう原因となり，転倒リスクを高める．
- 尿毒症，CKD増悪の改善に伴い，療養環境の調整を行う．
- 服薬や食事療法へのコンプライアンス不良はCKD増悪リスクを高める．

コールを押すように注意書きをするとともに，離床センサーの設置にて対応をした．その後，腎機能の改善とともに認知機能低下や注意機能低下といった尿毒症症状の改善を認め，ナースコールの押し忘れはなくなったため，離床センサーを撤去した．またリハ評価にて，バランス機能および歩行安定性の改善を認めたため，医師・看護師と協議し病棟安静度を病棟内自立歩行可とした．

また，初期は下腿浮腫にて靴が入らず踵を踏んでいる状況であり，歩行中に靴が脱げ転倒する危険があった．そのためサイズの大きい前開きタイプの靴を貸し出した．その後，下腿浮腫が改善し貸し出した靴が緩くなったため，入院時に使用していた靴へ変更することで対応した．

服薬，食事療法のコンプライアンス不良に対して

服薬管理は薬剤師・看護師を中心に実施した．薬剤の一包化や，時間・曜日ごとに薬剤を分割するお薬カレンダーなどを用いることで，服薬忘れがないように指導を行った．また，入院前の食事は塩分摂取過剰を認めており，栄養士より減塩指導や出汁を効かせるなどの食事指導を患者および家族に対して実施した．

ワンポイントアドバイス

- CKDや尿毒症の病態を把握し，その変化に合わせ入院療養環境の調整を行う．
- CKDは生活習慣に強い影響を受ける疾患であり，多職種での患者指導が重要．

［音部雄平］

エビデンス

CKD患者においては，降圧，腎機能低下，心血管疾患などの予防を目的として，6g/日未満の塩分摂取制限が推奨されている[2]．なお，CKD患者に対してたんぱく質摂取制限を行うことは，尿毒素の蓄積を軽減し，腎代替療法が必要となるまでの時間を延長することが知られており，一般的に推奨されている．しかし，たんぱく質摂取量が低下している高齢CKD患者では，虚弱（frailty）が高頻度にみられることも報告されており[3]，年齢やCKDの病期などを勘案し，リスクベネフィットを慎重に考慮する必要がある[2]．

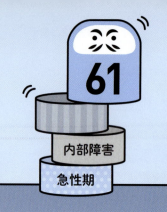

61 血液透析患者における転倒予防

内部障害 / 急性期

要点整理
⚠ 血液透析患者特有の病態を把握し，転倒リスクのアセスメントを行う．
⚠ 医師・看護師などと共同し，入院環境の調整を行う．

episode 78歳男性．糖尿病性腎症により末期腎不全となり，1年前から透析クリニックにて週3回血液透析を施行されていた．入院前のADLとして屋内移動は自立，外出は送迎にて透析クリニックへ行く以外はほとんどなかったとのこと．1週間前から水様便となり，徐々に食思不振，体動困難を認め当院へ搬送となった．感染性腸炎，脱水の診断．補液治療にて水様便症状は軽快したものの，歩行時のふらつき，透析後のめまい症状が残存しており入院5病日よりリハビリ開始．

アセスメント

- ✓ 意識状態　Glasgow Coma Scale（GCS）：E4 V5 M6
- ✓ 認知機能　Mini-Mental State Examination（MMSE）：27点
- ✓ 循環状態　（非透析日介入時）
  　　安静時　血圧：138/76mmHg　心拍数：85回/分
  　　室内歩行時　血圧：140/72mmHg　心拍数：95回/分
  （透析日，透析後介入時）
  　　安静時　血圧：110/60mmHg　心拍数：95回/分
  　　室内歩行時　血圧：70/46mmHg　心拍数：110回/分
  　　＊立位・歩行時の起立性低血圧あり．
- ✓ 身体所見：下腿浮腫軽度，末梢冷感なし，しびれや感覚障害，四肢疼痛の訴えなし．視力障害，糖尿病性網膜症の指摘はなし．
- ✓ 身体機能：上下肢筋力はMMT左右4レベル，バランスは片脚立位保持困難．
- ✓ 歩行能力：非透析日は見守りにて25m程度歩行可能，透析後はふらつきが強くなり歩行困難．
- ✓ 入院時透析環境：週3回，朝8時半から当院透析室にて実施．除水速度は入院前と同様に設定．
- ✓ 投薬状況：朝夕食後に降圧薬内服中．
- ✓ 病棟安静度：付き添い歩行，透析後はめまい症状にて車椅子使用．
- ✓ リハ状況：非透析日は運動療法実施可能であったが，透析後は疲労感が強く積極的な運動介入は困難．

 介入

筋力低下，バランス機能低下，移動能力低下に対して

　ウォーミングアップ目的にストレッチングを，その後筋力トレーニングやバランストレーニング，歩行練習を行った．運動負荷量は自覚症状がBorgスケール11～13点（楽である～ややきつい）に収まる範囲とし，疲労感に合わせ調整した🏳．

起立性低血圧に対して

　血液透析患者，その中でも糖尿病性腎症の患者は，循環を調整する自律神経系機能が障害されていることがある．特に血液透析後は循環血液量が低下してお

エビデンス

透析患者の運動負荷設定は十分には確立されていないものの，米国スポーツ医学会の運動勧告において，初期は軽度強度～中等度強度にし，患者の自覚症状が「Borg Scale 11～13（楽である～ややきつい）」の範囲に収まるように調整すべきであるとしている[1]．

思考過程

アセスメント

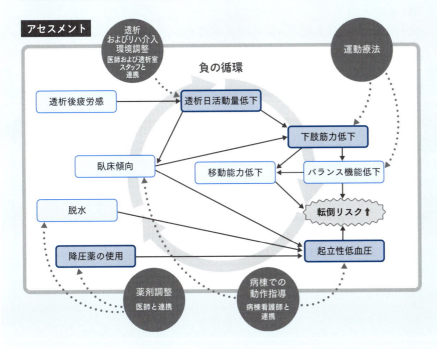

- 筋力低下，バランス機能低下，またこれらに伴う移動能力の低下は転倒リスクを高める．
- 起立性低血圧は立位・歩行時の転倒リスクを高めるのみならず，活動制限を引き起こす．
- 透析後の疲労感により臥床傾向となり，またリハビリテーション介入が困難となるため，活動量の低下を引き起こし，筋力低下などの廃用症候群を引き起こす．
- 病棟での離床時，急激な体位変換や歩行の開始によって起立性低血圧を引き起こす可能性がある．
- 脱水など循環動態の変化をきたしている際に，従来通りの降圧薬使用を継続していることが，起立性低血圧を助長している可能性がある．

り，起立性低血圧を生じる危険性が高い．これに加え，入院の契機となった脱水や降圧薬の使用も起立性低血圧を助長していた可能性が考えられた．医師に報告し，透析日のみ降圧薬を一時中止し再評価をすることとなった．

また，急激な起立動作による起立性低血圧を回避するために，病棟看護師に対し離床時は緩徐に動作を行うよう依頼した．

透析日の活動量低下に対して

透析後の疲労感が強く臥床傾向となり，透析日は活動量を確保できていない状況であった．そのため，医師・透析室スタッフと相談し，透析の時間を午前中から午後に変更し，空いた午前中にリハ介入を行った．なお，透析前は体液過剰や電解質異常を生じていることがあり，医師の指示のもと，リハメニューはストレッチングや短距離の歩行練習など軽負荷の運動に留めた．

ワンポイントアドバイス

- 血液透析患者は心血管疾患や糖尿病など重複疾患を有していることが多く，病態の把握が必須である．それをもとに，医師・看護師など多職種で連携しつつ，転倒リスクの軽減に努める．
- 血液透析患者は活動量の低下をきたしやすく，特に入院中は顕著となる．患者の状態に合わせつつ，どのように活動量を確保できるか検討することが必要である．

[音部雄平]

エビデンス

起立性低血圧への対応として，急激な起立の回避や降圧薬など誘因となる薬剤の減量・中止があげられる．また，ややエビデンスレベルは落ちるものの，弾性ストッキングや腹帯の使用，昇圧薬の使用なども有用な可能性がある．透析患者においてはドライウェイト（血液透析における目標体重）の調整も効果的とされている[2,3]．
エビデンスは明らかではないが臨床場面においては，起立前に足関節の底背屈運動を行い，静脈還流を促進するような対応も行われている．

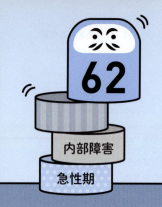

血液内科疾患患者における転倒予防

> **要点整理**
> ⚠ 防護環境での低活動量，筋力低下に対し，自主トレーニング指導および運動療法を行い，転倒予防に努める．
> ⚠ 臍帯血移植後の著明な身体の変化に対し，防護環境での転倒を自ら予防するよう，患者教育を行う．

episode 72歳女性．再生不良性貧血（Stage V）に対し，免疫抑制療法を施行したが造血回復を得られず，同種造血幹細胞移植を目的に転入した．移植ドナー検査ではHLA適合血縁ドナーが得られず，造血不全が強いため臍帯血移植 cord blood transplantation（CBT）🚩 を行う方針となった．全身放射線照射，前処置後，CBTを施行．CBT前からの発熱，下痢に加え，CBT後は移植片対宿主病 graft-versus-host disease（GVHD）🚩 を認め，ステロイドを使用した．体重は，浮腫により最大11kgの増加を認めた．本症例はCBT後24日の夜間に，防護環境下自室でのポータブルトイレへの移乗時に転倒した．

📋 アセスメント

- 血液検査値として，白血球数 $5.1×10^3/\mu l$，好中球数70%，赤血球数 $4.9×10^3/\mu l$，ヘモグロビン値8.1g/dl，血小板数 $111×10^3/\mu l$，血清アルブミン値3.4g/dl，総ビリルビン値2.4mg/dl．
- 血球回復しているが，免疫抑制薬を使用しており，防護環境にて治療継続．
- 日中の活動として，Performance Status scale 3であり，制限された活動性．
- 筋力として，握力は利き手で27kg，5回立ち座りテストは9.5秒．20cm台からは起立困難．
- バランス機能として，片脚立位時間は左右脚ともに2秒程度．
- 移動能力として，フリーハンド歩行は見守りレベルで，10mの快適歩行12.7m/sec．最大連続歩行距離は100m．エンドポイントは下肢疲労および呼吸苦（修正ボルグスケール4）．歩行前血圧127/78mmHg，脈拍108bpm，歩行後血圧142/82mmHg，脈拍128bpm．SpO_2 97%程度で推移．
- GVHDとして，皮疹を体表表面20%（stage 1）に認め，下痢量が1,200ml程度（stage 2）であったことから，重症度はGrade II．そのほかに口腔粘膜障害および浮腫を認めた．
- 末梢神経障害として，手袋靴下型のしびれを認めた．

用語解説：臍帯血移植 cord blood transplantation（CBT）
CBTは，分娩後の胎盤・臍帯に残った胎児由来の血液（臍帯血）に含まれる造血幹細胞を移植する方法．

用語解説：移植片対宿主病 graft-versus-host disease（GVHD）
GVHDは，ドナー由来のリンパ球が，患者（レシピエント）を非自己と認識して攻撃することによる一連の症状の総称（主に皮疹，下痢，黄疸）．

🏃 介入

筋力，持久性低下に対して

運動療法を実施する．具体的にはレジスタンストレーニング，歩行訓練を行う．下痢や倦怠感で，運動に対し消極的な場合は，ベッドのギャッチアップや座位など，可能な限り抗重力位での生活を促すようにかかわる．💬

身体活動量低下に対して

自主トレーニングおよびリスク管理を指導する．運動療法の方法やリスク管理の記載のあるパンフレットを用いて病棟での活動を促す．防護環境の廊下往復回数やトレーニング実施の有無など，目標や達成の記載とフィードバックは，活動量改善に有効である．運動を休止する基準は，軽い動悸や息切れ，脈拍が120bpmを越えた場合に休憩する，などとする．

思考過程

アセスメント

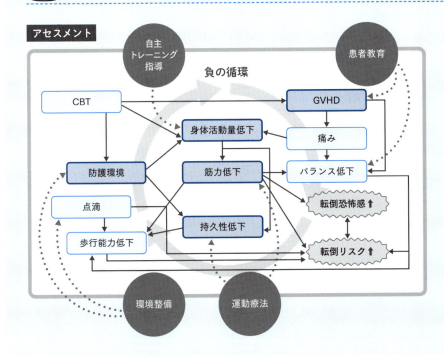

- CBT実施前後は，骨髄抑制により易感染性であることから，防護環境への入室が必要である．
- 防護環境では，限られた範囲での行動となるため，身体活動量低下を認める．
- CBT後は，ドナーの免疫応答によりレシピエントの臓器などを攻撃する，GVHDが生じる．
- GVHDの粘膜障害などは，強い痛みを伴うこともあり，身体組成活動量低下やバランス低下，転倒リスクに関連する．
- CBT後の点滴類は，点滴ルートや電源コードのからまり，点滴スタンドの車輪の引っかかりなど，歩行能力低下および転倒リスクに関連する．

移植片対宿主病に対して

　CBT前および防護環境においても，患者教育を行う．CBT後は，GVHDや治療に関連する，痛み，浮腫，しびれなどの症状により，転倒リスクが高まる．したがって，症状の変化を把握し，転倒予防の教育を行う．

防護環境生活に対して

　感染対策指導および環境整備を実施する．リハビリの前後など，手指衛生の習慣を身につけられるよう指導する．環境整備に関しては，免疫抑制薬などの点滴ルートが多く，点滴ルートの絡まりや電源コードが引っかかることで，転倒に繋がることがある．そのため，余分なコード類は，S字フックやマジックテープ，輪ゴムでまとめる工夫をする．

ワンポイントアドバイス

- CBT後は，嘔吐や下痢などにより，運動や転倒に対する恐怖感を訴え，消極的な活動となることがある．しかし，体調不良時は，リハビリを見合わせるのではなく，実施時間の再調整や座位でのコミュニケーションなどで信頼関係を構築し，活動に繋げることが重要である．
- 運動療法は，造血幹細胞移植後の身体機能改善だけでなく，副作用軽減，血球回復，精神面などにも有用であり，積極的な運動介入が推奨される．

[市川雄大]

エビデンス

Baumannら[1]は，ランダム化比較試験 randomized controlled trial（RCT）において，造血幹細胞移植の1週間前から退院までの間，1日30〜40分の積極的な有酸素運動と筋力トレーニング，歩行，段差昇降，ストレッチングを施行した群は，対照群と比較して，退院時に筋力，運動耐容能，肺機能，QOLに有意な効果を認めたとしている．

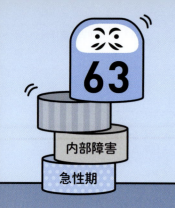

63 消化器外科術後患者における転倒予防
―初期離床を中心に―

内部障害
急性期

> **要点整理**
> ⚠ 消化器外科術後のリハビリは，合併症予防に加えて転倒予防も考慮する必要がある．
> ⚠ 術後の疼痛管理に用いられる硬膜外鎮痛法は起立性低血圧を引き起こす可能性があり注意が必要である．
> ⚠ ドレーン・チューブの適切な整備を行うことで転倒を予防する．

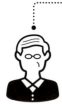

episode 心窩部痛を主訴に受診され，精査の結果，胃癌と診断された75歳の男性．入院の1ヵ月前の外来受診時にリハビリの依頼があり，術前自主トレーニングと術後のオリエンテーションが実施されている．X月Y日に手術目的に入院され，翌日に開腹胃全摘出術＋リンパ郭清を行った．今回，手術翌日より，離床，呼吸器合併症予防，日常生活活動低下予防を目的にリハビリを開始．初期離床時の転倒リスクについてアセスメント，介入を行った．

📝 アセスメント

- ✓ 意識レベルはGlasgow Coma ScaleにてE4V4M6であり失見当識が認められた．
- ✓ せん妄はThe Confusion Assessment Method🚩にて陽性．異常行動に日内変動があり，夜間は注意散漫な状態であったが，離床時は，反応速度が遅いものの，目立ったせん妄の症状はない．
- ✓ 呼吸回数は安静時，歩行時ともに20回/分台で，呼吸音は両側下葉に減弱を認めた．経皮的動脈血酸素飽和度（SpO₂）は酸素1L（鼻カニュラ）の環境にて安静時96％，歩行時94％であった．
- ✓ 血圧は安静時100/70 mmHg．起立性低血圧の自覚症状はないものの端座位にて80/54 mmHg，歩行直後は80/52 mmHgと低下を認め，「少しボーッとする」と起立性低血圧の症状が認められた．
- ✓ 脈拍は安静時80 bpm．歩行直後は98 bpmまで上昇を認めた．
- ✓ 疼痛は硬膜外鎮痛法の局所麻酔薬とオピオイドの持続投与（4 mL/h）にて管理されており，Numerical Rating Scale（NRS）にて安静時1点，歩行時3点であった．
- ✓ 筋力は握力 右28.6 kgf，左26.5 kgf，MMTでは下肢すべてGrade 4～5であった．
- ✓ バランス能力は片脚立位時間で右2.66秒，左2.43秒であった．
- ✓ 歩行能力は点滴棒を把持してトイレまで（約25 m）軽度介助．ふらつき著明であった．
- ✓ 術後のドレーン・チューブ環境は，頸部に中心静脈カテーテル，腹部にドレーンが3本，背部に硬膜外鎮痛法のためのカテーテル，陰部に尿道カテーテルが挿入されていた．

用語解説：The Confusion Assessment Method
せん妄をスクリーニングするための評価指標[1]．

介入

身体機能低下に対して（筋力，バランス能力，歩行能力低下）

術前約1ヵ月前から週3～5回，筋力トレーニングと有酸素運動を行うよう指導した．筋力トレーニングは，セラバンドを用いた抵抗運動を15～20回反復し，2セット実施させ，有酸素運動は20分間の連続歩行を実施させた🚩．

術後せん妄に対して

本症例の術後せん妄の誘発因子は，手術によるストレス，疼痛，入院加療による安静の影響が強いと考えられた．そのため介入は，日中できるだけ車椅子で生活できるような取り組みを行った．また，精神的な不安も考慮して，家族に日中はできる限り付き添いをしていただくよう依頼した🚩．

思考過程

アセスメント

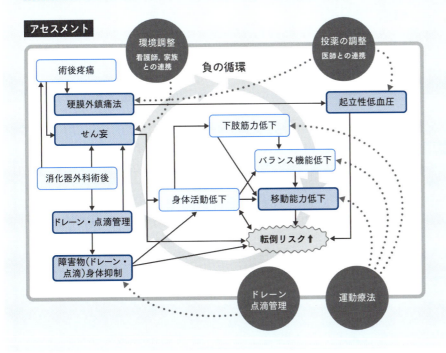

- 消化器外科術後はドレーンや点滴のチューブなどの環境が障害物や身体抑制に繋がり，転倒リスク，身体活動の低下を招く．
- 術後の疼痛を管理するための硬膜外鎮痛法は，神経ブロックによる起立性低血圧を引き起こす可能性があり，転倒リスクに注意が必要である．
- 術後せん妄により，身体活動の低下，転倒リスクが高くなる．
- 術後の疼痛，せん妄，ドレーンなどの環境から身体活動は低下し，筋力，バランス能力，歩行能力の低下を引き起こす．
- 筋力，バランス能力，歩行能力の低下により，さらに転倒リスクが高くなる．

起立性低血圧に対して

本症例は硬膜外鎮痛法のため，神経ブロックから起立性低血圧を呈した．そのため，医師と相談し，投与量の調節を行った．また，病棟担当の看護師と情報を共有し，血圧測定の徹底と，起立性低血圧の症状に注意して離床するよう計画を再考した．

術後のドレーン・点滴チューブに対して

本症例は，全身に計6本のドレーンや点滴チューブが繋がっており，転倒リスクが高い状態であった．ドレーン，点滴チューブは長く床に着く状態であったため，躓きや踏みつけによる転倒を予防するため，床に着かないように整理した．

 ワンポイントアドバイス

- 術後の離床の流れを術前よりオリエンテーションしておくことは，対象者との信頼関係や術後のリハビリに対する理解の向上にもつながる可能性がある．
- 術後の転倒リスクを把握するために，術前より身体機能評価を実施する．
- ドレーン・チューブの整備は転倒予防に加え，事故抜去の観点からも重要である．

[小山真吾]

エビデンス

消化器外科術後患者における転倒をアウトカムとした報告はないが，癌患者は術前より低活動，低栄養状態であり，転倒リスクは高いと推測される．そのため，術前のトレーニングは重要であり，トレーニングは術後のアウトカムに好影響を与えるとされている[2]．

エビデンス

せん妄発症後の改善効果に対するエビデンスは少ない．しかし，入院生活の環境を整え，せん妄の誘発因子を取り除くことが重要とされている．具体的には，カーテンやブラインドを開けて太陽光を取り入れる，太陽光に身を置く時間を作る，夜間は周囲が確認できる程度の照明に調節する，アラーム音や刺激的な光に注意し耳栓を活用して良好な睡眠を確保する取り組みなどの病棟生活での環境を調節することである[3]．

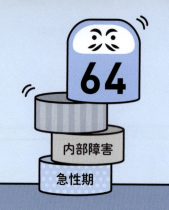

64 悪性腫瘍，化学療法治療中の患者における転倒予防

内部障害／急性期

要点整理
- ⚠ 化学療法を行った（行っている）患者は，副作用により廃用症候群や末梢神経障害が生じ，徐々に転倒リスクを高めるため，化学療法治療中の身体機能の変化を把握することが重要である．
- ⚠ 身体活動量低下に関連する下肢筋力や持久力だけでなく，呼吸機能や上肢筋力など，全身状態を考慮したアプローチを行う．

episode 72歳男性．一人暮らし．食べ物の飲み込みにくさを自覚し，精査目的に入院．食道狭窄認め，胸部食道癌（Stage Ⅲ），手術療法非適応であると診断された．経皮内視鏡的胃瘻造設術🚩を施行後，化学療法（FP療法）が2コース予定され，体力維持目的に理学療法が開始となった．入院前の日常生活は自立し，化学療法開始後も自立した病棟生活が可能であった．しかし，2コース目に化学療法の副作用やせん妄を認め，夜間に転倒した．外傷は認めなかったが，その後もせん妄が継続した．今回は，化学療法治療中の転倒再発の予防目的に，アセスメント，介入を行った．

📝 アセスメント
- ✓ 意識状態として，Glasgow Coma Scale（GCS），E4V4M5でありやや傾眠．
- ✓ せん妄は，The Confusion Assessment Method（CAM）日本語版を用いて評価し，陽性である．異常行動が日内で変動し，集中することが困難で，思考にまとまりがない状況である．日中と比して，夜間に認める傾向がある．
- ✓ 筋力として，握力（右/左）は20/18kgf．MMT（右/左）は，腸腰筋4/4，大腿四頭筋4/4，前脛骨筋3+/3+，下腿三頭筋3+/3+である．
- ✓ バランス機能として，片脚立位時間は左右脚ともに5秒程度．
- ✓ 歩行能力として，杖歩行見守りレベル，病棟では点滴スタンドを使用して歩行．連続歩行は100m可能であり，エンドポイントは呼吸困難感．SpO₂は，歩行前97％，歩行後93％，自覚的運動強度は修正Borg scale 4（ややきつい）．
- ✓ 化学療法誘発性末梢神経障害 chemotherapy induced peripheral neuropathy（CIPN）🚩として，四肢遠位にしびれおよび振戦を認める．
- ✓ 血液データとして，白血球数$1.6×10^3/\mu l$，ヘモグロビン値10.1g/dl，血清アルブミン値3.4g/dl．
- ✓ 呼吸機能検査として，％肺活量82.1％，1秒率62.4％であり，閉塞性換気障害を認める．

用語解説：経皮的内視鏡的胃瘻造設術 percutaneous endoscopic gastrostomy（PEG）
PEGとは，胃壁と腹壁の間にシリコンラバー製のカテーテルを留置する手術．直接胃内へ栄養剤や水分を注入したり，胃液などの消化液を体外へ排出したりする目的で行われる．

用語解説：CIPN
CIPNとは，化学療法後に起こる上下肢での慢性的な疼痛，痺れ感などの症状のこと．日常生活活動能力が妨げられ，生活の質の低下に関連する．

介入

筋力低下，身体活動量低下に対して
レジスタンストレーニングや有酸素運動を行う．ゴムバンドや重錘を用いた全身のトレーニングや，歩行やエルゴメーターを行う．トレーニングを行う際は，リスク管理として，化学療法によるヘモグロビン減少や心機能障害などに注意する🚩．

バランス低下に対して
バランストレーニングを行う．バランス低下は，CIPNおよび筋力低下に起因する．CIPNによるバランス低下の報告は少ないが，具体的には，姿勢鏡やバランスパッドなどを用いた，固有受容性フィードバックを強調したトレーニングを行う．

思考過程

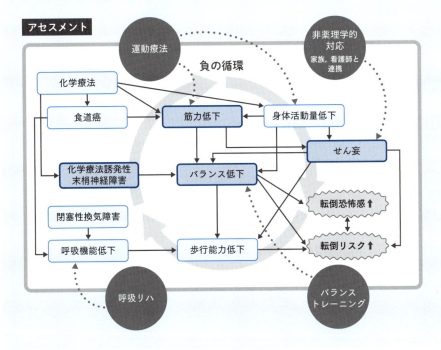

- 化学療法は，CIPNや筋力低下，せん妄の誘発因子である．
- 食道癌は，悪液質などを惹起し，筋力低下を進行させる原因である．
- CIPNや筋力低下は，バランス低下に関連し，歩行能力低下の原因となる．
- 閉塞性換気障害，食道狭窄による呼吸機能低下に対し，呼吸リハを行う．
- せん妄に対しては，家族や看護師と連携し非薬理学的対応を行う．

せん妄に対して

非薬理学的対応を行う．日中は時計やカレンダー，見慣れた物品の配置，屋外への散歩などによる，日時の認識および孤独感の軽減を図る．夜間は，光や音を調整して睡眠時間を確保するために，アイマスクや耳栓を使用する．日中の活動，夜間の休息を得られるよう，家族や看護師に教育し，協力を得ることも必要である．

呼吸機能低下に対して

呼吸リハにおける呼吸法および排痰法を行う．呼吸法としては，口すぼめ呼吸や深呼吸，腹式呼吸を行う．排痰法としては，ハフィングやactive cycle breathing technique（ACBT）を行う．

 ワンポイントアドバイス

- 運動療法は，悪性腫瘍による慢性炎症を抑制することが期待されている．また，骨格筋量は化学療法の耐性に関連するという報告もあり，運動療法により維持する必要がある．
- 化学療法誘発性筋力低下やギランバレー症候群様の遠位筋優位の筋力低下を認めることがあり，それらは転倒リスクを高めるため，注意深く筋力推移を把握する．

[市川雄大]

エビデンス

Courneyaらは，有酸素運動（強度；1～6週目：最大酸素摂取量の60％，7～12週目：70％，12週目以降：80％，運動時間；1～3週目：15分間，3週ごとに5分間増加させ，18週目では45分間），もしくはレジスタンストレーニング（マシントレーニング9種類：1最大反復回数（repetition maximum；RM）の60～70％の運動強度にて各トレーニング12回×2セット）を週3回・18週間実施することで，運動耐容能や筋力に改善が認められたと報告している[1]．また，化学療法中であっても，十分にリスク管理を行えば，安全に運動療法の実施が可能であることが示されている[2]．

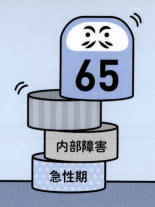

65 貧血を呈している患者における転倒予防

内部障害
急性期

> **要点整理**
> ⚠ 貧血の治療経過や自覚症状を考慮した転倒予防を行う．
> ⚠ 医師，看護師などと共同し，安静度や活動量の調整を行う．

episode もともと自宅内ADL自立していた85歳女性．心筋梗塞に対し冠動脈ステントを留置した既往があり，再発予防として抗血小板薬を服薬していた．入院1週間前から心窩部痛，黒色便出現．徐々に食事量も低下し，数日前から臥床傾向，活気不良が著明となり救急外来受診．血液生化学検査の結果，ヘモグロビン5.1g/dlと高度貧血▼を認め入院となった．胃潰瘍から出血を認め，内視鏡的止血術が施行された．その後赤血球製剤4単位の投与および鉄剤投与が開始となった．ヘモグロビン値が翌日6.7g/l，翌々日7.0g/lと増悪がないことを確認，抗血小板薬の服薬再開および食事の開始となった．

一方，傾眠傾向は持続しており，つじつまの合わない発言を多く認めた．また起居動作や歩行時のふらつきにて介助を要する状態であった．

📝 アセスメント

- ✓ 意識状態　Glasgow Coma Scale（GCS）：E3V4M5-6
- ✓ せん妄：The Confusion Assessment Method（CAM）にて，せん妄と判断．
- ✓ バイタルサイン　安静時　血圧：110/72mmHg　心拍数：85回/分　SPO₂：97%（1l酸素投与）
  歩行時　血圧：102/74mmHg　心拍数：95回/分　SPO₂：96%（1l酸素投与）
  労作時呼吸数30回/分　息切れおよびめまいの訴えあり．
- ✓ 身体所見：末梢冷感あり，顔色軽度蒼白，眼瞼結膜白色，爪床白色．
- ✓ 身体機能：上下肢筋力はMMT左右4レベル，立ち上がりは軽介助で可能．
- ✓ 歩行能力：25m歩行可能も，ふらつきあり付き添いを要する．また歩行時の疲労感は著明．
- ✓ 病棟活動量：トイレの際は車椅子に乗車して移動しているが，それ以外の時間はベッド上で臥床して過ごしている．

用語解説：貧血

貧血とは末梢血中の赤血球成分が少なくなり，体内の酸素運搬能が低下している状態であり，診断名ではなく症候名である．世界保健機関（WHO）は貧血の基準値をヘモグロビン濃度にて以下のように定義している．成人男性13g/dl未満，成人女性・小児12g/dl未満，妊婦・幼児11g/dl未満[1]．

なお，急性上部消化管出血における輸血の適応は，ヘモグロビン値7.0g/dl以下が推奨されており，9.0g/dl以上の場合は輸血をしないことが推奨されている[2]．

介入

貧血による息切れやめまい症状に対して

介入初期は労作時の息切れやめまい症状があり，転倒リスクが高いことからも，医師・看護師と協議し病棟安静度は車椅子のままで維持した．その後，貧血の改善に伴い症状が改善したため，歩行へ安静度を変更し活動量増加を図った．呼吸状態の評価としてはSPO₂の確認に留まらず，呼吸数や自覚症状の確認を頻回に行った．さらに，貧血は頻脈を誘発することがあり，持続的な心電図のモニタリングを実施した▼．

せん妄に対して

傾眠傾向の遷延やつじつまの合わない発言などは，貧血や入院による安静臥床を契機とするせん妄の発症と考えられた[4]．昼夜のリズムを整えるため，看護師

思考過程

アセスメント

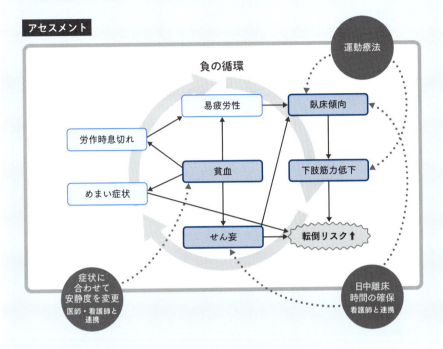

- 貧血はせん妄を引き起こす危険因子であり，転倒リスクを高める．
- 貧血はめまい症状を引き起こすことで転倒リスクを増加させる．また貧血により労作時の息切れが生じる．
- 貧血患者は易疲労性を引き起こし，これにより臥床傾向が強まることで筋力低下を助長する．

と連携し日中の車椅子離床時間を増やすとともに，不安を取り除くために家族の面会頻度・時間を増やしてもらうよう依頼した．

臥床傾向，下肢筋力低下に対し

介入初期はめまいや息切れ，易疲労性著明であり，座位での運動や短距離の歩行など軽負荷の運動に留めた．症状の改善に伴い運動量を増加させ筋力改善を図った．また，消化管出血後は一時的な絶食期間を設け，徐々に食事量・形態を上げていくことが多く，そのため，食事量などの経過に合わせ運動量を調整することも重要となる．

 ワンポイントアドバイス

- 出血による貧血で入院された人は，初期はせん妄症状や全身倦怠感を呈することがあるが，貧血の改善に伴い症状が軽快することも少なくない．改善度に合わせ活動量の増加や環境設定を行っていく必要がある．
- 脳梗塞や心筋梗塞，心房細動の既往を有する患者では，急性出血にて一時的に抗血栓薬(抗血小板薬や抗凝固薬)の服薬を中止するため，脳梗塞や心筋梗塞の再発リスクや心内血栓の形成による脳塞栓症の発症リスクが増加する．そのため，介入時には抗血栓薬が服薬再開となっているか確認することもリスク管理の一つとしてあげられる．

[音部雄平]

エビデンス

鉄欠乏性貧血の症状として倦怠感や脱力感，めまいや立ちくらみ，動悸，息切れなどを呈することがある[3]．また，高齢者ではうっ血性心不全を呈したり，認知症者では錯乱を呈したりすることもある．

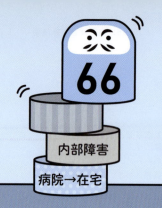

66 在宅酸素療法を導入した患者における転倒予防 ―退院時指導を中心に―

内部障害
病院→在宅

> **要点整理**
> ⚠ 呼吸器症状，環境要因を考慮し，退院後の身体活動低下を予防する支援を行う．
> ⚠ 在宅酸素療法 home oxygen therapy（HOT）を使用することで起こる転倒リスクを考慮し，退院前に指導を行う．

episode 間質性肺炎の急性増悪による呼吸苦増悪から歩行困難となり入院加療となった68歳女性．元々の日常生活活動は自立，HOTを使用せず30分程度外出することもできており，要介護認定は申請していない．家族構成は夫と娘の三人であるが日中独居であり，2階のある戸建てに住んでいる．X月Y日から当院で入院加療を行った結果，呼吸苦は軽快したものの，低酸素血症が残存した．そのため，今回HOTを導入し自宅に退院することとなり，退院後の転倒リスクのアセスメントをもとに退院時指導を行った．

📝 アセスメント

✓ 呼吸機能検査は努力肺活量（％努力肺活量）1.06 l（41.％），1秒率は82.50であり，拘束性換気障害に該当した．
✓ 肺拡散能検査🔖は％一酸化炭素肺拡散能 45.1％であり，拡散能力の低下が認められた．
✓ 動脈血液ガス分析（酸素投与量1 l，鼻カニュラ）は pH 7.35，PaO_2 86.0mmHg，$PaCO_2$ 40.3，HCO_3 24.6mmol であり，安静時の酸素化能は安定，$PaCO_2$ の貯留も認めていなかった．
✓ SpO_2 は安静時95％（鼻カニュラ1 l）から125 mの歩行動作で91％（鼻カニュラ1 l）にまで低下した．
✓ 呼吸数は安静時から25回/分とやや多く，125 m歩行動作で35回/分と頻呼吸を認めた．
✓ 呼吸苦は修正Borg scaleで5（強い），下肢疲労は7（とても強い）であった．
✓ 握力は右8.1 kgf，左6.6 kgf，膝伸展筋力は，体重比で右15.4％，左14.3％と非常に低値であった．
✓ バランス能力はFunctional Reach Testで14.5 cmであり，歩行時の転倒リスクが高かった．
✓ 6 Minute Walking Testは，途中で数回休憩を行うも120.4 mは歩行可能であった．しかし，屋外歩行はできない状態であった．
✓ 歩行能力は150 m歩行にてふらつきが認められ，屋外歩行は介護者の付き添いが必要と思われた．

用語解説：肺拡散能検査
肺胞腔内から肺毛細血管内への酸素の取り込み能力をみる検査である．その指標の1つに％一酸化炭素肺拡散能があり，70％を下回ると拡散障害があると判断される[1]．

エビデンス
運動療法の継続性向上のためには，導きや励まし，定期的習慣，ケガの皆無，喜び，楽しく，バラエティーに富む，グループ同士の参加，進歩の度合いのテストまたは記録，配偶者や仲間の賛同などが有効とされている[2]．

介入

筋力低下，バランス能力低下，移動能力低下に対して

自宅でできるホームエクササイズを指導した．特別な器具を使用せずに行える筋力トレーニングやバランストレーニングを入院中より行い運動習慣の定着を図った．運動の負荷は入院中に行っていた回数から行うように指導し，「楽」になってきたら回数や頻度を増やすように指導した．また，入院中に家族の見学を実施し，運動について指導を行った🔖．

HOT使用による転倒リスクに対して

チューブに引っかかることで転倒する可能性があり，転倒予防に焦点を当てた環境調節，生活指導を行った．環境調節では，チューブが床にたれないように，S字フックを利用して，手すりや天井にチューブを這わせるように指導した（図1）．

思考過程

アセスメント

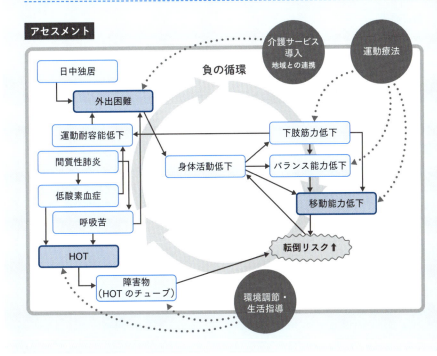

- 間質性肺炎による低酸素血症,呼吸苦軽減目的のHOTはチューブが長く足に絡まり転倒する危険がある.
- 低酸素血症や身体機能低下により運動耐容能が低下した結果,1人の外出は困難である.
- 退院後,外出困難のため身体活動は低下してしまう,その結果,身体機能のさらなる低下を引き起こし,転倒リスク上昇につながる.

生活指導では,チューブを円形に束ねて移動することを指導した(図2).

外出困難に対して

本症例は,運動耐容能が低下しており,日中独居のため外出することができない状況であった.そのため,入院中から要介護認定を促し,介護保険サービスによる通所型介護サービスなどをお勧めし,日中に自宅内に留まらない環境作りを行った.

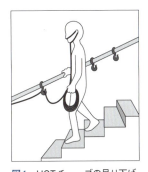

図1 HOTチューブの吊り下げ

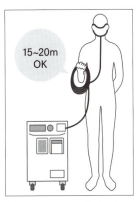

図2 HOTチューブの束ね方

ワンポイントアドバイス

- 入院中,早期に要介護認定の必要性を判断し,退院後の生活調整を行う.
- 入院中,早期からHOTの操作方法の指導,自己中断を予防するためや不適切な流量調節をしないように生活指導を行う.

[小山真吾]

エビデンス

HOTと転倒のエビデンスはない.しかし,整備されていない生活環境は転倒の危険因子となり高齢者における転倒の30～50％に関与していると報告されている[3].

エビデンス

閉じこもりは,廃用症候群を助長し,寝たきりを招くとされている.閉じこもりの原因を取り除くことが重要な支援となる[4].

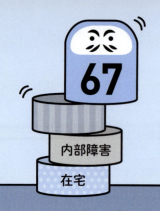

67 慢性心不全を有する高齢者の転倒予防

内部障害／在宅

> **要点整理**
> ⚠ 転倒の主要因となっている筋力低下に対して，慢性心不全の病態も考慮したうえでの介入を行う．
> ⚠ 心不全の増悪から転倒リスクが高まる可能性を考慮し，疾病管理にも着目した介入も併せて行う．

episode 82歳男性．長女と二人暮らし．日中独居．5年前に心不全で入院，精査の結果，拡張型心筋症と診断される．その後2回の再入院歴がある．現在は，New York Heart Association（NYHA）分類Class Ⅱ，歩行時に杖を使用しているものの日常生活活動は自立している．2回目の再入院の際に，要介護認定の申請を行い，要介護2と認定され，訪問看護および訪問リハを利用している．

📝 アセスメント

- 筋力として，握力は利き手で20kgf，5回立ち座りテストは14.5秒．
- バランス機能として，片脚立位時間は左右脚ともに3秒程度．
- 移動能力としては，5mの快適歩行で5.8秒，最大歩行で5.2秒．歩行時には杖を使用している．
- 運動耐容能は，6分間歩行距離が270m，その際のバイタルサイン（安静時→歩行後）は，血圧が90/60mmHg→98/56mmHg，心拍数が60拍/分→84拍/分，Borg指数が13（ややきつい）．
- 骨格筋量は，skeletal muscle mass index（SMI）が6.5kg/m² であり，握力，歩行速度の数値と合わせて判定するとサルコペニアに該当．
- 認知機能としては，Mini Mental State Examination（MMSE）が25点，最近物忘れが多くなってきたと自覚している．
- 心不全の状態としてはbrain natriuretic peptide（BNP）🏷 が480.1 pg/d*l*，左室駆出率🏷 が35％．
- 食事は，朝食と夕食を長女が作り，昼食には宅配サービスを利用している．食欲がないときがある．

用語解説：脳性ナトリウム利尿ペプチドbrain natriuretic peptide（BNP）

心臓から分泌されるホルモンであり，心不全の状態を反映する指標である．BNP値は100pg/m*l*を超える場合，心不全に対する指導や薬剤療法の強化が必要となる．慢性心不全の高齢者では，安定した状態でもBNP値が高値を示していることがあるため，BNP値の絶対値だけでなく，その推移にも着目すべきである．

用語解説：左室駆出率left ventricular ejection fraction（LVEF）

超音波検査によって測定される心機能の指標である．基準値は55〜60％であり，この値を下回るほど心機能の低下を意味する．ただし，高齢者ではLVEFが保たれていても，心不全を呈する者が多いという特徴がある．

介入

筋力低下に対して

レジスタンストレーニングを実施する．レジスタンストレーニングの種類は，抗重力筋の強化を目的とし，ゴムチューブを使用した座位での膝伸展運動と立位でのスクワット運動，カーフレイズ運動を行う🏷．

身体活動量低下に対して

訪問リハの際に，連続歩行における自覚症状やバイタルサインの評価を行い，身体活動の許容範囲を把握する．そのうえで身体活動増加を目指した散歩や外出などの指導を行う．歩行時の自覚症状は，「軽く息が弾む」，「軽く汗ばむ」程度を上限とし，それ以上の自覚症状がある場合には休憩をとるようにする．バイタルサインは，心拍数を参考とし，安静時心拍数＋20拍/分を歩行時の目安とする[2]．また，歩数計を着用させ，日々の歩数を記録する．

疾病管理能力低下に対して

セルフモニタリングを実践する．日々の体重，血圧，脈拍，症状（息切れや浮

134

思考過程

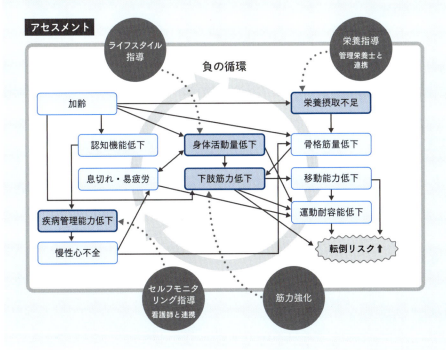

- 慢性心不全における末梢循環不全，蛋白の同化・異化の不均衡による筋の変性や加齢による筋量減少に加え身体活動量減少，栄養摂取不足が原因で筋力低下が認められる．
- 労作時の息切れや疲労が生じやすいことから，身体活動量や運動耐容能が低下し，転倒リスクに影響を与えている．
- 体重管理や減塩，服薬，身体活動といった疾病管理能力の低下は，心不全が増悪するリスクを高める．心不全の増悪はさらなる息切れや疲労，身体活動量低下につながり，負の循環を招きやすい．
- 介入としては，運動療法（筋力強化）やライフスタイル指導，栄養指導によって身体機能を向上させるとともに，疾病を管理するためのセルフモニタリングを実践させ，心不全増悪の予防も含めたアプローチを行う必要がある．

腫），運動や身体活動（歩数）の状況を活動記録表（図1）に記載させる．

栄養摂取不足に対して

管理栄養士とも連携し，食事の指導を行う．減塩に注意しつつ，3食しっかり摂取させる．高齢者では味覚の低下により食欲不振になりやすいため，減塩でも美味しく食べられる工夫をする．味つけの工夫としては，酢や柑橘類の酸味を利用することや，ねぎ，みょうがなど香味野菜を使うことがあげられる．

 ワンポイントアドバイス

- 慢性心不全を有する者に対するレジスタンストレーニングは，等尺性筋収縮のような静的運動で血圧上昇や不整脈が生じやすいため，動的運動が良い．
- セルフモニタリングの記載内容を医療者が評価してコメントを加えることは，さらなる疾病管理能力の向上につながる可能性がある．

［石山大介］

エビデンス

Braithらは心不全患者に推奨されるレジスタンストレーニングの処方内容を報告している．NYHA分類ClassⅡ～Ⅲであれば，頻度は週1～2回，時間は12～15分，強度は40～50％1RM，収縮スピードは6秒（3秒求心性＋3秒遠心性），運動種目数は3～4種類，セット数は1～2セット，1セットの繰り返しは4～10回が推奨されている[1]．

	日	月	…	土
日付	月　日	月　日	…	月　日
血圧	朝　／ 晩　／	朝　／ 晩　／	…	朝　／ 晩　／
脈拍	朝　晩	朝　晩	…	朝　晩
体重	kg	kg	…	kg
歩数	歩	歩	…	歩
運動	有・無	有・無	…	有・無
症状				

図1 活動記録表の例

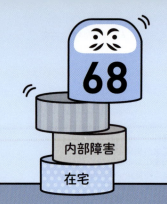

68 慢性閉塞性肺疾患を有する高齢者の転倒予防

要点整理
⚠ 慢性閉塞性肺疾患 chronic obstructive pulmonary disease（COPD）の主症状である呼吸困難感に配慮したうえで，身体機能を向上させるための介入を実施する．

⚠ 身体機能面への介入にとどまらず，生活に悪影響を及ぼしている呼吸困難感を改善するための介入も併せて実施する．

episode 82歳男性．妻，長男夫婦と同居．喫煙歴は1日8本60年間．2年前，肺炎を契機に入院，検査の結果，慢性閉塞性肺疾患を指摘される．退院後は禁煙を継続している．現在の呼吸困難感の程度は，mMRC質問票📖でグレード2．在宅酸素療法は行っていない．日常生活活動は自立している．入院した際に，要介護認定の申請を行い，要介護1と認定され，デイサービスを利用している．最近，200～300mほど連続して歩くと，ふらついて転倒しそうになる場面が増えた．

📝 アセスメント

✓ 筋力として，握力は利き手で18kgf，等尺性膝伸展筋力は両側平均が0.70Nm/kg．

✓ バランス機能は，片脚立位時間が左右脚ともに5秒程度．

✓ 移動能力は，快適歩行速度が0.90m/秒．

✓ 骨格筋量は，skeletal muscle mass index（SMI）が4.6kg/m^{2}であり，握力，歩行速度の数値と合わせて判定するとサルコペニアに該当．

✓ 運動耐容能は，6分間歩行距離が260m，その際のバイタルサインの変化（安静時→歩行後）は，血圧が104/60mmHg→110/56mmHg，心拍数が72拍/分→100拍/分，経皮的酸素飽和度が96%→94%，自覚症状が修正Borg指数で5（強い）．

✓ 認知機能としては，Mini Mental State Examination（MMSE）が27点，精神機能には大きな異常が見受けられない．

✓ 呼吸機能としては，肺活量（%予測値）が2.24l（70.0%），一秒量（%予測値）が0.70l（31.4%），一秒率が36.8%であり，混合性換気障害に該当．

✓ 1日を通して臥位や座位になっていることが多い．外出は，疲れやすいことから，デイサービス以外にはほとんど行っていない．食事は，息苦しくなったり，疲れたりすることがあるとのことで，摂取量が少なめになっている．

用語解説：modified British Medical Research Council（mMRC）質問票

呼吸困難感（息切れ）を評価するための質問票である．グレード0～4の5段階に分類され，最も軽症なのはグレード0で，最も重症なのはグレード4となる[1]．

エビデンス

上肢の筋力トレーニングを加えることで，上肢を挙上させたときの酸素消費量が低下し，体動に伴う呼吸困難感が軽減する[2]．

🏃 介入

筋力低下に対して

移動能力やバランス機能の向上を目的とした下肢のレジスタンストレーニングに加えて上肢のレジスタンストレーニングを実施する．内容は，立位でのスクワット運動，カーフレイズ運動と500mlのペットボトルに水を入れて両手に持ち，上肢を挙上する運動を行う．呼吸困難感が誘発されないように，負荷量や回数は少ないものから開始し，徐々に増やしていく📖．

身体活動量低下に対して

まずは座ってばかりの生活から抜け出すことを目標にする．身体活動の維持のためには，レクリエーションの要素や生きがいを見出すことなどの工夫が必要で

68. 内部障害　在宅

 思考過程

アセスメント

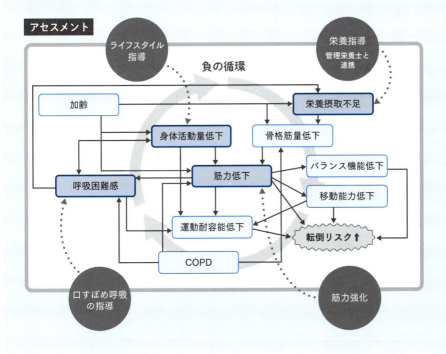

- COPDは肺のみならず全身性の炎症を呈することから，骨格筋の筋量や筋力が低下する．それに加えて加齢や栄養摂取不足による骨格筋量低下や身体活動量低下が筋力低下に影響を及ぼしている．
- COPDによる呼吸困難感は，運動耐容能の低下に影響を及ぼす．連続歩行時にはさらなる呼吸困難感が生じることから，歩行時のふらつきや注意力・判断力の低下を引き起こし，転倒リスクが高くなる．また，呼吸困難感は身体活動量低下や食欲不振による栄養摂取不足に影響を及ぼすことから，負の循環を招きやすい．
- 介入としては，運動療法（筋力強化）やライフスタイル指導，栄養指導によって身体機能を向上させるとともに，口すぼめ呼吸などの呼吸法を指導し，負の循環の要因の一つである呼吸困難感の軽減も図っていく．

ある．家族や友人とともに外出するなど本人が楽しく活動するためのきっかけを作っていく．外出の際には，長距離を連続して歩行すると，呼吸困難感が生じ，ふらつきやすくもなるため，休憩を入れながら歩くように指導する．

栄養摂取不足に対して

管理栄養士とも相談しながら，食事の指導を行う．COPDを有する者では，体力，食欲の低下により栄養障害に陥っている可能性が高く，食事で十分に栄養を摂れない場合は，栄養剤を摂取することも考慮する．

呼吸困難感について

口すぼめ呼吸を指導する．呼吸運動にかかる負担が大きくなると，必要となるエネルギーが増え，呼吸困難感の増悪につながる可能性があるため，呼吸法の指導は重要である．

 ワンポイントアドバイス

- レジスタンストレーニングや歩行の際にも，口すぼめ呼吸を意識させ，運動と呼吸のリズムを合わせることは，呼吸困難感の軽減につながり有効である．
- COPDは感染を契機に増悪しやすいため，咳や痰といった症状の確認や，うがいの指導も重要である．

[石山大介]

エビデンス

身体活動量の低下は，入院や生命予後にも影響を及ぼすことが報告されている．転倒予防にとどまらず，予後を改善させる意味でも身体活動量の維持は重要である[3]．

エビデンス

炭水化物のような呼吸商が高い食事では，多くの二酸化炭素を体外に排出する必要が出てくるため，呼吸筋の負担が大きくなる可能性が指摘されている[4]．しかし，総エネルギーが過剰でなければ，栄養素間の比率は二酸化炭素の産生量には影響しないという報告[5]もあり，著しい換気不全がなければ，十分なエネルギー摂取を行わせてよい．

エビデンス

口すぼめ呼吸は，呼気時に口を細くしゆっくり呼出することで，気管支の虚脱を防ぐ方法である．口すぼめ呼吸を行うことで，呼吸困難感の改善や呼吸数が減少するといった効果が期待できる[6,7]．

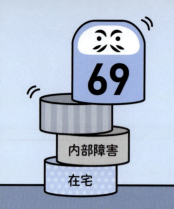

69 糖尿病性網膜症を有する患者における転倒予防

内部障害 / 在宅

要点整理
⚠ 糖尿病性網膜症の進行度合いを確認し，視力低下や変視症▼が起きる状態かを確認する．
⚠ 眼底出血がある場合，血圧が上がるようなバルサルバ型（息堪え）運動は避けるように指導する．

episode 67歳男性．身長167cm，体重63.8kg，BMI 22.9kg/m²．妻と一軒家に二人暮らし．現職で勤務している．56歳の時に網膜症・腎症ともに進行した状態で糖尿病が発覚した患者．10年間腎症・網膜症の進行なく良好な経過を辿っていたが，今回飛蚊症▼の症状あり内分泌科・眼科の受診となった．運動習慣は時間がある時にウォーキングを行う程度．趣味でゴルフも行っている．

📝 アセスメント

- 生化学データ（血糖の指標） HbA1c 7.5%　朝食前血糖 159mg/dl
- 安静時血圧 140/60mmHg　HR 70bpm　高血圧の既往あり．
- 糖尿病性合併症　末梢神経障害なし　腎症3期
- 糖尿病性網膜症　右B2/左A1　視力 右0.3/左1.2　糖尿病性黄斑浮腫・飛蚊症あり．
- 身体機能　片脚立位時間右：120秒/左：100秒
- 屋内外ともにフリーハンド歩行可能　10m歩行（快適歩行）：1.51m/sec
- 食事は，1,800kcal　たんぱく質60g，食塩6g，カリウム制限なしで指導．
- 食事は妻が調理　味に不満があるが言えずにいる．
- 活動量は7,500歩程度．会社の付き合いでゴルフに行くが，飲酒はその時のみである．
- ゴルフの練習でバルサルバ運動に該当するドライバー練習を行っている．
- 自室は2階にあり夜間にトイレに行く際に階段を踏み外したエピソードあり．
- 夜間の廊下は照明が暗く，階段には手すりがない状態．

用語解説：変視症
変視とは実際の形とは異なる形で物が知覚されることをいう．物が歪んで見えたり，直線のものが曲がって見えたりする（図1）．

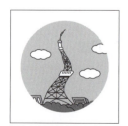

図1　変視症イメージ

 ### 介入

運動指導について
　右目に増殖網膜症を認めているため，積極的な運動療法ではなく，日常での活動量を維持するよう指導する．収縮期血圧の上昇は眼底出血のリスクを高めるため，ゴルフ練習ではドライバー練習などのバルサルバ運動ではなく，パッティング程度であれば可能なことを説明する．また血糖値の急激な低下は網膜症の進行を助長することも指導する．安静時の収縮期血圧が140mmHgを超えているため医師への相談も必要である．

自宅の環境調整について
　症例の場合，黄斑浮腫があり右目の視力低下がみられる．夜間のような薄暗い場所では，糖尿病患者は視力低下に加えてバランス能力が低下するため身体機能に問題がなくても，間接照明を廊下に置くなど環境調整が必要である．

思考過程

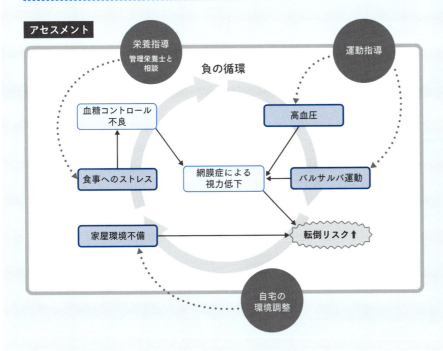

- 既往の高血圧・ゴルフでのバルサルバ運動が網膜症による視力低下を助長し転倒リスクを高めている．
- 視力低下の影響もあるが夜間に階段を踏み外しており自宅環境も転倒のリスクを高めている．
- 食事の味への不満を妻に伝えられないでいることや，飲酒の機会を制限しているストレスで血糖コントロールに悪影響を及ぼし網膜症進行を助長している．

食事療法について

食事療法にストレスを抱えているのであれば，主治医・管理栄養士とも相談しながら晩酌（指示エネルギーの10％以内）や低カロリーの菓子なども検討．また，食事療法の中心的役割を担う妻に対しても，責任感から厳格に管理し過ぎていないかを確認する．

 ワンポイントアドバイス

- 増殖網膜症など進行した網膜症では運動は日常的生活活動の範囲に留め，生活指導を中心に実施する．また自覚的に視野障害が出た場合，早期に医師の診察を勧める．
- 網膜症に伴う視力低下に合わせて照明などの環境調整が必要である．

［谷　直樹］

用語解説：飛蚊症

眼球の中の硝子体の中に何らかの原因で濁りが生じると，その濁りが影として網膜に映り，目の前に虫や糸くずなどが飛んでいるように見える（図2）．

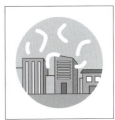

図2　飛蚊症イメージ

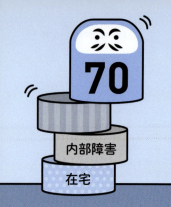

70 低血糖を呈しやすい糖尿病患者における転倒予防

> **要点整理**
> ⚠ 身体機能の評価だけではなく転倒の主要因になっている糖尿病治療薬の確認を行う．
> ⚠ 食事・運動がどの時間帯に行われているのか血糖の推移とともに確認・指導を行う．

episode 82歳女性．身長140cm，体重50kg，要介護2，BMI 25.5kg/m²．夫と二人暮らし．53歳の時に2型糖尿病と診断された．持病の気管支喘息コントロールのためステロイド内服開始．ステロイドの内服に伴い血糖コントロール不良となりインスリン導入となった．インスリン導入以降，冷や汗や悪寒など自覚するようになり，時折歩行時のふらつきも自覚するようになっている．運動習慣は週2回デイサービスでの集団体操やマシントレーニングを行っている．最近になって友人と早朝のウォーキングを開始した．

📝 アセスメント

- ✓ 生化学データ（血糖の指標）　HbA1c 10.3%　朝食前血糖80mg/dl　昼食前血糖195mg/dl
- ✓ 糖尿病合併症　神経障害あり　網膜症あり　腎症2期
- ✓ 糖尿病治療薬は混合型インスリン製剤（超速攻＋中間型）朝6－昼6－夕4単位で使用している．
- ✓ SMBGでは早朝の血糖値が低く，夕方に高い傾向が窺える．
- ✓ 身体機能　握力　右：14.9kgf/左：13.3kgf　片脚立位時間　右2.1秒/左1.5秒
- ✓ 移動能力は屋内ではフリーハンド歩行，屋外では杖を使用　10m歩行：0.57m/sec
- ✓ 食事は，1,400kcal，食塩7g（たんぱく制限・脂質制限なし）で指導．食事の準備は宅配食も利用しながら夫が主に実施．間食がやめられていない．
- ✓ 最近になり，早朝のウォーキングを開始している．ウォーキングの後に朝食をとっている．「運動だけは続けるようにしているの」などの発言が聞かれ，運動療法に固執している様子が窺える．
- ✓ 早朝のウォーキング後に汗が引かない，動悸が治まらないなどの低血糖を疑うエピソードあり．

 介入

低血糖についての指導

　症例のようなインスリン使用者（スルホニル尿素薬内服患者も含む）は低血糖を起こしやすく，さらに血糖コントロールが不安定であると低血糖発症のリスクは増加することを注意喚起する．また低血糖症状の教育，低血糖が起きやすいアルコール飲酒後や，シックディについても教育が必要である．低血糖発症が疑われる際には可能な限りSMBGを行って血糖を確認し，低血糖がわかれば10～20gの糖質を含むものを摂取する．

運動療法の効果と実施時間について

　運動療法の実施は食前ではなく食後高血糖是正のため，低血糖予防のためにも食後1～2時間に行うように指導する．運動療法は有酸素運動やレジスタンス運動を単独で行うよりも，両者を併用した方が同じ運動量でも血糖是正効果が高

用語解説：SMBG
Self Monitoring of Blood Glucose の略．自己血糖測定を意味する．1型糖尿病患者およびインスリン治療中の2型糖尿病患者ではSMBGの使用を推奨している．

思考過程

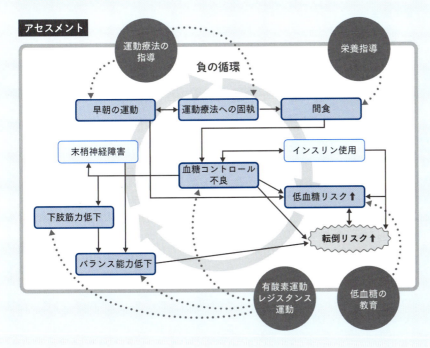

- 低血糖は重度では意識障害を起こすため直接転倒につながるだけでなく、軽度〜中等度の低血糖でも倦怠感や脱力などにより転倒のリスクを高める.
- 朝食を摂取しない状態での早朝の運動は低血糖リスクを増加させ、転倒リスクを高める.
- インスリン使用者は非インスリン使用者と比較し低血糖のリスクが高く、転倒のリスクを高めている.
- 運動療法でのカロリー消費を理由に間食を自分の中で肯定的に捉えている.
- 介入として有酸素運動やレジスタンス運動の実施は下肢筋力向上・バランス能力向上だけでなくインスリン抵抗性を改善し、血糖コントロールを改善させる.

いので、運動習慣がない患者に対しては有酸素運動から指導し、症例のように運動習慣がある患者に対してはレジスタンス運動も指導した方が望ましい.

栄養指導について

低血糖予防などの補食が必要な場合を除いて、基本的に間食はしないことが望ましい. 症例のようにインスリン使用者で空腹感がある場合は低血糖が疑われるので、強い空腹感を感じる時間帯とその際のSMBGの結果を記録しておいてもらい、補食の食品などを管理栄養士とともに決める必要がある.

表1 低血糖症状

血糖値	症状
60mg/dl	空腹感、あくび、悪心
50mg/dl	無気力、倦怠感
40mg/dl	冷や汗、動悸、震え、顔面蒼白
30mg/dl	昏睡、痙攣、昏睡状態

 ワンポイントアドバイス

- 低血糖を起こしやすいインスリン使用者、スルホニル尿素薬使用者は低血糖症状や対処方法を教育し、低血糖が起こりづらい時間帯での運動療法指導が必要である. また、αグルコシターゼ阻害薬服用者は二糖類の吸収が遅くなるため、低血糖発作時にブドウ糖を含む食品を補食させる必要がある.
- SMBGを確認し低血糖が頻回に起きているようであれば、医師・管理栄養士共にインスリン量の見直しや食事量・食事形態の見直しを考慮する.

［谷　直樹］

エビデンス

- 運動療法を8週間行った結果体重減少はなくてもHbA1cが−0.6％減少したと報告されている[1].
- 有酸素運動単独、レジスタンス運動単独、有酸素運動＋レジスタンス運動の3群で週150分の運動療法介入を行った報告では有酸素運動＋レジスタンス運動群が有意にHbA1cの低下がみられた[2].

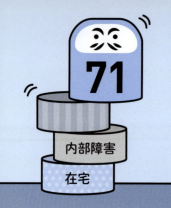

71 糖尿病を有する高齢者の転倒予防

内部障害 / 在宅

要点整理
- 転倒リスクのアセスメントとして，身体機能とともに糖尿病による合併症の影響を考慮する．
- 糖尿病の合併症による転倒リスクは，高血糖による神経障害や網膜症といった慢性合併症によるものと，低血糖といった急性合併症によるものの双方に注意する．
- 介入は，糖尿病の療養指導も考慮したうえで，身体機能面の強化を行う．

episode 78歳女性．夫と二人暮らし．日常生活活動は家事も含めて自立している．10年前に糖尿病と診断され通院をしている．3年前よりインスリン製剤を導入，2年前には過食によって血糖コントロールが不良となり教育目的に入院したことがある．現在の血糖コントロールはヘモグロビンA1cが7.4%．ここ半年間で2回の転倒歴があり，そのうち1回は低血糖症状（脱力感）を伴うものであった．今回は主治医より運動療法の教育に加えて，転倒予防の指導の依頼があり介入を行った．

アセスメント
- 筋力として，握力は利き手で20.7kgf，等尺性膝伸展筋力は両側平均が1.0Nm/kg．
- バランス機能として，片脚立位時間は左右脚ともに4秒程度．
- 移動能力としては，快適歩行速度が1.4m/秒．
- 骨格筋量は，skeletal muscle mass index（SMI）が5.8kg/m^2．
- 認知機能は，Mini Mental State Examination（MMSE）が27点，精神機能に異常はみられない．
- 糖尿病による合併症としては，神経障害あり（振動覚とアキレス腱反射が低下），単純網膜症あり，腎症2期（微量アルブミン尿あり）．
- 治療は，インスリン製剤を使用している．また，血糖自己測定を行っているが，時々忘れてしまう．
- 運動としては，週1回ウォーキングを行っている（2kmを1時間かけて歩く）．基本的に屋内にいることが多い．テレビを視聴することが好きで，1日に約5時間視聴している．
- 食事としては，イモ類を過剰に摂取していたことがあった．また，間食を時々する．

エビデンス
糖尿病を有する高齢者では筋力トレーニングやバランストレーニングを実施することで，転倒リスクが軽減することが報告されている[1,2]．高血糖を呈している者では，筋力が低下しやすいことが報告されており[3]，糖尿病を有する者への筋力トレーニングは重要である．また，糖尿病患者の筋力は末梢で優位に低下する傾向があるため[4]，足部のトレーニングを追加することも考慮する．トレーニング中の筋では，安静時に比して十数倍のエネルギーが消費されることから，全身の筋を使ってトレーニングすることは，高血糖の是正を図る観点でも有効である．

介入

筋力低下・バランス機能低下に対して
　運動療法として筋力トレーニングとバランストレーニングを指導する．筋力トレーニングはチューブを使用し，下肢に加えて上肢や体幹を強化する．方法としては，スクワット運動やラテラルレイズ運動，デッドリフト運動，足関節底屈運動を各15回実施する．バランストレーニングは，タンデム立位を20秒間保持する練習を2回実施する．頻度は1日1回，週3回を目標とする．

身体活動量低下に対して
　ウォーキングの頻度を増やすように指導する．まずは，週1回行っていたものを週2回に増やすことを提案する．また，屋外に出るのが億劫である場合は，テレビを視聴する時間を1時間減らすなど，座位時間を減らすことも提案する．

過食について
　栄養指導を行う．内容としては，糖質を含むイモ類の摂取が多かったため，代

142

思考過程

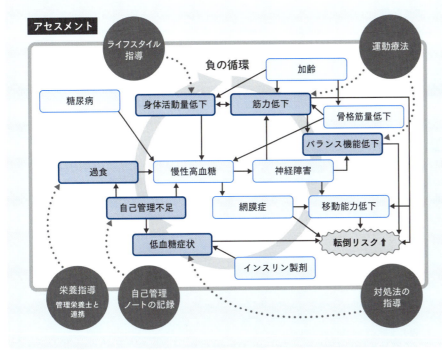

- 加齢による影響に加え，身体活動量低下，糖尿病性神経障害などが原因で筋力低下やバランス機能低下が認められる．
- 糖尿病に対する自己管理不足や過食，身体活動量低下，骨格筋量低下は，慢性高血糖につながり，神経障害や網膜症といった合併症が進行する．これらの合併症の進行は転倒リスクを高めてしまう．
- 自己管理不足とインスリン製剤の使用は低血糖症状の誘因にもなる．低血糖症状は転倒の要因になりうる．
- 介入としては，身体機能面の強化とともに栄養指導，自己管理ノートへの記録といった糖尿病の療養指導も併せて行う．筋力強化やライフスタイル指導は，身体機能面の強化に加えて高血糖の是正も目的とする．また，低血糖症状の対処法も指導する．

わりにイモ類以外の野菜の摂取を提案する．また，間食を制限するよう指導する．

自己管理不足について

自己管理ノートへの記録を指導する．内容は，日々の血糖値の記録に加えて食事や運動などについての記録もあるとよい．特に，過食によって血糖が高値となった経緯があるため，高血糖時の食事の内容はできるだけ記載してもらう．

低血糖症状について

低血糖の対処法を指導する．低血糖が疑われたら血糖自己測定を行い，低血糖であれば直ちにブドウ糖を摂る．また，外出時にブドウ糖を携帯する ．

ワンポイントアドバイス

- 糖尿病を有する高齢者に対して運動介入を実施する際，食後高血糖の是正や低血糖の予防といった観点から，食事の約1時間後に実施するのが効果的である．
- 単純網膜症がある場合，眼底血圧を上昇させないように注意する必要性があるため，強度の運動処方は行わないこととし，運動時は息をこらえないようにする．
- 低血糖時の症状には個人差があるため，低血糖を経験したことがある者については，その症状を把握しておくと，早期の対処につながりやすい．

[石山大介]

> **エビデンス**
>
> 身体活動量を増加させることは，身体機能の維持や血糖コントロールの改善を図るうえで重要である[5]．歩行や自転車といった身体活動の他に，座位の時間を減少させ，立位の時間を増やすことの有効性も示唆されている[6]．

> **エビデンス**
>
> 低血糖は，脱力感やめまいといった症状を呈することから，転倒リスクが高くなる．低血糖のイベントがあった者では，転倒による骨折のリスクが高くなることが報告されており，低血糖に対する指導はきわめて重要である[7]．高齢の糖尿病患者の血糖コントロールについては，血糖を下げすぎないような配慮の必要性も指摘されている[8]．

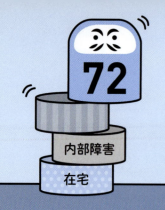

72 慢性腎臓病を有する高齢者の転倒予防

内部障害 / 在宅

要点整理
⚠ 血液透析患者の身体活動量向上，身体機能改善に対して介入を行うことで転倒を予防する．
⚠ 食事や非透析日の活動など生活習慣に着目し多職種で環境調整を行う．

episode 76歳男性．糖尿病性腎症により末期腎不全となり，6ヵ月前から透析クリニックにて週3回血液透析を施行されていた．通院は透析クリニックの送迎車を利用していた．約2ヵ月前から，非透析日も自宅内で過ごすことが多くなり，また送迎車への乗り降りの際にふらつくことが多くなった．透析クリニックの医師や看護師とケアマネージャーが協議し，訪問リハ評価の依頼を受けた．

📝 アセスメント

- 筋力：下肢筋力MMT 4レベル，5回立ち座り時間18.0秒．
- バランス機能：閉脚立位保持は7.0秒，片脚立位保持は困難．
- 認知機能：Mini-Mental State Examination (MMSE)：25点
- 身体所見：末梢冷感なし，しびれや感覚障害，四肢疼痛の訴えなし．
  視力障害，糖尿病性網膜症の指摘はなし．
  透析間体重の増加は中1日で3％，中2日で5％程度．
- 移動能力：屋内伝い歩き，屋外歩行は不安定性が高く，特に玄関前の2段の段差昇降時にふらつきが強い．歩行補助具の使用なし．
- 生活状況：独居にて生活．透析後は臥床でいることが多く，ここ数ヵ月は非透析日もほとんど外出していなかった．家族は娘がおり，自動車で15分程度の距離に居住している．毎週末に娘が訪問していた．
- 食事状況：透析日の昼食はクリニックにて食事をとっている．数ヵ月前までは近所のスーパーで惣菜などを買っていたが，最近は週末に娘が買ってきた菓子パンなどを食べていた．
- 家屋環境：平屋にて生活．屋内廊下，トイレに手すりが設置されている．

用語解説：血液透析
末期腎不全（腎障害の進行により腎機能が不可逆的に著しく低下した状態）になると，体液の恒常性が維持できなくなり体液過剰や尿毒症に至る．血液透析は多くの場合このような腎不全患者に対し用いられ，透析機に血液を通し，血液から水分や過剰な物質を除去，また体内に不足している物質を補充することで，体液の恒常性を維持する治療法である．

 ## 介入

自宅内臥床傾向，身体活動量低下に対して
もともと自力で外出可能であったが，ここ数ヵ月の間に自宅内臥床傾向，身体活動量の低下を認めていた．これは易疲労性や低身体機能，社会的交流頻度の低下に起因している可能性があった．そのため，医師・ケアマネージャーと協議，また本人・家族の意向も加味した上で，非透析日週2回リハビリテーションが可能なデイサービスへの通所，週1回の訪問リハを導入した．また，自宅での入浴は転倒リスクが高いことなどから，デイサービスでの入浴も導入となった．

筋力低下，バランス機能低下，移動能力低下
ウォーミングアップ目的にストレッチングを，その後筋力トレーニングやバランストレーニング，歩行練習を行った．また移動能力の低下に対し，T字型杖を処方することで歩行時の安定化を図った．

72. 内部障害　在宅

思考過程

アセスメント

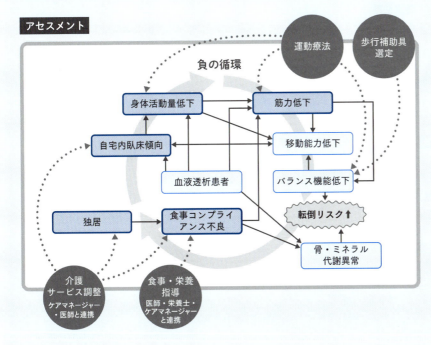

- 血液透析患者では筋力低下，身体活動量低下，栄養摂取不良をきたしやすく，これらの要素は移動能力の低下，転倒リスクに影響する可能性がある．
- 透析日のみならず非透析日も自宅内臥床傾向となっており，身体活動量が著しく低下している．
- 食事摂取は量・質ともに不良であり，特に非透析日は顕著である．
- 末期腎不全に起因する骨・ミネラル代謝異常は転倒のリスクを高める．

食事コンプライアンス不良および骨・ミネラル代謝異常に対して

　透析日は昼食をクリニックにて食べていたが，それ以外は菓子パンのみなど摂取の質・量ともに不良であった．そのため，医師・栄養士・ケアマネージャーと協議のうえ，宅配食を導入することとした．また，透析患者の病態管理に影響を与える食塩・カリウム（肉や魚，干し柿やドライフルーツなどの乾燥食品に多く含まれる）・リン（肉や大豆製品などに多く含まれる）などの摂取制限の教育を行うとともに，エネルギー不足に陥らないよう留意し食事量を確保するよう指導を実施した．

ワンポイントアドバイス

- 血液透析を受けている人にとって食事のコンプライアンスは非常に重要であるが，独居高齢者などでは配慮が行き届かない例も少なくない．そのため患者指導のみで終わらせるのではなく，介護サービスを活用しサポート体制を整えていく必要がある．

[音部雄平]

エビデンス

血液透析患者は健常者に比べ身体活動量が低下しており[1]，また活動量低下は身体機能低下の要因となる[2]．また透析患者の身体機能低下は転倒リスクの独立した因子である[3]．

エビデンス

透析患者の運動負荷設定は十分には確立されていないものの，米国スポーツ医学会の運動勧告において，初期は軽度強度〜中等度強度にし，患者の自覚症状が「Borg Scale 11〜13（楽である〜ややきつい）」の範囲に収まるように調整すべきであるとしている[4]．

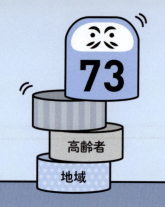

73 ロバスト高齢者における転倒予防

高齢者／地域

要点整理
- 転倒の主たる原因は二重課題処理能力の低下であり，この能力低下に対しては二重課題条件下での運動を実施することで対応する．
- ウォーキングや農作業による身体的疲労によって，転倒リスクがより高まる．転倒リスクを伴うような作業の前には過度な運動を控えるような生活スタイルの変容も必要となる．

episode 72歳女性．夫，息子夫婦，二人の孫と同居．特に脚力の衰えの自覚はないが，3日前に畑で転倒．本人曰く，「野菜を抱えた状態で籠を探していた際に転倒した」とのこと．特に目立った外傷はない．転倒する以前より，特筆すべき既往，現病はない．周囲からも「元気なおばあちゃん」と言われるほど活動的で，朝は約60分間のウォーキングを日課とし，日中は畑仕事を精力的にこなす．このような生活を10年以上継続している．J-CHS基準🏳でも該当項目はなくロバストと判定．今回，地域住民が主体的に運営する自主グループからの依頼を受けて運動指導を実施🏳．

📋 アセスメント
- BMIは22.0で標準的な体格．
- 下肢筋力は，いずれもMMTで5レベル．5回立ち座りテストは5.2秒．
- バランス機能として，ファンクショナルリーチでは35 cm，片脚立位時間は左右脚ともに60秒可能．
- 移動能力としては，5 mの快適歩行で2.8秒．しかし，100から順次1ずつ減算しながら歩行するという二重課題条件下での歩行で5.2秒と大幅に遅くなる．特別な指示をしなければ，減算することによって立ち止まることも多い．
- 認知機能，精神機能に異常はなく，基本的ADL，手段的ADLともに自立．
- 1日平均歩数は約12,000歩．
- 家屋構造として目立った問題はなく，敷居などの軽微な段差は複数箇所存在する．
- 家族と同居していることもあり，屋内の整理整頓は適切になされている．
- 食事は家族と摂ることがほとんどであり，家族の分の調理も担当することも多い．

介入

二重課題処理能力低下に対して
二重課題条件下での運動を取り入れる．①座位でできるだけ早く5秒間の足踏みを行いながら語想起を行う，②立位や座位で一定のリズムで足踏みを行いながら右足が着地したタイミングで"語想起"や"しりとり"を行うなどの運動が在宅でも取り入れやすい．①の運動であれば5秒間を5セット，②の運動は3分間を1セットとし，20秒ごとに語想起課題を変更する（図1）．

1日の過ごし方に対して
疲労によって二重課題処理能力はさらに低下し，転倒リスクはより高まる可能性がある．本症例は，朝に60分間のウォーキングを実施した後に畑仕事に出かけるのが習慣化されており，畑仕事は相当の身体的疲労下で実施している可能性がある．10年以上継続している生活スタイルを急激に変化させることはむずかし

用語解説：J-CHS基準

FriedがCardiovascular Health study（CHS）によって考案したフレイルの判定基準[1]を参考に，日本人向けの基準値に修正したもの．体重減少，活力低下，活動量低下，歩行速度低下，握力低下の5項目で構成される．5項目中3項目以上該当でフレイル，1〜2項目該当でプレフレイル，0項目であればロバストと判定される．

146

73. 高齢者　地域

思考過程

アセスメント

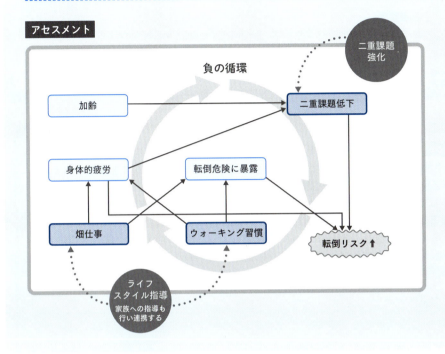

- 加齢による二重課題処理能力の低下が認められ，これが転倒の危険性を増大させる．
- ウォーキングや畑仕事などを精力的にこなすなど活動的であることが故に，転倒の危険にも頻回に暴露される．
- ただし，身体活動量の維持は健康寿命の延伸に大きく寄与するために，活動量を抑制するような指導はせず，活動量を維持しながらも高いパフォーマンスが発揮できるよう導く．
- 介入としては，二重課題処理能力を向上させるだけでなく，生活スタイルの変更を提案し，転倒リスクを伴うような作業の前には過度な運動を控えるような生活スタイルの指導を行う．

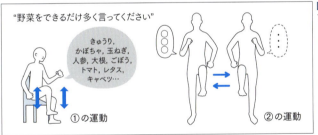

図1　二重課題条件下でのトレーニング

いが，朝のウォーキングを夕方に実施するように変えるなどの生活スタイルの変更を推奨する．

ワンポイントアドバイス

- 二重課題条件下でのトレーニングを実施する場合には，主課題と副次課題の両者に対して最大努力下で実施することが重要となる．例えば，足踏み運動実施中に足踏みの速度が遅くなったり，語想起を諦めたりすると，一方の課題への注意が不足することになるため効果は得られにくくなる．
- 生活スタイルを変容させるためには家族指導も重要であり，本人だけでなく，生活を共にする家族にも，変容させることの意義を十分に理解してもらうことが重要である．

[山田　実]

エビデンス

元気な高齢者では転倒とは無縁な印象があるが，実は元気高齢者（ここでいう元気高齢者はTUGを8.3秒未満で遂行できる方）の20％は1年間に1回以上転倒している．そして，この元気高齢者では筋力は比較維持されており，筋力低下が原因で転倒を誘発している可能性は低く，二重課題処理能力低下が原因で転倒を誘発していることが多い[2]．

147

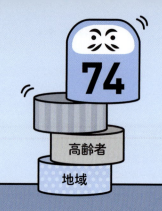

74 プレフレイル高齢者における転倒予防

> **要点整理**
> ⚠ 転倒に直接的な影響を及ぼしているのは下肢筋力低下や睡眠薬服用であるが，その背景にある活動量低下，さらにその背後にあるうつ傾向・活力低下を適切に評価することが重要となる．
> ⚠ 介入としては，ただやみくもに筋力強化を実施するのではなく，うつ傾向・活力低下を改善させるような介入を行いながら身体機能も向上させることが必要となる．

episode 81歳女性．息子夫婦と三人で暮らしているが，日中は一人になることが多い（昼間独居）．週に1回の頻度で住民が自主運営する地域サロンに参加しているが，半年ほど前から活力が低下し欠席する日もある．その頃から，歩行中の躓きも自覚し，転倒しないよう注意していたが2週間前に自宅内で転倒．目立った外傷はない．J-CHS基準で，活動量低下および活力低下の2項目に該当し，プレフレイルと判定．併存疾患として高血圧，糖尿病．また，転倒前より不眠傾向があり，医師から処方された睡眠薬を服用している．地域サロンに定期巡回中のリハ専門スタッフが相談を受け指導を実施．

📝 アセスメント

- 下肢筋力は，股関節伸展，膝関節伸展，足関節底屈でともにMMTで4レベル．5回立ち座りテストは11秒．
- バランス機能として，ファンクショナルリーチでは25cm，片脚立位時間は左右脚ともに16秒程度．
- 移動能力としては，5mの快適歩行で4.8秒，最大歩行で4.2秒．補助具は使用していない．
- 認知機能は特に異常はないが，GDS でうつ傾向を認める．
- 基本的ADL，手段的ADLは自立．
- 昼間独居の影響もあり，週に1回のサロン参加以外は一人で過ごすことが多い．
- 外出は週に1回のサロン参加程度．それ以外は，自宅で一人で過ごすことが多い．
- 同居家族はいるものの時間が合わないため，食事は一人で摂ることが多い．

介入

うつ傾向・活力低下に対する運動として
　低負荷レジスタンス運動およびウォーキングなどの有酸素運動を実施する．有酸素運動を行う際には，歩数や脈拍数などを記録しながら，軽微な負荷・強度から開始することが重要である．

外出機会の減少に対して
　サロンへの参加促進や買物などでの外出機会を増やすように指導する．

会話数の減少に対して
　サロンへの参加促進のみならず，3食ともに孤食であった食事から1食のみでも家族と一緒に食べるように指導する．

不眠傾向・睡眠薬服用に対して
　不眠傾向や睡眠薬服用はともに転倒リスクを高める要因である．本症例の場合，抑うつ傾向や身体活動量の減少が不眠傾向を助長していると考えられたため

用語解説：GDS

geriatric depression scale（GDS）は高齢者のうつ状態を判定する質問紙．15項目（15点満点）で構成され，5点以上でうつ傾向，10点以上でうつ状態と判定される．

エビデンス

レジスタンス運動やウォーキングなどの有酸素運動，集団で実施するグループ運動などは，うつ症状を改善することが報告されている[1]．

148

74. 高齢者　地域

思考過程

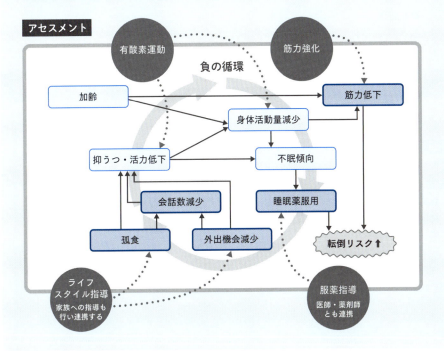

- 加齢および身体活動量減少の影響によって下肢筋力低下が認められる.
- うつ傾向,活力低下があることで身体活動量に制限が生じており,このことが筋力低下を助長している.
- 身体活動減少や抑うつは不眠傾向を招き,不眠や睡眠薬の使用は転倒リスクを高めることになる.
- うつ傾向・活力低下に対しては,軽微なレジスタンス運動や有酸素運動から運動を開始し,段階的に運動負荷・強度を高めていく.
- 他者との会話を促進するために,サロンへの参加促進や,家族と連携しながら孤食の改善を指導する.
- 睡眠薬については医師・薬剤師とも連携しながら,生活習慣の改善によって服用を抑制するように調整する.

に,外出機会を増やしながら身体活動量を増加させることで不眠傾向の改善を試みる.

ワンポイントアドバイス

- うつ傾向にある高齢者に対して運動を実施する際には,過度な負担とならないように軽微なレベルから開始することが重要である.また,達成感を与えるためにも,それらの運動の記録(バイタルや運動量)を残すように指導しておき,定期的にチェックを行うことが重要である.
- サロンなど同世代の方との交流が少ない場合には,買物先で店員と交わすわずかな会話,親族との電話なども重要な会話機会となる.なるべく他者と交流できるように,対象となる方のライフスタイルに応じたアドバイスが求められる.

[山田　実]

エビデンス

これまでにあまり運動習慣のない人に対する外出機会増加を目指す場合,健康増進のためという成果がすぐに現れない目標を立てるよりも,買物,サークルへの参加など,何か明確な目的があった方がよい.例えば,これまで週に1度買物に出掛けていたという人に対しては,買物の内容を2～3分割して,週に2～3回は買物目的で外出してもらうように促す.

エビデンス

独居の人の孤食よりも,同居人がいる中での孤食の方が問題となることが多く,たとえ1日1食でも誰かと一緒に食事を摂ることが重要である.

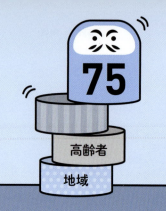

フレイル高齢者における転倒予防

要点整理
- 転倒の主要因となっている筋力低下に対して，レジスタンス運動を主体にたんぱく質摂取や活動量向上などの視点も加えて介入を実施する．
- 独居という家族構成や整理整頓がなされていない生活環境に目を向け，生活指導という側面からも転倒予防を行う．

episode 83歳男性．一人暮らし．3年ほど前から下肢筋力の低下を自覚．約1年前より躓きの頻度が増え，転倒恐怖感の出現によって外出機会が減少．J-CHS基準で，歩行速度，握力低下，活動量，易疲労感の4項目に該当し，フレイルと判定．併存疾患として高血圧，白内障．これまでに，リハ専門職によるリハビリを受けた経験はなく，今回，介護予防事業の一環として，地方自治体の保健師より依頼を受け運動指導を実施．

アセスメント
- 下肢筋力として，股関節屈曲，内転，外転，膝関節屈曲はともにMMTで4レベル．股関節伸展，膝関節伸展は3レベル．5回立ち座りテストは15秒．
- バランス機能として，ファンクショナルリーチでは15cm，片脚立位時間は左右脚ともに5秒程度．
- 移動能力としては，5mの快適歩行で6.5秒，最大歩行でも5.8秒．補助具は使用していない．
- 認知機能，精神機能は特に異常はなく，基本的ADLは自立．
- 家屋構造として目立った問題はないが，一人暮らしということもあり整理整頓が不十分．
- 1日を通して屋内でテレビを見て過ごすことが多い．昼食は宅配サービスを利用しているが，朝食は簡素な内容となることが多い．

エビデンス
Csapoらは仕事量（負荷量×回数×セット数）が同じであれば，高負荷レジスタンストレーニングと低負荷レジスタンストレーニングの効果は同等であることを報告しており[1]，1RMの20%程度でも筋力増強効果が得られること[2]，1RMの16%でも筋たんぱく質の合成反応が高まること[3]も報告されている．高齢者が自宅で安全に実施することを考慮すれば，低負荷高頻度のレジスタンストレーニングは有用である．

エビデンス
歩数計などは装着させるだけでも活動量が増加すると考えられている．しかし，高齢者の場合，装着させるのみではすぐに活動量が元に戻るため，カレンダーへの記録，指導者への報告など，見える化，双方向性の指導が活動量向上の継続に必要となる．

介入

筋力低下に対して
レジスタンストレーニングを実施する．ただし，レジスタンストレーニングの負荷を高めるのではなく，1RMの40%程度までの負荷量で回数を多めに設定する．具体的な方法としては，座位でのレッグレイズ（5秒間で挙上，5秒で下制を10回3セット），座位での足踏み運動（1～3分間）などトレ．

身体活動量低下に対して
少しずつ外出量を増やすように指導する．まずは必ず1日に1回は靴を履いて玄関から出ることから開始し，週に1回は近くのスーパーに行くこと，自治会活動に参加することなど，少しずつ活動範囲・活動量を高めていく．ウォーキング習慣を身に着けることも重要であり，カレンダーなどに歩数記録（散歩の有無でも可）をつけるなど，自身の活動を見える化させることが重要となる．

栄養摂取不足に対して
管理栄養士とも相談しながら，たんぱく質の強化を行う．サプリメントも重要であるが，特に本症例で食事量が減少しがちな朝食時のたんぱく質摂取量を増やす．

思考過程

アセスメント

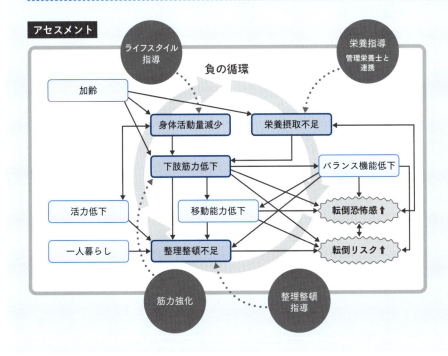

- 加齢による影響に加え，身体活動量減少，栄養摂取不足などが原因で下肢筋力低下が認められる．
- 下肢筋力低下は直接的，またはバランス機能低下や移動能力低下を介して二次的に転倒恐怖感を高めるとともに転倒リスクを高める．
- 一人暮らしであることや身体機能が低下していることが原因で屋内の整理整頓が不十分となり，これが転倒リスクを高める要因となっている．
- 介入としては，身体機能面を向上（筋力強化）させるだけでなく，ライフスタイルの指導，整理整頓の指導などを行い，さらに管理栄養士などの他の専門職と連携を図りながら種々の側面より生活環境を整える必要がある．

整理整頓不足に対して

特に床面に物を置かないように指導する．床面にある物はすべて障害物となり，それを踏みつけたり，躓いたりして転倒を惹起させる原因となる．特に本症例は白内障の影響により，屋内での視力が低下しており，余計に障害物への対応が困難となり，整理整頓の重要性は高い📌．

ワンポイントアドバイス

- 高齢者に対して運動介入を実施する際，継続が最も重要となる．個々人に合わせて，その人が行いやすい運動を選択し，まずは運動してみようという意欲を高めることが重要である．
- 整理整頓を意識づけさせるために，冷蔵庫やテレビなど，目に留まりやすい箇所に「整理整頓」などの張り紙を付けておくことも有用である．

[山田　実]

エビデンス

たんぱく質摂取量を増加させることは重要であるが，朝，昼，夕の3食でバランス良くたんぱく質を摂取することも重要となる[4]．特に高齢者で食事量をあまり増加させられないような場合には，3食のバランスを十分に考慮する必要がある．

エビデンス

高齢者ではコントラストや立体視，視野などの視機能が低下しており，若年者以上に障害物を把握する能力が低下している．整理整頓は迅速かつ無料で実践できる環境整備であり，特に生活導線上には物を置かないような指導が必要である．

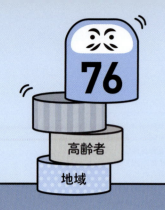

76 MCI患者における転倒予防

> **要点整理**
> ⚠ 転倒の主要因となっている身体機能に対する介入と並行して，認知機能の低下予防と改善を視野に入れた介入を実施する．
> ⚠ 認知機能障害に伴う身体活動量低下や活力低下を考慮し，環境調整や家族指導などを含めた介入を実施する．

episode 84歳女性．息子夫婦と三人暮らし．日中は独居．既往に高血圧症，糖尿病があり，内服を継続している．半年ほど前から料理の際に火の不始末や献立の単調化が目立つようになった．最近では以前から通っていた町内会の料理教室への参加頻度が減少してきた．家族が心配になり，患者が認知症の精査目的で外来を受診した結果，非健忘型軽度認知障害non-amnestic mild cognitive impairment（非健忘型MCI）の診断を受けたが，抗認知症薬の処方はなく，経過観察となった．以前より外出機会は減少したが，日常生活活動は自立している．要介護認定は未申請．家族から，最近痩せてきた印象があるとのこと．

📝 アセスメント

- 全般的な認知機能は，Mini-Mental State Examination（MMSE）27点，改訂長谷川式簡易知能評価スケール26点，日本語版Montreal Cognitive Assessment（MoCA-J）21点．
- 注意・遂行機能は，Trail Making Test-Aは83秒，Trail Making Test-Bは223秒で注意・遂行能力低下を認めた．
- 身長156.0 cm，体重41.0 kgで，Body Mass Index 16.8 kg/m²．
- 下肢筋力は，5回立ち座りテスト9.7秒．
- バランス機能として，片脚立位時間は左右脚ともに8秒程度，タンデム立位が2.9秒で自力保持困難．
- 移動能力としては，5mの快適歩行で5.1秒，最大歩行では4.2秒．
- 基本的ADLは自立．老研式活動能力指標11点で，社会的役割で減点あり．
- 日中独居だが調理が困難であり，近所のコンビニでパンを買って食べることが多い．
- 人前で失敗をすることが嫌で，以前は楽しみにしていた料理教室にも最近はあまり参加していない．

用語解説：軽度認知障害 Mild Cognitive Impairment（MCI）

Petersenにより提唱された概念[1]で，認知症と正常の中間地点の病態．MCIの判定基準は，①本人または家族から記憶障害の訴えがある，②神経心理検査により年齢や教育年数に比して記憶障害が確認される，③全般的な認知機能は正常，④日常生活動作は正常，⑤認知症の診断基準を満たさない，ことがあげられる．認知機能低下のなかで，記憶障害を認める健忘型MCIと記憶障害を認めない非健忘型MCIに分類される．

介入

認知機能（遂行機能）低下に対して

認知機能の改善を目的とした，有酸素運動，認知トレーニング，運動と認知課題を組み合わせた二重課題などの介入を行う．患者が意欲的かつ継続的に取り組むことができる介入内容の選択が重要である．

身体活動量低下に対して

認知機能の低下を考慮し，出発前に目的地を順番に紙に書いて出発したり，買い物の際は事前に品目を紙へ記入するなどの工夫をする．自宅内で過ごす時間を少しずつ屋外へ出かける機会に転換し，他者との交流を増やして社会交流の機会にするよう生活指導を行う．外出が苦手な人の場合には，屋内でできる筋力トレーニングや自宅内で行える二重課題などを指導する．

76. 高齢者　地域

思考過程

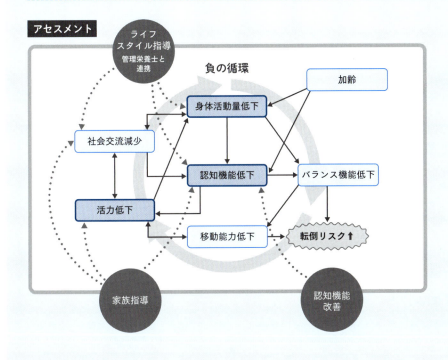

- 加齢による影響に加え，認知機能低下に伴う活力低下により社会交流機会が減少し，身体活動量の減少やバランス機能低下が認められる．
- 認知機能の低下は，活動性低下を招いている活力低下に影響するだけでなく，歩行中のバランス機能低下にも影響を及ぼすため，転倒リスクを高める．
- 介入としては，身体活動量の向上を図り，バランス機能の改善，移動能力の向上を図り，転倒リスクを軽減させる必要がある．そのために，原因となっている認知機能改善や活力の向上を図り，活動機会の増加を図る．
- 認知機能，身体機能の介入だけでなく，管理栄養士と連携して食事を含むライフスタイルについて指導したり，患者の活力改善を図る環境整備や家族指導など，多面的な側面からアプローチを行う．

活力低下に対して

本人の現状を聴取する．活力低下につながる要因を分析し，必要に応じて，精神科の受診なども検討する．活力低下の増悪を予防するために，成功体験の多い課題の実施を優先し，失敗体験による精神的な落ち込みを減らす工夫をする．同居している家族に対しても，認知機能低下者に対する接し方の指導，管理栄養士と協働しての食事指導，活力低下の経過観察など，患者の些細な変化に気づけるよう教育的指導の介入を行うことも重要である．

 ワンポイントアドバイス

- 身体機能だけでなく，認知機能面や環境因子面などの多面的な視点からのアプローチが，将来的な転倒リスクを軽減することに結びつく．
- 有酸素運動や二重課題による認知トレーニングなどにより直接的に認知機能を改善させることも重要であるが，生活内での身体活動量の向上を図っていくことで認知機能の低下を予防し，転倒リスクの軽減を図る．
- 失敗体験を減らし成功体験を増やすことで，自己の尊厳を保持して生活意欲の向上に結びつけていく．家族に対する介入は，間接的に患者本人の身体活動量の増加や社会性の改善に影響するため，転倒予防に結びつけることができる．

［國枝洋太］

エビデンス

軽度認知障害を認める高齢者は，遂行機能レベルと複数回転倒との関連性が報告されている[2]．また，全般的認知機能は，介入の種類よりも，介入量を増やすことが機能維持の重要な因子であるという報告もある[3]．

エビデンス

身体活動量の増加は，MCIから認知症への移行率を低下させるという報告があり[4]，身体活動量が増加する介入は積極的に取り入れる．また，社会交流の欠如は認知機能の低下や気分の落ち込みを助長し，認知症発症のリスクとなるという報告もあり[5]，他者との交流機会を確保するような介入の工夫を行う．

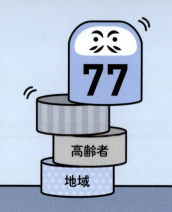

77 認知症患者における転倒予防

要点整理
- 転倒の主要因となっている身体機能に対する介入と並行して，認知症の進行予防と改善を視野に入れた介入を実施する．
- 認知機能障害に伴う身体活動量低下や活力低下を考慮し，環境調整や家族指導などを含めた介入を実施するが，患者の背景や個別性を考慮する．

episode 86歳女性．一人暮らし．3年前にアルツハイマー型認知症の診断を受けて，アセチルコリンエステラーゼ阻害薬（ドネペジル塩酸塩）を内服中．既往は高血圧症（内服中），胃癌術後（5年前）．日常生活活動は自立しているが，料理や掃除は困難であり，ごみが自宅外にも散乱しており，しばしば近隣トラブルとなっている．現在要介護1．毎日ヘルパーが訪問して，内服確認や家事などを行っている．ヘルパーからの情報では，最近は内服ができていない頻度が増えてきていること，食事の摂取量が減少していること，患者の膝に打撲痕のような跡が時々見受けられることが気になっている，とのこと．

📋 アセスメント

- 全般的認知機能は，Mini-Mental State Examination（MMSE）16点，改訂長谷川式簡易知能評価スケール14点で，中等度の全般的認知機能低下を認め，著明な見当識障害を認める．
- 記憶検査として，論理的記憶検査Logical Memory▪の直後再生で2点，遅延再生で0点であり，重度の記憶障害を認める．
- 注意・遂行機能評価として，Trail Making Test-Aは153秒，Trail Making Test-Bは困難だった．
- 行動・心理症状behavioral and psychological symptoms of dementia（BPSD）として，妄想，易怒，うつ傾向を認め，症状の程度は増悪傾向である．
- 以前は何とかできていた内服も最近では自己管理が困難になってきている．
- 身長153.5cm，体重40.5kgで，Body Mass Index 17.2kg/m²．
- 四肢観察にて両膝周囲および両肘周囲に内出血痕があり，日常における転倒歴が疑われるが，本人の自覚はない．
- 下肢筋力は，左右ともMMT 4レベル，バランス機能は，片脚立位時間が左右脚ともに4秒程度．
- 基本的ADLは自立．
- 家屋構造は，築50年の日本家屋2階建てで，1〜2cmの段差が多数存在する．自宅外にもごみが大量に散乱し，近隣トラブルがしばしば起こり，最近ではほとんど他者とかかわる機会はない．

用語解説：論理的記憶検査 Logical Memory直後再生（LM-Ⅰ）および遅延再生（LM-Ⅱ）

LMは，日本語版ウェクスラー記憶検査法[1,2]の下位項目で，エピソード記憶の評価スケールとして用いられる．25文節に含まれるキーワードを直後（直後再生）および30分後（遅延再生）に何文節再生できるかをそれぞれ最高25点で評価し，高得点ほど機能良好とされる．

介入

筋力低下，バランス機能低下などの身体機能低下に対して

筋力強化運動や持久力トレーニングを行うが，認知症患者の場合，課題記憶が困難であったり，指示理解が不良な場合など，介入に難渋することがある．介入の方法にかかわらず，患者とのかかわり方が重要となる．残存能力を維持し生活機能を高め，BPSDを軽減するかかわり方として，脳活性化リハの5原則がある．その内容は，①快刺激による笑顔，②褒め合いによる意欲向上，③コミュニケーションによる安心感，④役割を演じて生きがいや尊厳の確保，⑤誤らな

77. 高齢者　地域

思考過程

アセスメント

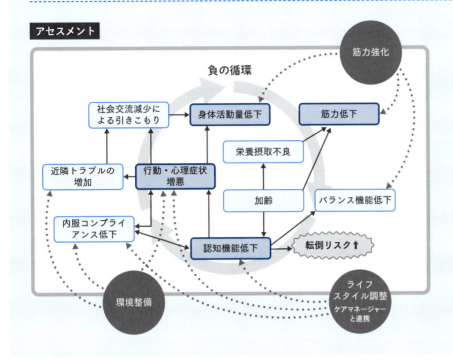

- 加齢による影響に加え，認知機能低下に伴うBPSDの出現により生じた活動性低下により筋力低下やバランス機能低下を認めている．
- 認知機能の低下によるBPSDの増悪は，さらなる内服コンプライアンスの低下や近隣トラブルの増加，社会交流の減少を招き，活動性低下に結びついている．
- 身体機能に対する介入としては，筋力強化に加えて身体活動量の向上，バランス機能の改善を図り，転倒リスクを軽減させる必要がある．
- ケアマネージャーと連携して環境調整や社会資源の利用，栄養管理などによるライフスタイルの調整を行うことが，認知機能低下によるBPSDの軽減に結びつき，結果として近隣トラブルを予防し社会的結びつきが生まれることで，活動性向上に寄与する可能性がある．

い支援による成功体験があげられる🚩．ケアマネージャーやヘルパーと協働して，デイサービスなどを併用し，外出機会を増やすことで，身体活動量を確保する．

環境調整について

環境調整は，ケアマネージャーやヘルパーと協働して行う．感染の危険性や近隣トラブルの原因になっている場合など，衛生面などを考慮して自宅内外の清掃を行うが，患者本人の意図に合わない場合にはBPSDを増悪させてしまう場合があり，注意が必要である．認知症患者における急激な環境変化は，BPSDの増悪を招く危険性があり，社会サービスの導入には注意が必要である🚩．

ワンポイントアドバイス

- 身体機能だけでなく，環境調整やライフスタイルの調整を行うことで，妄想や易怒，うつ傾向といったBPSDの軽減が身体活動量の向上に結びつき，結果として転倒予防につながる．
- 認知機能が低下している患者であっても，患者本人の意思を尊重したかかわり方が重要となる．
- この介入は，リハ専門職だけでは成り立たない．ケアマネージャーやヘルパーなど，多職種で連携しながら介入することが必要である．

[國枝洋太]

エビデンス

認知症患者に対する運動介入のメタ解析では，運動介入が有意な転倒予防効果（オッズ比0.68，95%信頼区間0.51-0.91）を示した[3]．脳活性化リハの原則[4]を取り入れた介入は，施設入所中の認知症患者[5]，急性期病院における認知症患者および認知機能障害を有する患者[6]，一般高齢者[7]において，認知機能の改善や歩行能力の改善に効果があるという報告がある．

エビデンス

認知症高齢者における転倒は，複数の内因性および外因性の危険因子と関連しており，地域在住者と施設入所者で異なる[8]．認知症の独居高齢者であっても，インフォーマルな介護者支援の欠如を補う，専門の介護サービスを頻繁に利用することで，認知症が進行しても独居を継続できることを示唆する報告がある[9]．必ずしも長期的な環境的介入がBPSDの改善に結びつくわけではないという報告もあり[10]，患者の生活歴や性格を考慮した対応が重要である．

155

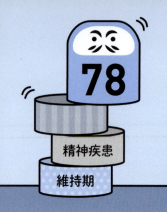

78 統合失調症患者における転倒予防

精神疾患／維持期

> **要点整理**
> ⚠ 統合失調症の病態を理解し，身体的側面に加えて，薬剤や環境の影響も考慮した転倒リスクのアセスメントおよび介入を実施する．
> ⚠ 統合失調症を有する者では，自己の身体機能を正確に認識できていない可能性があり，この特性に着目した介入も実施する．

episode 75歳女性．20歳代前半から統合失調症の診断で精神科病棟へ複数回の入院歴がある．5年前に服薬を自己判断で中止し，症状が再燃．その後，精神科病棟へ長期入院となっている．入院当初は，不安や焦燥感，幻聴といった陽性症状があったが，現在は，薬剤による加療によって，その症状は見受けられなくなっている．最近は，思考や意欲の低下といった陰性症状がみられ，活動性が低くなっていた．また，病棟内は自立して生活しているが，歩行時にふらつきがみられ，ここ3ヵ月間で転倒することが3回あった（そのうち2回は病室で転倒，1回は廊下で転倒した）．そのため，精神科作業療法に転倒予防も含めた介入を加えることとなった．

📝 アセスメント

- 筋力として，握力は利き手で16kgf，5回立ち座りテストは12.5秒．
- バランス機能として，片脚立位時間は左右脚ともに4秒程度．
- 移動能力として，歩行速度は快適歩行で0.90m/秒，最大歩行で1.02m/秒．
- 最大一歩幅の実測値は35cm，予測値（本人が踏み出せると予測した値）は50cmであり，15cmの誤差がある．
- 精神機能としては，Mini Mental State Examination（MMSE）が24点，Brief Psychiatric Rating Scale（BPRS）が33点．
- 服薬内容は，クエチアピン（抗精神病薬）とエチゾラム（抗不安薬）を内服している．
- 生活環境として，ベッド下に荷物を多く収納しており，ベッド周囲の床にも物品が多い．また，床の材質にはタイルが使用されている．
- 屋内の履物はサンダルを使用している．

 介入

筋力低下，バランス機能低下に対して

レジスタンストレーニングとバランストレーニングを実施する．具体的な方法として，レジスタンストレーニングは，立位でのスクワット運動とカーフレイズ運動を各10回2セット実施する．バランストレーニングは，片脚立位の練習を実施する．介助者の付き添いの下で片脚立位を左右交互に実施し，片脚立位の実施時間が合計で5分間になるまで実施する．これらは，週3回以上実施する．

身体機能の自己認識の逸脱に対して

身体機能のフィードバックを実施する．具体的な方法としては，運動療法の際に，スクワットの回数や歩行速度，片脚立位の持続時間などを伝え，向上していた場合には賞賛する．

用語解説：統合失調症
思考，知覚，感情，言語，自己の感覚，および行動における他者との歪みによって特徴づけられる症状を持つ精神障害の一つ[1]．統合失調症の症状には，幻覚や妄想といった陽性症状と感情鈍麻，活動低下といった陰性症状があげられる．陽性症状は急性期に主に現れ，陰性症状は慢性期に現れる．

156

思考過程

アセスメント

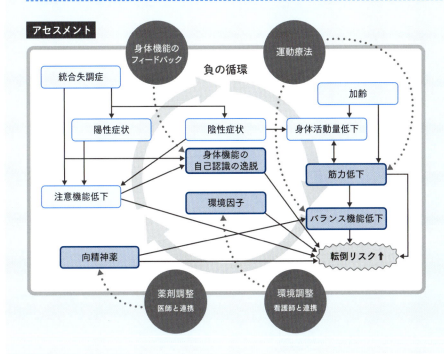

- 意欲や気力の低下といった陰性症状は身体活動量を低下させ、筋力低下やバランス機能低下を招き、転倒リスクを高めている。
- 陽性症状や陰性症状は、注意機能低下に関与する。統合失調症には自己の身体機能を誤って認識する（身体機能の自己認識の逸脱）傾向があり、転倒リスクを高めている。
- 向精神薬は、振戦や筋緊張の調節異常といった錐体外路症状や眠気、ふらつきなどの副作用があることから、転倒リスクを高めている。また、サンダルの使用や滑りやすい床や、床上の物品といった環境因子が転倒リスクをさらに高めている。
- 介入としては、身体機能面を向上させるだけでなく、自己の身体機能を正確に認識できるように支援する。また薬剤や環境の調整も実施する。

向精神薬に対して

医師と薬剤調整の相談をする。抗精神病薬の副作用として、錐体外路症状（動作緩慢や振戦、筋緊張の調節異常）、抗不安薬の副作用として眠気やふらつきがあげられる。これらの症状が強いときには、服薬の減量や変更について相談する。

環境因子に対して

環境調整を実施する。具体的な方法としては、病室をナースステーションの近くに移動し、対象者の行動を把握しやすくする。履物はサンダルからリハビリシューズに変更する。転倒が多かったベッド周囲には滑り止めマットを設置し、床面には物を置かないようにする。ベッド下の荷物は、床頭台に収納する。

 ## ワンポイントアドバイス

- 身体機能の評価は、自己の身体機能を認識させることや、薬剤調整の判断材料につながる可能性があるため、定期的に実施するとよい。
- 運動療法を導入する際は、深呼吸を取り入れたり、筋のリラクゼーションを意識させたりすると、対象者の不安感が軽減できる可能性がある。
- 統合失調症を有する者では、睡眠が不規則になることが多いため、日々の睡眠状態を確認することも重要である。

［石山大介］

エビデンス

鈴木は、統合失調症患者を主体とした精神科入院患者の開眼片脚立位時間と転倒との関係を調査し、片脚立位時間が10秒以下になると転倒の危険性が増加することを報告している[2]。統合失調症患者に対する運動療法の効果についてのシステマティックレビューでは、陰性症状や身体機能を改善させる効果が報告されている[3]。

エビデンス

統合失調症患者は、身体機能に対する見積もり誤差が、健常者と比較して有意に大きく、統合失調症患者の中でも非転倒者と比較して転倒者が有意に大きかったことが報告されている[4]。

エビデンス

抗精神病薬や抗不安薬、抗うつ薬といった向精神薬は、転倒リスクを高めることが報告されている[5,6]。特にベンゾジアゼピン系の抗不安薬や抗うつ薬は、複数の研究結果を統合（メタアナリシス）したうえでも、転倒リスクを高めることが報告されているため、特に注意が必要である[7]。

文　献

1) Baccini M, et al：Scale for contraversive pushing：cutoff　scores fordiagnosing "pusher behavior" and construct validity. Phys Ther 88：947-955, 2008
2) Koter R, et al：Clinical outcome measures for lateropulsion poststroke：An updated systematic review. J Neurol Phys Ther 41：145-155, 2017
3) Abe H, et al：Prevalence and length of recovery of pusher syndrome based on cerebral hemispheric lesion side in patients with acute stroke. Stroke 43：1654-1656, 2012
4) Fujino Y, et al：Prone positioning reduces severe pushing behavior：three case studies. J Phys Ther Sci 28：2690-2693, 2016

1) Caplan LR：Intracranial branch atheromatous disease：a neglected, understudied, and underused concept. Neurology 39：1246-1250, 1989
2) Petrone L, et al：Branch atheromatous disease：A clinically meaningful, yet unproven concept. Cerebrovasc Dis 41：87-95, 2016
3) Niimi M, et al：Comparison of functional outcome between lacunar infarction and branch atheromatous disease in lenticulostriate artery territory. J Stroke Cerebrovasc Dis 25：2271-2275, 2016
4) Prenton S, et al：Functional electrical stimulation versus ankle foot orthoses for foot-drop：A meta-analysis of orthotic effects. J Rehabil Med 48：646-656 2016

1) Purrucker JC, et al：Comparison of stroke recognition and stroke severity scores for stroke detection in a single cohort. J Neurol Neurosurg Psychiatry 86：1021-1028, 2015
2) Bernhardt J, et al：A very early rehabilitation trial for stroke（AVERT）：phase II safety and feasibility. Stroke 39：390-396, 2008
3) 日本脳卒中学会脳卒中ガイドライン委員会編集：脳卒中治療ガイドライン2015, 協和企画, 東京, 2015
4) Swayne OB, et al：Stages of motor output reorganization after hemispheric stroke suggested by longitudinal studies of cortical physiology. Cereb Cortex 18：1909-1922, 2008
5) Nudo RJ, et al：Reorganization of movement representations in primary motor cortex following focal ischemic infarcts in adult squirrel monkeys. J Neurophysiol 75：2144-2149, 1996

1) 上内哲男ほか：回復期リハビリテーション病棟における歩行自立判定テストと自立後の転倒者率. 身体教育医学研究 13：9-14, 2012

1) Hunt WE, et al：Timing and perioperative care in intracranial aneurysm surgery. Clin Neurosurg 21：79-89, 1974

1) Sundstrom N, et al：Postural stability in patients with chronic subdural hematoma. Acta Neurochir 158：1479-1485, 2016
2) Spaulding SJ, et al：Cueing and gait improvement among people with Parkinson's disease：a meta-analysis. Arch Phys Med Rehabil 94：562-570, 2013
3) Urbenjaphol P, et al：Effects of the sensory stimulation program on recovery in unconscious patients with traumatic brain injury. J Neurosci Nurs 41：10-16, 2009
4) Lauenroth A, et al：Influence of combined physical and cognitive training on cognition：a systematic review. BMC Geriatr 16：141, 2016

1) Van Hooren SA, et al：Effect of a structured course involving goal management training in older adults:A randomised controlled trial. Patient Education and Counseling 65：205-213, 2007
2) Ponsford J, et al：Efficacy of motivational interviewing and cognitive behavioral therapy for anxiety and depression symptoms following traumatic brain injury. Psychological Medicine 46：1079-1090, 2016
3) Outermans JC, et al：Effect of a high-intensity task-oriented training on gait performance early after stroke：a pilot study. Clin Rehabil 24：979-987, 2010
4) Lee MJ, et al：Comparison of effect aerobic cycle training and progressive resistance training on walking ability after stroke：A randomized control sham exercise-controlled trial study. J Am Geriatr Soc 56：976-985, 2008

1) Fisher RS, et al：Epileptic seizures and epilepsy：Definitions proposed by the International League Against Epilepsy（ILAE）and the International Bureau for Epilepsy（IBE）. Epilepsia 46：470-472, 2005
2) Gandy M, et al：Cognitive behavior therapy for depression in people with epilepsy：A systematic review. Epilepsia 54：1725-1734, 2013
3) Farina E, et al：Cognitive rehabilitation in epilepsy：An evidence-based review. Epilepsy Research 109：210-109, 2015
4) Engelberts NHJ, et al：The effectiveness of cognitive rehabilitation for attention deficits in focal seizures：A Randomized Controlled Study. Epilepsia 43：587-595, 2002

1) Azouvi P, et al：Behavioral assessment of unilateral neglect：study of the psychometric properties of the Catherine Bergego Scale. Arch Phys Med Rehabil 84：51-57, 2003
2) 長山洋史ほか：日常生活上での半側無視評価法 Catherine Bergego Scale の信頼性, 妥当性の検討. 総合リハ 39：373-380, 2011
3) 二瓶 美里ほか：手動車いすのブレーキかけ忘れを原因とした転倒に関する実態調査. 日本生活支援工学会誌 13：39-45, 2013

1) Wilson L, et al：Do particular design features assist people with aphasia to comprehend text? An exploratory study. Int J Lang Commun Disord 51：346-354, 2016

2) Nakagawa Y, et al：Development of an assessment sheet for fall prediction in stroke inpatients in convalescent rehabilitation wards in Japan. Environ Health Prev Med 13：138-147, 2008

3) Kwan MM, et al：Falls incidence, risk factors, and consequences in Chinese older people：A systematic review. J Am Geriatr Soc 59：536-543, 2011

1) Schabrun S M, et al：Evidence for the retraining of sensation after stroke：a systematic review. Clin Rehabil 23：27-39, 2009

2) Carey L, et al：SENSe：Study of the Effectiveness of Neurorehabilitation on Sensation：a randomized controlled trial. Neurorehabil Neural Repair 25：304-313, 2011

3) Tyson SF：Use of transcutaneous nerve stimulation to treat sensory loss after stroke. Physiother Res Int 8：53-57, 2003

1) 日本高次脳機能障害学会 Brain Function Test 委員会：標準高次動作性検査 失行症を中心として，改訂第2版，新興医学社，2003

1) Langhorne P, et al：Motor recovery after stroke：a systematic review. Lancet Neurol 8：741-754, 2009

2) Kim GY, et al：Effect of dual-task rehabilitative training on cognitive and motor function of stroke patients. J Phys Ther Sci 26：1-6, 2014

3) Liu YC, et al：Cognitive and motor dual task gait training improve dual task gait performance after stroke – A randomized controlled pilot trial. Scientific Reports 7：1-8, 2017

1) Trouillas P, et al：International cooperative ataxia rating scale for pharmacological assessment of the cerebellar syndrome. The Ataxia Neuropharmacology Committee of the World Federation of Neurology 145：205-211, 1997

2) Khasnis A, et al：Romberg's test. Journal of postgraduate medicine 49：169-172, 2003

3) Morgan MH：Ataxia and weights. Physiotherapy 61：332-334, 1975

4) Hewer RL, et al：An investigation the value of treating intention tremor by weighting the affected limb. Brain 95：579-590, 1972

1) Grasso PA, et al：Compensatory recovery after multisensory stimulation in hemianopic patients：Behavioral and neurophysiological components. Front Syst Neurosci 10：1-13, 2016

2) Gelfo F, et al：Enriched environment improves motor function and increases neurotrophins in hemicerebellar lesioned rats. Neurorehabil Neural Repair 25：243-252, 2011

3) Izuma K, et al：Processing of social and monetary rewards in the human stratum.　Neuron 58：284-294, 2008

1) Berg K, et al：Measuring balance in the elderly：Preliminary development of an instrument. Physiother Can 41：304-311, 1989

2) 脳卒中ガイドライン作成委員会編：脳卒中治療ガイドライン2015，2015

3) Tyson SF, et al：A systematic review and meta-analysis of the effect of an ankle-foot orthosis on gait biomechanics after stroke. Clin Rehabil 27：879-891, 2013

1) Chino N, et al：Stroke impairment assessment set (SIAS) -a new evaluation instrument for stroke patients. Jpn J Rehabil Med 31：119-125, 1994

2) Tsuji T, et al：The stroke impairment assessment set：its internal consistency and predictive validity. Arch Phys Med Rehabil 81：863-868, 2000

3) Khaslavskaia S, et al：Motor cortex excitability following repetitive electrical stimulation of the common peroneal nerve depends on the voluntary drive. Exp Brain Res 162：497-502, 2005

4) Morris SL, et al：Outcomes of progressive resistance strength training following stroke：a systematic review. Clin Rehabil 18：27-39, 2004

5) Weiss A, et al：High intensity strength training improves strength and functional performance after stroke. Am J Phys Med Rehabil 79：369-376, 2000

6) Olivetti L, et al：A novel weight-bearing strengthening program during rehabilitation of older people is feasible and improves standing up more than a non-weight-bearing strengthening program：a randomised trial. Aust J Physiother 53：147-153, 2007

1) 日本脳卒中学会脳卒中ガイドライン委員会：運動障害・ADLに対するリハビリテーション．脳卒中治療ガイドライン2015，協和企画，東京，286-287, 2015

2) Guadagnoli MA, et al：Challenge point：a framework for conceptualizing the effects of various practice conditions in motor learning. J Mot Behav 36：212-224, 2004

3) 佐藤駿吾：膀胱充満と排尿時にみられる自律神経反射．日医大誌 47：28-38, 1980

1) Berg K, et al：Measuring balance in the elderly：Preliminary development of an instrument. Physiother Can 41：304-311, 1989

2) Fujita T et al：Amount of balance necessary for the independence of transfer and stair-climbing in stroke inpatients. Disabil Rehabil 23：1-4, 2017

3) 日本脳卒中学会脳卒中ガイドライン委員会：運動障害・ADLに対するリハビリテーション．脳卒中治療ガイドライン2015，協和企画，東京，286-287, 2015

4) Weiss A, et al：High intensity strength training improves strength and functional performance after stroke. Am J Phys Med Rehabil 79：369-376, 2000

5) Ouellette MM, et al：High-intensity resistance training improves muscle strength, self-reported function, and disability in long-term stroke survivors. Stroke 35：1404-1409, 2004

6) Sato A, et al：A prediction model for activities of daily living for stroke patients in a convalescent rehabilitation ward. J Allied Health Sci 7：1-6, 2016

7) Lotze M, et al：Motor learning elicited by voluntary drive. Brain 126：866-872, 2003

20
1) Hamilton BB, et al：Disability outcomes following inpatient rehabilitation for stroke. Phys Ther 74：494-503, 1994
2) Sato A, et al：Activities of daily living independence level for home discharge in stroke patients based on number of caregivers：an analysis of the Japan Rehabilitation Database. Phys Ther Res 20：23-27, 2017
3) Duncan P, et al：A randomized, controlled pilot study of a home-based exercise program for individuals with mild and moderate stroke. Stroke 29：2055-2060, 1998

21
1) Bohannon RW, et al：Interrater reliability of a modified Ashworth scale of muscle spasticity. Phys Ther 67：206-207, 1987
2) 脳卒中ガイドライン2015

22
1) Jaracz K, et al：Quality of life in stroke patients. Acta Neurol Scand 107：324-329, 2003
2) 脳卒中ガイドライン2015
3) Mayo NE, et al：Activity, participation, and quality of life 6 months poststroke. Arch Phys Med Rehabil 83：1035-1042, 2002
4) Schmid A, et al：Improvements in speed-based gait classifications are meaningful. Stroke 38：2096-2100, 2007

23
1) Wilson B, et al：Behavioral Inattention Test, Thames Valley Test Co, Suffolk, 1987
2) Forster A, et al：Incidence and consequences of falls due to stroke：a systematic inquiry. BMJ 311：83-86, 1995
3) Andersen HE, et al：Can readmission after stroke be prevented? Results of a randomized clinical study：a post discharge follow-up service for stroke survivors. Stroke 31：1038-1045, 2000

24
1) Al Snih S, et al：Life-space mobility Mexican Americans ages 75 and older. JAGS 60：532-535, 2012
2) Bertera EM, et al：Fear of falling and activity avoidance in a national sample of older adults in the United States. Health Soc Work 33：54-62, 2008
3) Gordon NF, et al：Psysical activity and exercise recommendations for stroke survivors. Stroke 35：1230-1240, 2004

25
1) Bohannon RW, et al：Interrater reliability of a modified Ashworth scale of muscle spasticity. Phys Ther 67：206-207, 1987
2) 脳卒中ガイドライン2015
3) Robinson W, et al：No difference between wearing a night splint and standing on a tilt table in preventing ankle contracture early after stroke：a randomized trial. Aust J Physiother 54：33-38, 2008
4) Burbaud P, et al：A randomised, double blind, placebo controlled trial of botulinum toxin in the treatment of spastic foot in hemiparetic patients. J Neurol Neurosurg Psychiatry 61：265-269, 1996
5) Lataste X, et al：Comparative profile of tizanidine in the management of spasticity. Neurology 44 (11 suppl 9)：S53-S59, 1994

26
1) 藤島一郎：脳卒中の摂食・嚥下障害, 第2版, 医歯薬出版, 254, 1998
2) Wakabayashi H, et al：Association of nutrition status and rehabilitation outcome in the disuse syndrome：a retrospective cohort study. General Medicine 12：69-74, 2011
3) Langmore SE, et al：Efficacy of exercises to rehabilitate dysphagia：A critique of the literature. Int J Speech Lang Pathol 17：222-229, 2015

27
1) Hoehn MM, et al：Parkinsonism：onset, progression, and mortality. Neurology 17：427-442, 1967
2) Goets CG, et al：Movement disorder society task force report on the Hoehn and Yahr stating scale：status and recommendations. Mov Disorder 19：1020-1028, 2004
3) Morris ME：Movement disorders in people with Parkinson's disease：a model for physical therapy. Phys Ther 80：578-597, 2000

28
1) 中園寿人：パーキンソン病の高頻度転倒患者の要因検討―転倒恐怖の観点から―．総合リハビリテーション40：1541-1546, 2012

29
1) Fahn S, et al：Unified Parkinson's disease rating scale. In：Recent developments Parkinson's disease. Volume Ⅱ, Florham Park, Macmillan Healthcare Information 153-163, 1987
2) Morris ME：Movement disorders in people with Parkinson's disease：a model for physical therapy. Phys Ther 80：578-597, 2000

30
1) Hoehn MM, et al：Parkinsonism：on set, progression and mortality. Neurology 17：427-442, 1967
2) Goodwin VA, et al：The effectiveness of exercise interventions for patients with Parkinson's disease：a systematic review and meta-analysis. Mov Disord 23：226-233, 2008
3) Ashburn A, et al：A randomized controlled trial of a home based exercise programme to reduce the risk of falling among people with Parkinson's disease. J Neurol Neurosurg Psychiatry 78：870-877, 2005
4) Nieuwboer A, et al：Cueing training in the home improves gait-related mobility in Parkinson's disease：the RESCUE trial. J Neurol Neurosurg Psychiatry 78：134-140, 2007
5) Lim I, et al：Effecrs of external rhythmical cueing on gait in patients with Parkinson's disease：a systematic review. Clin Rehabili 19：695-713, 2005

31
1) Goodwin VA, et al：The effectiveness of exercise interventions for patients with Parkinson's disease：a systematic review and meta-analysis. Mov Disord 23：226-233, 2008
2) Ashburn A, et al：A randomized controlled trial of a home based exercise programme to reduce the risk of falling among people with Parkinson's disease. J Neurol Neurosurg Psychiatry 78：870-877, 2005
3) Nieuwboer A, et al：Cueing training in the home improves gait-related mobility in parkinson's disease：the RESCUE trial. J Neurol Neurosurg

Psychiatry 78：134-140，2007
4) Gillespie LD, et al：Interventions for preventing falls in elderly people. Cochrane Database Syst Rev 3：340, 2001

1) Folstein MF, et al："Mini-mental state" A practical method for grading the cognitive state of patients for the clinician. J Psychiat Res 12：189-198, 1975
2) Goodwin VA, et al：The effectiveness of exercise interventions for patients with Parkinson's disease：a systematic review and meta-analysis. Mov Disord 23：226-233, 2008
3) Ashburn A, et al：A randomized controlled trial of a home based exercise programme to reduce the risk of falling among people with Parkinson's disease. J Neurol Neurosurg Psychiatry 78：870-877, 2005
4) Cruise KE, et al：Exercise and Parkinson's：benefit for cognition and quality. Acta Neurol Scand 123：13-19, 2010
5) Tanaka K, et al：The benefits of physical exercise on executive functions in older people with Parkinson's disease. Brain Cogn 69：435-441, 2008
6) 本田哲三：高次脳機能障害のリハビリテーション 実践的アプローチ，医学書院，2005

1) Hughes RA：Controlled trial prednisolone in acute polyneuropathy. Lancet 2：750-753, 1978
2) Walgaard C：Prediction of respiratory insufficiency in Guillain-Barré syndrome. Ann Neurol 67：781-787, 2010
3) Walgaard C：Early recognition of poor prognosis in Guillain-Barré syndrome. Neurology 76：968-975, 2011
4) Bussmann JB：Analysing the favourable effects of physical exercise：relationships between physical fitness, fatigue and functioning in Guillain-Barré syndrome and chronic inflammatory demyelinating polyneuropathy. J Rehabil Med 39：121-125, 2007
5) Pitetti KH：Endurance exercise training in Guillain-Barré syndrome. Arch Phy Med Rehabil 74：761-765, 1993
6) Garssen MP：Physical training and fatigue, fitness, and quality of life in Guillain-Barré syndrome and CIDP. Neurology 63：2393-2395, 2004
7) Karper WB：Effects of low-intensity aerobic exercise on one subject with chronic-relapsing Guillain-Barré syndrome. Rehabil Nurs 16：96-98, 1991

1) Pearce JM：Early observations on optic neuritis and Uhthoff's sign. Europ Neurol 63：243-247, 2010
2) Dodd KJ, et al：Progressive resistance training did not improve walking but can improve muscle performance, quality of life and fatigue in adults with multiple sclerosis：A randomized controlled trial. Multiple Sclerosis (Houndmills, Basingstoke, England) 17：1362-1374, 2011
3) Aidar FJ et al：Effects of resistance training on the physical condition of people with multiple sclerosis. The Journal of Sports Medicine and Physical Fitness, 2017, doi:10.23736/S0022-4707.17.07621-6 [doi]

1) Schmitz-Hübsch T et al：Scale for the assessment and rating of ataxia：Development of a new clinical scale. Neurology 66：1717-1720, 2006
2) Ilg W et al：Intensive coordinative training improves motor performance in degenerative cerebellar disease. Neurology 73：1823-1830, 2009
3) Miyai I, et al：Cerebellar ataxia rehabilitation trial in degenerative cerebellar diseases. Neurorehabil Neural Repair 26：515-522, 2012
4) Santos de Oliveira LA et al: Decreasing fall risk in spinocerebellar ataxia. Phy Ther Sci 27：1223-1225, 2015

1) Siu AL, et al：Early ambulation after hip fracture：effects on function and mortality. Arch Intern Med 166：766-771, 2006
2) Mitchell SL, et al：Randomized controlled trial of quadriceps training after proximal femoral fracture. Clin Rehabil 15：282-290, 2001
3) Thingstad P, et al：Effectiveness of task specific gait and balance exercise 4 months after fracture：protocol of a randomized controlled trial-the Eva-hip study. Physiother Res Int 20：87-99, 2015
4) Lamb SE, et al：Neuromuscular stimulation of the quadriceps muscle after hip fracture：a randomized controlled trial. Arch Phys Med Rehabil 83：1087-1092, 2002
5) Handoll HH, et al：Interventions for improving mobility after hip fracture surgery in adults. Cochrane Database Syst Rev CD001704, 2011
6) Oliver D, et al：Do hospital fall prevention programs work? A systematic review. J Am Geriatr Soc 48：1679-1689, 2000
7) Oliver D, et al：Preventing falls and fall-related injuries inhospitals. Clin Geriatr Med 26：645-692, 2010

1) Sherrington C, et al：A randomized trial of weight-bearing versus non-weight-bearing exercise for improving physical ability in inpatients after hip fracture. Aust J Physiother 49：15-22, 2003
2) Jhee OH, et al：Pharmacokinetics and bioequivalence study of two brands of loxoprofen tablets in healthy volunteers. Arzneimittelforschung 57：542-546, 2007
3) Vestergaard P, et al：Effects of paracetamol, non-steroidal anti-inflammatory drugs, acetylsalicylic acid, and opioids on bone mineral density and risk of fracture：results of the Danish Osteoporosis Prevention Study (DOPS). Osteoporos Int 23：1255–1265, 2012

1) Mungas D：In-office mental status testing：a practical guide. Geriatrics 46 (7)：54-58, 1991
2) Stenvall M, et al：A multidisciplinary intervention program improved the outcome after hip fracture for people with dementia--subgroup analyses of a randomized controlled trial. Arch Gerontol Geriatr 54：e284-289, 2012
3) Toussant EM, et al：A critical review of literature regarding the effectiveness of physical therapy management of hip fracture in elderly persons. J Gerontol A Biol Sci Med Sci 60：1285-1291, 2005
4) Stenvall M, et al：Improved performance in activities of daily living and mobility after a multidisciplinary postoperative rehabilitation in older people with femoral neck fracture：a randomized controlled trial with 1-year follow-up. J Rehabil Med 39：232-238, 2007
5) Cameron ID, et al：Co-ordinated multidisciplinary approaches for inpatient rehabilitation of older patients with proximal femoral fractures. Cochrane Database Syst Rev 2001：CD000106

1) 岡部拓大ほか：高齢女性における各種脊柱後弯変形簡易評価法の妥当性に関する研究．日本作業療法研究学会雑誌 17：1-6, 2014
2) 日本整形外科学会ほか：大腿骨頚部/転子部骨折診療ガイドライン，改訂第2版，104, 2013

3) Sherrington C, et al：A randomized controlled trial of weight-bearing versus non-weight-bearing exercise for improving physical ability after usual care for hip fracture 85：710-716, 2004

4) Leonie B et al：No rest for the wounded：Early ambulation after hip surgery accelerates recovery. ANZ J 76：607-611, 2006

5) Susan G, et al：Balance characteristics of persons with osteoporosis. Arch Phys Med Rehabil 78：273-277, 1997

1) Di Monaco M, et al：Which type of exercise therapy is effective after hip arthroplasty? A systematic review of randomized controlled trials. Eur J Phys Rehabil 49：893-907, 2013

2) Nakanowatari T, et al：The effectiveness of specific exercise approach or modifiable heel lift in the treatment of functional leg length discrepancy in early post-surgery inpatients after total hip arthroplasty：A randomized controlled trial with a PROBE design. Phys Ther Res 19：39-49, 2016

3) Heiberg KE, et al：Effect of a walking skill training program in patients who have undergone total hip arthroplasty：Followup one year after surgery. Arthritis Care Res 64：415-423, 2012

4) Ackerman DB, et al：Postoperative patient falls on an orthopedic inpatient unit. J Arthroplasty 25：10-14, 2010

1) Stevens-Lapsley JE, et al：Early neuromuscular electrical stimulation to improve quadriceps muscle strength after total knee arthroplasty：a randomized controlled trial. Phys Ther 92：210-226, 2012

2) Jans Ø, et al：Decreased heart rate variability responses during early postoperative mobilization--an observational study. BMC Anesthesiol 15：120, 2015

1) 高田治実ほか：義肢・装具学，羊土社，184-200, 2016

2) Bae TS, et al：Dynamic analysis of above-knee amputee gait 22：557-566, 2007

3) Wong CK, et al：Exercise programs to improve gait performance in people with lower limb amputation：A systematic review. SAGE Journals 40：8-17, 2014

1) Raineteau O, et al：Plasticity of motor systems after incomplete spinal cord injury. Nat Rev Neurosci 2：263-273, 2001

2) Kawashima N, et al：Shaping appropriate locomotive motor output through interlimb neural pathway within spinal cord in humans. J Neurophysiol 99：2946-2955, 2008

1) Baillet A, et al：Efficacy of resistance excercises in rheumatoid arthritis; Meta-analylsis of randomized controlled trials. Rheumatology (Oxford) 51：519-527, 2012

2) Silva KN, et al：Balance training (proprioceptive training) for patients with rheumatoid arthritis. Cochrane Database Syst Rev 12 (5)：CD007648, 2012

3) Fukuda W, et al：Malnutrition and disease progression in patients with rheumatoid arthritis. Mod Rheumatol 15：104-107, 2005

4) Hayashi H, et al：Nutritional status in relation to adipokines and oxidative stress is associated with disease activity in patients with rheumatoid arthritis. Nutrition 28：1109-1114, 2012

1) American Spinal Injury Association Impairment Scale (AIS)：International Standards for Neurological Classification of Spinal Cord Injury (ISNCSCI). https://scireproject.com/outcome-measures/outcome-measure-tool/american-spinal-injury-association-impairment-scale-ais-international-standards-for-neurological-classification-of-spinal-cord-injury/#1467983894080-2c29ca8d-88af ［accessed 2017-09-26］

2) Sung DH, et al：The effect of complex rehabilitation training for 12 weeks on trunk muscle function and spine deformation of patients with SCI. J Phys Ther Sci 27：951-954, 2015

3) Sayenko DG, et al：Positive effect of balance training with visual feedback on standing balance abilities in people with incomplete spinal cord injury. Spinal Cord 48：886-893, 2010

1) Baum BS, et al：Correlation of residual limb length and gait parameters in amputees. Injury 39：728-733, 2008

2) Dijkstra PU, et al：Phantom pain and risk factors：a multivariate analysis. J Pain Symptom Manage 24：578-585, 2002

3) Hanley MA, et al：Psychosocial predictors of long-term adjustment to lower-limb amputation and phantom limb pain. Disabil Rehabil 26：882-893, 2004

4) Gauthier-Gagnon C, et al：Enabling factors related to prosthetic use by people with transtibial and transfemoral amputation. Arch Phys Med Rehabil 80：706-713, 1999

5) Yang J, et al：The reaction strategy of lower extremity muscles when slips occur to individuals with trans-femoral amputation. J Electromyogr Kinesiol 17：228-240, 2007

6) Hamamura S, et al：Factors affecting prosthetic rehabilitation outcomes in amputees of age 60 years and over. J Int Med Res 37：1921-1927, 2009

7) Hagberg K, et al：Physiological cost index (PCI) and walking performance in individuals with transfemoral prostheses compared to healthy controls. Disabil Rehabil 29：643-649, 2007

1) American Spinal Injury Association Impairment Scale (AIS)：International Standards for Neurological Classification of Spinal Cord Injury (ISNCSCI). https://scireproject.com/outcome-measures/outcome-measure-tool/american-spinal-injury-association-impairment-scale-ais-international-standards-for-neurological-classification-of-spinal-cord-injury/#1467983894080-2c29ca8d-88af ［accessed 2017-09-26］

2) Maier A, et al：The effects on spindles of muscle atrophy and hypertrophy. Exp Neurol 37：100-123, 1972

3) Manella KJ, et al：Modulatory effects of locomotor training on extensor spasticity in individuals with motor-incomplete spinal cord injury. Restor Neurol Neurosci 31：633-646, 2013

4) Kim CM, et al：Effects of a simple functional electric system and/or a hinged ankle-foot orthosis on walking in persons with incomplete spinal cord injury. Arch Phys Med Rehabili 85：1718-1723, 2004

5) Arazpour M, et al：Comparison of the effects on solid versus hinged ankle foot orthoses on select temporal gait parameters in patients with in-

complete spinal cord injury during tredmill walking. Prosthet Orthot Int 37：70-75, 2013

1) Lenz FA, et al：Abnormal single-unit activity recorded in the somatosensory thalamus of a quadriplegic patient with central pain. Pain 31：225-236, 1987
2) American Spinal Injury Association Impairment Scale (AIS)：International Standards for Neurological Classification of Spinal Cord Injury (ISNCSCI). https://scireproject.com/outcome-measures/outcome-measure-tool/american-spinal-injury-association-impairment-scale-ais-international-standards-for-neurological-classification-of-spinal-cord-injury/#1467983894080-2c29ca8d-88af [accessed 2017-09-26]
3) Gregory CM, et al：Resistance training and locomotor recovery after incomplete spinal cord injury：a case series. Spinal Cord 45：522-530, 2007
4) Lee GM, et al：Factors that influence quiet standing balance of patients with incomplete cervical spinal cord injuries. Ann Rehabil Med 36：530-537, 2012

1) 日本循環器学会ほか編：循環器病の診断と治療に関するガイドライン（2011年度合同研究班報告）—失神の診断・治療ガイドライン（2012年改訂版），日本循環器学会，23，2012
2) Semelka M, et al：Sick sinus syndrome：a review. Am Fam Physician 87：691-696, 2013
3) Ector H, et al：Dynamic electrocardiography and ventricular pauses of 3 seconds and more：etiology and therapeutic implications. Pacing Clin Electrophysiol 6：548-551, 1983

1) 日本循環器学会ほか編：循環器病の診断と治療に関するガイドライン（2012年度合同研究班報告）—心房細動治療（薬物）ガイドライン（2013年改訂版），日本循環器学会，9，2013
2) 日本循環器学会ほか編：循環器病の診断と治療に関するガイドライン（2012年度合同研究班報告）—心房細動治療（薬物）ガイドライン（2013年改訂版），日本循環器学会，34，2013
3) Mulder BA, et al：Lenient vs. strict rate control in patients with atrial fibrillation and heart failure：a post-hoc analysis of the RACE II study. Eur J Heart Fail 15：1311-1318, 2013
4) Rawles JM：What is meant by a "controlled" ventricular rate in atrial fibrillation? Br Heart J 63：157-161, 1990
5) Risom SS, et al：Exercise-based cardiac rehabilitation for adults with atrial fibrillation. Cochrane Database Syst Rev 2：CD011197, 2017

1) 日本循環器学会ほか編：循環器病の診断と治療に関するガイドライン（2011年度合同研究班報告）—心血管疾患におけるリハビリテーションに関するガイドライン（2012年改訂版），日本循環器学会，65，2012

1) Cameau L, et al：Grading of angina pectoris. Circulation 54：522-523, 1976
2) Guidelines for rehabilitation in patients with cardiovascular disease (JCS 2012). 2012; http://www.j-circ.or.jp/guideline/pdf/JCS2012_nohara_h.pdf. Accessed 4.16, 2018
3) Kamiya K, et al：Quadriceps strength as a predictor of mortality in coronary artery disease. Am J Med 128：1212-1219, 2015

1) Gusmao-Flores D, et al：The confusion assessment method for the intensive care unit (CAM-ICU) and intensive care delirium screening checklist (ICDSC) for the diagnosis of delirium：a systematic review and meta-analysis of clinical studies. Crit Care 16 (4)：R115, 2012
2) Iida Y, et al：Postoperative muscle proteolysis affects systemic muscle weakness in patients undergoing cardiac surgery, In J Cardiol 172：595-597, 2014
3) Baudet M, et al：Improvement of the prognosis of the acute coronary syndromes in Landes by lifestyle modifications. Ann Cardiol Angeiol 55：192-198, 2006
4) American College of Sports Medicine Position Stand. The recommended quantity and quality of exercise for developing and maintaining cardiorespiratory and muscular fitness, and flexibility in healthy adults. Med Sci Sports Exerc 30：975-991, 1998
5) Guidelines for rehabilitation in patients with cardiovascular disease (JCS 2012). 2012; http://www.j-circ.or.jp/guideline/pdf/JCS2012_nohara_h.pdf. Accessed 4.16, 2018
6) Berger MM, et al：Intestinal absorption in patients after cardiac surgery. Crit Care Med 28：2217-2223, 2000
7) Ogawa M, et al：Poor preoperative nutritional status is an important predictor of the retardation of rehabilitation after cardiac surgery in elderly cardiac patients. Aging Clin Exp Res 29：283-290, 2017

1) Guidelines for management of peripheral arterial occlusive diseases (JCS 2009) 2009; http://www.j-circ.or.jp/guideline/pdf/JCS2010_shigematsu_h.pdf. Accessed 4.16, 2018
2) McDermott MM, et al：Impairments of muscles and nerves associated with peripheral arterial disease and their relationship with lower extremity functioning：the InCHIANTI Study. J Am Geriatr Soc 52：405-410, 2004
3) Cluff K, et al：Morphometric analysis of gastrocnemius muscle biopsies from patients with peripheral arterial disease：objective grading of muscle degeneration. Am J Physiol, Regul Integr Comp Physiol 305：R291-R299, 2013
4) Guidelines for Secondary Prevention of Myocardial Infarction (JCS 2011) 2011; http://www.j-circ.or.jp/guideline/pdf/JCS2011_ogawah_h.pdf. Accessed 4.16, 2018

1) Abe H, et al：Home orthostatic self-training in neurocardiogenic syncope. Pacing Clin Electrophysiol 28 (suppl 1)：S246-248, 2005
2) Kobayashi K, et al：Development of a simple index, calf mass index, for screening for orthostatic hypotension in community-dwelling elderly. Arch Gerontol Geriatr 54：293-297, 2012

1) 日本呼吸器学会COPDガイドライン第4版作成委員会編：COPD（慢性閉塞性肺疾患）診断と治療のためのガイドライン，第4版，メディカルビュー社，2013
2) Inouye SK, et al：Clarifying confusion：the confusion assessment method A new method for detection of delirium. Ann Intern Med 113：941-948, 1990
3) Moore E, et al：Pulmonary rehabilitation as a mechanism to reduce hospitalizations for acute exacerbations of COPD：A systematic review and

meta-analysis. Chest 150：837-859, 2016
4) Hakamy A, et al：The effect of pulmonary rehabilitation on mortality, balance, and risk of fall in stable patients with chronic obstructive pulmonary disease. Chron Respir Dis 14：54-62, 2016
5) Gillespie LD, et al：Interventions for preventing falls in older people living in the community. Cochrane database systematic review 49：664-672, 2001

1) Ohkubo Y, et al：Intensive insulin therapy prevents the progression of diabetic microvascular complications in Japanese patients with non-insulin-dependent diabetes mellitus：a randomized prospective 6-year study. Diabetes Res Clin Pract 28：103-117, 1995
2) Yates T, et al：Effectiveness of a pragmatic education program designed to promote walking activity in individuals with impaired glucose tolerance：a randomized controlled trial. Diabetes Care 32：1404-1410, 2009
3) Zając-Gawlak I, et al：Physical activity, body composition and general health status of physically active students of the University of the Third Age (U3A). Arch Gerontol Geriatr 64：66-74, 2016

1) Kanade RV, et al：Walking performance in people with diabetic neuropathy：benefits and threats. Diabetologia 49：1747-1754, 2006
2) LeMaster JW, et al：Effect of weight-bearing activity on foot ulcer incidence in people with diabetic peripheral neuropathy：Feet first randomized controlled trial. Phys Ther 88：1385-1398, 2008

1) Kim DM, et al：Uremic encephalopathy：MR imaging findings and clinical correlation. AJNR Am J Neuroradiol 37：1604-1609, 2016
2) 日本腎臓学会編：エビデンスに基づくCKD診療ガイドライン2013，東京医学社，2013
3) Shlipak MG, et al：The presence of frailty in elderly persons with chronic renal insufficiency. Am J Kidney Dis 43：861-867, 2004

1) American College of Sports Medicine：ACSM's Guidelines for Exercise Testing and Prescription, 9th ed, Lippincott Williams & Wilkins, 2013
2) 日本循環器学会ほか編：循環器病の診断と治療に関するガイドライン（2011年度合同研究班報告）―失神の診断・治療ガイドライン（2012年改訂版）
3) 日本透析医学会 血液透析患者の糖尿病治療ガイド2012，日透析医学誌 46：351，2013

1) Baumann FT, et al：A controlled randomized study examining the effects of exercise therapy on patients undergoing hematopoietic stem cell transplantation. Bone Marrow Transplant 45：355-362, 2010

1) Inouye SK, et al：Clarifying confusion：the confusion assessment method A new method for detection of delirium. Ann Intern Med 113：941-948, 1990
2) Singh F, et al：A systematic review of pre surgical exercise intervention studies with cancer patients. Surg Oncol 22：92-104, 2013
3) Zaal IJ, et al：Intensive care unit environment may affect the course of delirium. Intensive Care Med 39：481-488, 2013

1) Courneya KS, et al：Efects of aerobic and resistance exercise in breast cancer patients receiving adjuvant chemotherapy: a multicenter randomized controlled trial. J Clin Oncol 25：4396-4404, 2007
2) Schmitz KH, et al：American College of Sports Medicine roundtable on exercise guidelines for cancer survivors. Med Sci Sports Exerc 42：1409-1426, 2010

1) Global nutrition targets 2025：anaemia policy brief. Geneva：World Health Organization; 2014 (WHO/NMH/NHD/14.4; http://apps.who.int/iris/bitstream/10665/148556/1/WHO_NMH_NHD_14.4_eng.pdf?ua = 1
2) Villanueva C, et al：Transfusion strategies for acute upper gastrointestinal bleeding. N Engl J Med 368：11-21, 2013
3) 坂井（柳元）麻実子：鉄欠乏性貧血に対する対応．Medical Practice 33：1367-1369, 2016
4) Lipowski ZJ：Delirium：Acute Confusional States, Oxford University Press, 1990

1) 日本呼吸器学会肺生理専門委員会：臨床呼吸機能検査，第8版，メディカル社，2016
2) American College of Sports Medicine：ACSM's Guidelines for Exercise：Testing and Prescription, 6 th ed, Lippincott Williams & Wilkins, Philadelphia, 2000
3) Rubenstein LZ, et al：Falls in older people：epidemiology, risk factors and strategies for prevention. Age Ageing 35 (suppl 2) ii37-ii41, 2006
4) 竹内孝仁：閉じこもり，閉じこもり症候群，介護予防研修テキスト．社会保険研究所，128-140, 2001

1) Braith RW, et al：Resistance exercise：training adaptations and developing a safe exercise prescription. Heart Fail Rev 13：69-79, 2008
2) 日本循環器学会ほか編：循環器病の診断と治療に関するガイドライン（2000-2001年度合同研究班報告）―心疾患患者における運動療法に関するガイドライン，日本循環器学会，1211, 1235, 2002

1) 日本呼吸器学会COPDガイドライン第4版作成委員会編：COPD（慢性閉塞性肺疾患）診断と治療のためのガイドライン，第4版，メディカルレビュー社，33, 2013
2) Ries AL, et al：Upper extremity exercise training in chronic obstructive pulmonary disease. Chest 93：688-692, 1988
3) Garcia-Aymerich J, et al：Regular physical activity reduces hospital admission and mortality in chronic obstructive pulmonary disease：a population based cohort study. Thorax 61：772-778, 2006
4) Angelillo VA, et al：Effects of low and high carbohydrate feedings in ambulatory patients with chronic obstructive pulmonary disease and chronic hypercapnia. Ann Intern Med 103 (6 (Pt 1))：883-885, 1985
5) ASPEN Board of Directors and the Clinical Guidelines Task Force：Guidelines for the use of parenteral and enteral nutrition in adult and pediatric patients. JPEN J Parenter Enteral Nutr 26 (1 Suppl)：1SA-138SA, 2002

6) Bianchi R, et al：Patterns of chest wall kinematics during volitional pursed-lip breathing in COPD at rest. Respir Med 101：1412-1418, 2007

7) Garrod R, et al：An evaluation of the acute impact of pursed lips breathing on walking distance in nonspontaneous pursed lips breathing chronic obstructive pulmonary disease patients. Chron Respir Dis 2：67-72, 2005

1) Boulé NG, et al：Effects of exercise on glycemic control and body mass in type 2 diabetes mellitus：a meta-analysis of controlled clinical trials. JAMA 286：1218-1227, 2001

2) Snowling NJ, et al：Effects of different modes of exercise training on glucose control and risk factors for complications in type 2 diabetic patients：a meta-analysis. Diabetes Care 29：2518-2527, 2006

1) Morrison S, et al：Balance training reduces falls risk in older individuals with type 2 diabetes. Diabetes Care 33：748-750, 2010

2) Allet L, et al：The gait and balance of patients with diabetes can be improved：a randomised controlled trial. Diabetologia 53：458-466, 2010

3) Kalyani RR, et al：Hyperglycemia predicts persistently lower muscle strength with aging. Diabetes Care 38：82-90, 2015

4) Andersen H, et al：Muscle strength in type 2 diabetes. Diabetes 53：1543-1548, 2004

5) Lamb MJ, et al：Prospective associations between sedentary time, physical activity, fitness and cardiometabolic risk factors in people with type 2 diabetes. Diabetologia 59：110-120, 2016

6) Sardinha LB, et al：Sedentary patterns, physical activity, and cardiorespiratory fitness in association to glycemic control in type 2 diabetes patients. Front Physiol 8：262, 2017

7) Johnston SS, et al：Association between hypoglycaemic events and fall-related fractures in Medicare-covered patients with type 2 diabetes. Diabetes Obes Metab 14：634-643, 2012

8) Schwartz AV, et al：Diabetes-related complications, glycemic control, and falls in older adults. Diabetes Care 31：391-396, 2008

1) 森　素子ほか：血液透析患者の身体活動性について．透析会誌34：1239-1240, 2001

2) Kutsuna T, et al：Physical activity is necessary to prevent deterioration of the walking ability of patients undergoing maintenance hemodialysis. Ther Apher Dial 14：193-200, 2010

3) 河野健一ほか：維持透析患者の運動能力低下に至る要因と転倒との関連性．理学療法学 44：255-262, 2017

4) American College of Sports Medicine：ACSM's Guidelines for Exercise Testing and Prescription, 9th ed, Lippincott Williams & Wilkins, 2013

1) Fried LP, et al：Cardiovascular Health Study Collaborative Research Group：Frailty in older adults：evidence for a phenotype. J Gerontol A Biol Sci Med Sci 56：M146-156, 2001

2) Yamada M, et al：Dual-task walk is a reliable predictor of falls in robust elderly adults. J Am Geriatr Soc 59：163-164, 2011

1) Kvam S, et al：Exercise as a treatment for depression：A meta-analysis. J Affect Disord 202：67-86, 2016

1) Csapo R, et al：Effects of resistance training with moderate vs heavy loads on muscle mass and strength in the elderly：A meta-analysis. Scand J Med Sci Sports 26：995-1006, 2016

2) Van Roie E, et al：Strength training at high versus low external resistance in older adults：effects on muscle volume, muscle strength, and force-velocity characteristics. Exp Gerontol 48：1351-1361, 2013

3) Agergaard J, et al：Light-load resistance exercise increases muscle protein synthesis and hypertrophy signaling in elderly men. Am J Physiol Endocrinol Metab 312：E326-E338, 2017

4) Paddon-Jones D, et al：Protein and healthy aging. Am J Clin Nutr 29. pii：ajcn084061, 2015 [Epub ahead of print]

1) Petersen RC：Mild cognitive impairment as a diagnostic entity. J Intern Med 256：183-194, 2004

2) Delbaere K, et al：Mild cognitive impairment as a predictor of falls in community-dwelling older people. Am J Geriatr Psychiatry 20：845-853, 2012

3) Barnes DE, et al：The Mental Activity and eXercise (MAX) trial：a randomized controlled trial to enhance cognitive function in older adults. JAMA Intern Med 173：797-804, 2013

4) Grande G, et al：Physical activity reduces the risk of dementia in mild cognitive impairment subjects：a cohort study. J Alzheimers Dis 39：833-839, 2014

5) Kuiper JS, et al：Social relationships and risk of dementia：A systematic review and meta-analysis of longitudinal cohort studies. Ageing Res Rev 22：39-57, 2015

1) Wechsler D：WMS-R Wechsler Memory Scale-Revised Manual, The Psychological Corporation, Harcourt Brace Jovanovich, New York, 1987

2) Wechsler D（日本版作成：杉下守弘）：ウェクスラー記憶検査（WMS-R），日本文化科学社，東京，2001

3) Chan WC, et al：Efficacy of physical exercise in preventing falls in older adults with cognitive impairment：a systematic review and meta-analysis. J Am Med Dir Assoc 16：149-154, 2015

4) Yamaguchi H, et al：Overview of non-pharmacological intervention for dementia and principles of brain-activating rehabilitation. Psychogeriatrics 10：206-213, 2010

5) Yamagami T, et al：A randomized controlled trial of brain-activating rehabilitation for elderly participants with dementia in residential care homes. Dement Geriatr Cogn Dis Extra 2：372-380, 2012

6) Tsuchiya K, et al：A quasi-randomized controlled trial of brain-activating rehabilitation in an acute hospital. Am J Alzheimers Dis Other Demen 31：612-617, 2016

7) Murai T, et al：Prevention of cognitive and physical decline by enjoyable walking-habituation program based on brain-activating rehabilitation. Geriatr Gerontol Int 16：701-708, 2016

8) Fernando E, et al：Risk factors associated with falls in older adults with dementia：A systematic review. Physiother Can 69：161-170, 2017

9) Eichler T, et al：Living alone with dementia：prevalence, correlates and the utilization of health and nursing care services. J Alzheimers Dis 52：619-629, 2016
10) Soril LJ, et al：Effective use of the built environment to manage behavioural and psychological symptoms of dementia: a systematic review. PLoS One 9：e115425, 2014

1) World Health Organization. Schizophrenia fact sheet. http://www.who.int/mediacentre/factsheets/fs397/en/ [accessed 2017-08-05]
2) 鈴木正孝：向精神薬を服用している精神障害者の立位安定性．リハビリテーション医学 43：431-437, 2006
3) Gorczynski P, et al：Exercise therapy for schizophrenia. Cochrane Database Syst Rev 12：CD004412. doi (5)：CD004412, 2010
4) 細井 匠ほか：統合失調症患者における最大一歩幅の見積もり誤差と転倒との関係．精神障害とリハビリテーション 16：57-61, 2012
5) Landi F, et al：Psychotropic medications and risk for falls among community-dwelling frail older people：an observational study. J Gerontol A Biol Sci Med Sci 60：622-626, 2005
6) Thorell K, et al：Is use of fall risk-increasing drugs in an elderly population associated with an increased risk of hip fracture, after adjustment for multimorbidity level：a cohort study. BMC Geriatr 14：131, 2014
7) Woolcott JC, et al：Meta-analysis of the impact of 9 medication classes on falls in elderly persons. Arch Intern Med 169：1952-1960, 2009

索 引

欧 文

BPSD ・・・・・・・・・・・・・ 154
CO_2 ナルコーシス ・・・・・・・・ 115
dual-task ・・・・・・・・・・・ 26
HOT ・・・・・・・・・・・・・ 132
IADL ・・・・・・・・・・・・・ 49
Pusher 現象 ・・・・・・・・・・ 2

あ 行

息切れ ・・・・・・・・・・・・・ 130
意識障害 ・・・・・・・・・・ 13, 14
移乗動作 ・・・・・・・・・・・・ 38
移植片対宿主病 ・・・・・・・・・ 125
易疲労性 ・・・・・・・・・・・・ 66
ウォーキング ・・・・・・・・・ 146
うつ傾向 ・・・・・・・・・・・ 148
運動失調 ・・・・・・・・・・ 28, 70
運動時低酸素血症 ・・・・・・・・ 115
運動耐容能 ・・・・・・・・・・ 106
栄養指導 ・・・・・・・・・・・ 141
栄養障害 ・・・・・・・・・・・・ 88
栄養摂取 ・・・・・・・・・・・・ 75
栄養摂取不足 ・・・・・ 135, 137, 150

か 行

外出 ・・・・・・・・・・ 45, 49, 148
外出困難 ・・・・・・・・・・・ 133
介助 ・・・・・・・・・・・・・・ 44
家屋環境 ・・・・・・・・・・ 29, 73
荷重練習 ・・・・・・・・・・・・ 79
臥床傾向 ・・・・・・・・・・・ 131
過食 ・・・・・・・・・・・・・ 142
活動性低下 ・・・・・・・・・・・ 54
活動量 ・・・・・・・・・・・・・ 71
活動量低下 ・・・・・・・・ 43, 45, 49

活力低下 ・・・・・・・・・ 148, 153
感覚障害 ・・・・・・・・・・・・ 22
環境 ・・・・・・・・・・・・・・ 95
環境因子 ・・・・・・・・・・・ 157
環境設定 ・・・・・・・・・・ 81, 91
環境調整 ・・・・・ 59, 64, 138, 155
間欠性跛行 ・・・・・・・・・・ 110
患者家族 ・・・・・・・・・・・・ 77
患者教育 ・・・・・・・・・・ 19, 81
危険予測 ・・・・・・・・・・・・ 47
義足 ・・・・・・・・・・・・ 85, 93
義足アライメント ・・・・・・・・ 85
気分障害 ・・・・・・・・・・・・ 16
基本動作 ・・・・・・・・・・・・ 58
キャスターつきの杖 ・・・・・・・ 25
起立性低血圧 ・・・・・・・・ 122, 127
筋緊張亢進 ・・・・・・・・ 40, 42, 50
血圧上昇 ・・・・・・・・・・・・ 8
血圧低下 ・・・・・・・・・・・ 105
言語理解低下 ・・・・・・・・・・ 20
高次脳機能障害 ・・・・ 6, 17, 18, 39
向精神薬 ・・・・・・・・・・・ 157
誤嚥 ・・・・・・・・・・・・・・ 52
呼吸機能低下 ・・・・・・・・ 66, 129
呼吸困難感 ・・・・・・・・・・ 137

さ 行

視覚的刺激 ・・・・・・・・・・・ 12
自己管理能力 ・・・・・・・・・・ 69
自己管理能力不足 ・・・・・・・ 143
自己認識 ・・・・・・・・・・・ 156
自宅環境 ・・・・・・・・・ 35, 39, 77
自宅浴室環境 ・・・・・・・・・・ 99
失語 ・・・・・・・・・・・・・・ 21
失行 ・・・・・・・・・・・・・・ 24

失神誘発因子 ・・・・・・・・・・ 112
失調 ・・・・・・・・・・・・・・ 4
疾病管理能力 ・・・・・・・・・ 134
術後せん妄 ・・・・・・・・・・ 126
食事 ・・・・・・・・・・・・・ 145
食事指導 ・・・・・・・・・・・ 107
食事摂取 ・・・・・・・・・・・ 109
食事療法 ・・・・・・・ 111, 121, 139
徐脈 ・・・・・・・・・・・・・ 100
自律神経 ・・・・・・・・・・・ 112
視力低下 ・・・・・・・・・・・・ 68
神経症候 ・・・・・・・・・・・ 5, 6
身体活動量（低下）・・・ 8, 11, 86, 93,
　　97, 100, 102, 105, 109, 116, 118,
　　123, 124, 134, 136, 142, 144,
　　150, 152
心房細動 ・・・・・・・・・・・ 102
すくみ足 ・・・・・・・・・・・・ 60
生活環境 ・・・・・・・・・・・・ 31
生活指導 ・・・・・・・・・・ 61, 65
整理整頓 ・・・・・・・・ 46, 83, 151
摂食嚥下障害 ・・・・・・・・・・ 53
切断 ・・・・・・・・・・・・・・ 84
前頭葉機能障害 ・・・・・・・・・ 14
せん妄 ・・・・・・ 108, 114, 129, 130
早期離床 ・・・・・・・・・・・・ 2
装具 ・・・・・・・・・・・・ 32, 42

た 行

退院時指導 ・・・・・・・・・・・ 62
脱臼 ・・・・・・・・・・・・・・ 72
段差またぎ ・・・・・・・・・・・ 35
注意喚起 ・・・・・・・・・・ 19, 20
注意機能 ・・・・・・・・・・・ 120
注意障害 ・・・・・・・・・・・・ 26

聴覚的刺激 ・・・・・・・・・・・・ 12
通勤 ・・・・・・・・・・・・・・・・ 71
低栄養 ・・・・・・・・・・・・・・ 52
低血糖 ・・・・・・・・・・ 140,143
てんかん ・・・・・・・・・・・・ 16
点滴スタンド ・・・・・・・・・ 9
点滴チューブ ・・・・・・・・ 127
トイレ ・・・・・・・・・・・・ 63,67
トイレ環境 ・・・・・・・・・・ 37
トイレ動作 ・・・・・・・・・・ 37
動作指導 ・・・・・・・・・・・・ 83
疼痛管理 ・・・・・・・・・・・・ 81
疼痛コントロール ・・・・・・ 74,78
糖尿病性末梢神経障害 ・・・ 116
洞不全症候群 ・・・・・・・・・ 100
同名半盲 ・・・・・・・・・・・・ 31
投薬 ・・・・・・・・・・・・・・・・ 55
投薬調整 ・・・・・・・・・・・・ 67
ドレーン ・・・・・・・・・・・・ 127

な 行

内反尖足 ・・・・・・・・・・・・ 32
二重課題処理能力 ・・・・・・・ 146
日内変動 ・・・・・・・・・・・・ 55
入浴 ・・・・・・・・・・・・・・・・ 51
尿毒症 ・・・・・・・・・・・・・・ 120
認知機能低下 ・・・・・・・ 13,64

は 行

バイオフィードバック ・・・・・・ 26
病識低下 ・・・・・・・・・・・・ 30
病室内環境 ・・・・・・・・・・ 87
病棟環境 ・・・・・・・・・・・・ 115
頻脈 ・・・・・・・・・・・・・・・・ 102
不活動 ・・・・・・・・・・・・・・ 47
複視 ・・・・・・・・・・・・・・・・ 68
福祉ベッド ・・・・・・・・・・ 89
服薬 ・・・・・・・・・・ 97,121
浮腫 ・・・・・・・・・・・・・・・・ 73
フットライト ・・・・・・・・・・・・ 23

ベッドサイド ・・・・・・・・・・・・ 82
防護環境生活 ・・・・・・・・・ 125
歩行指導 ・・・・・・・・・・・・ 57
歩行補助具 ・・・・・・・・・ 76,79
補装具 ・・・・・・・・・・・・ 91,95
ポリネックカラー ・・・・・・・・ 98

ま 行

マンパワー不足 ・・・・・・・・・・・ 15
めまい ・・・・・・・・・・・・・・ 130
免荷サンダル ・・・・・・・・・・ 118

や 行

夜間頻尿 ・・・・・・・・・・ 32,60
浴室環境 ・・・・・・・・・・・・ 41

ら 行

ライフスタイル ・・・・・・・ 107,110
離床センサー ・・・・・・・・・・・・ 10

	検印省略

エピソードで学ぶ転倒予防78
医療・介護・在宅でのコモンプロブレムへの介入
定価（本体2,800円＋税）

2018年5月22日　第1版　第1刷発行

編　者　山田　実

発行者　浅井　麻紀

発行所　株式会社 文 光 堂
　　　　〒113-0033　東京都文京区本郷7-2-7
　　　　TEL　（03）3813 - 5478（営業）
　　　　　　　（03）3813 - 5411（編集）

©山田　実, 2018　　　　　　　　　　　印刷・製本：真興社

乱丁, 落丁の際はお取り替えいたします.

ISBN978-4-8306-4566-2　　　　　　　　　　　Printed in Japan

・本書の複製権，翻訳権・翻案権，上映権，譲渡権，公衆送信権（送信可能化権
　を含む），二次的著作物の利用に関する原著作者の権利は，株式会社文光堂が
　保有します.
・本書を無断で複製する行為（コピー，スキャン，デジタルデータ化など）は，
　私的使用のための複製など著作権法上の限られた例外を除き禁じられています.
　大学，病院，企業などにおいて，業務上使用する目的で上記の行為を行うことは，
　使用範囲が内部に限られるものであっても私的使用には該当せず，違法です.
　また私的使用に該当する場合であっても，代行業者等の第三者に依頼して上記
　の行為を行うことは違法となります.
・ JCOPY 〈出版者著作権管理機構 委託出版物〉
　本書を複製される場合は，そのつど事前に出版者著作権管理機構（電話 03-
　3513-6969, FAX 03-3513-6979, e-mail：info@jcopy.or.jp）の許諾を得てください.